アドバンスシリーズ
コミュニケーション障害の臨床

7

聴覚障害

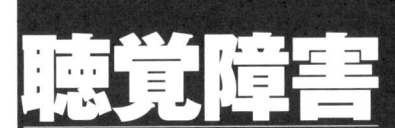

日本聴能言語士協会講習会実行委員会［編集］

協同医書出版社

刊行によせて

　我が国で言語障害児・者の問題が社会的,教育的に注目され援助への取り組みが広く行われるようになったのは1950年代(昭和30年代)でした.当時はこの領域を専門職とする人材の養成制度はなく,さまざまの領域で基礎教育を受けた人たちが,数少ない専門書をひもとき,数少ない研究会や研修会に参加して知識を吸収し,数少ない先輩たちから臨床の実際を学び,個々人の力の範囲で言語障害児・者の治療的教育・訓練・指導に当たっていました.

　1975年(昭和50年),言語臨床家の基礎知識を共通の基盤にのせ,各個人の臨床技能,知識の充足および研究活動の発展と臨床家間の連携を図ることを目的として,日本聴能言語士協会が設立されました(初代会長は笹沼澄子国際医療福祉大学大学院教授,現会長は飯高京子上智大学・大学院言語障害研究コース教授).日本聴能言語士協会が行った種々の活動の1つに会員向けの講習会活動があります.1983年(昭和58年)に講習会実行委員会を設置し,会員の言語障害に関する基礎的知識と言語障害の検査・評価・訓練・指導力の向上を図るための講義と演習を組み合わせた講習会活動を障害別に精力的に続けて来ました.言語発達遅滞,吃音,脳性麻痺,運動性構音障害,失語症,口蓋裂・構音障害,聴覚障害および領域を超えた幅広いテーマを扱う特別部会を加えた8部会が過去18年間に開催した講習会回数は70余回,受講者数は延べ6千3百人に及んでいます.講師には言語臨床の周辺領域で先進的な研究や臨床を実践され,われわれを支えて下さっている医学,歯学,心理学,音声学,言語学,社会福祉学,統計学等の領域の方々をお願いすると共に,言語障害治療学に関しては言語臨床を担当する先輩たちが講義を担当しました.この講習会を通じて,新たな理論と臨床方法が産み出され,多くの財産が蓄積されました.

　この度,これらの成果をさらに発展させてコミュニケーション障害学理論の新展開を図り,言語臨床家が,臨床的言語サービスを必要とされる方々のお役に立つ仕事をする拠り所として活用できるとともに,臨床への意欲と新たな発想を呼び起こして頂ける叢書としてまとめることに致しました.執筆者には,教科書的記述を避けて,従来の臨床では考慮されてこなかった斬新かつ実践的内容を,個人的見解を自由明確に出して頂くようお願いして書き下ろして頂きました.したがって,本書は言語障害治療学の入門書ではなく,読者は臨床経験数年以上の方を対象としています.各巻の冒頭に置くプロローグは,各障害の臨床方法の概観,現状の問題点,今後の方向性を中心に記述致しました.用語に関しましては,全巻を通してできる限り統一を図るように検討いたしました.ただ,言語臨床家を指す用語については,障

害の領域ごとに慣習的に用いられていて違和感のない呼び方があり，これに関してはあえて統一せず執筆者の使用した用語を尊重致しました．

　1997年，言語臨床家らの積年の念願でありました国家資格に関する法律が成立し，1999年には第1回目の国家試験が施行されました．この時期に協会が自らの手で会員の質を保証しようと地道に行ってきた学術的臨床的活動を基盤にさらに発展させて全7巻のシリーズとして出版できますことは望外の喜びであります．一人でも多くの臨床家が本書を手にされ，企画の意図を十分活かして下さることを願ってやみません．

　本書出版に際しましては，巻別の編集に関して，高須賀直人氏，國島喜久夫氏，田中俱子氏，山崎美智子氏，高橋　正氏，武内和弘氏，鷲尾純一氏にご協力を頂きました．全体の編集は講習会実行委員の高須賀直人氏，斎藤佐和子氏ならびに福田登美子が担当いたしました．

　出版業務に関しては協同医書出版社　稲垣　淳氏に多大のご尽力を頂きました．ここに厚くお礼を申し上げます．

2001年4月20日

日本聴能言語士協会講習会実行委員会委員長

福田登美子

目　次

プロローグ　聴覚障害児・者の言語臨床 ── その内容と実践における課題 ── …………… 1
　1　はじめに…………………………………………………………………………… 1
　2　聴覚障害言語臨床の範囲と内容………………………………………………… 2
　3　聴覚障害言語臨床の今日的課題………………………………………………… 6
　4　まとめ……………………………………………………………………………… 10

第1章　耳鼻科トピックス　11
　1　滲出性中耳炎 Otitis Media with Effusion（OME）………………………… 11
　2　内耳奇形…………………………………………………………………………… 25
　3　ABR（聴性脳幹反応）…………………………………………………………… 39
　4　人工内耳 Cochlear Implant（CI）……………………………………………… 53

第2章　補聴器とフィッティング　67
　1　補聴器……………………………………………………………………………… 67
　2　補聴器フィッティング…………………………………………………………… 90

第3章　高度・重度難聴乳幼児の指導　107
　1　乳幼児難聴への取り組み………………………………………………………… 107
　2　指導の枠組み……………………………………………………………………… 109
　3　コミュニケーション指導とことばの学習……………………………………… 118
　4　両親援助…………………………………………………………………………… 135
　5　まとめ……………………………………………………………………………… 139

第4章　軽度・中等度難聴のある子どもの指導　141
　1　軽度・中等度難聴の障害について……………………………………………… 141
　2　指導にあたっての評価…………………………………………………………… 145
　3　軽度・中等度難聴児の指導プログラム………………………………………… 157

4　まとめ ……………………………………………………………………… 191

第5章　人工内耳装用児の（リ）ハビリテーション　193
　　　1　人工内耳適応の低年齢化 ………………………………………………… 193
　　　2　人工内耳装用児の（リ）ハビリテーションの流れ …………………… 195
　　　3　おわりに …………………………………………………………………… 219

第6章　視覚と聴覚の障害を併せもつ子の指導　221
　　　1　はじめに …………………………………………………………………… 221
　　　2　症例報告 …………………………………………………………………… 221
　　　3　指導の実際 ………………………………………………………………… 229
　　　4　親と子の姿から学ぶ ……………………………………………………… 232
　　　5　おわりに …………………………………………………………………… 240

第7章　重複障害児の聴力検査の実際 ── 特定反応行動の形成過程に視点をあてて ──　243
　　　1　はじめに …………………………………………………………………… 243
　　　2　研究方法 …………………………………………………………………… 243
　　　3　聴力検査の経過と反応行動の変容 ……………………………………… 246
　　　4　検査全体を通しての考察 ………………………………………………… 253
　　　5　まとめ ……………………………………………………………………… 256

第8章　若年聴覚障害者へのコミュニケーション支援　259
　　　1　はじめに …………………………………………………………………… 259
　　　2　コミュニケーション問題の背景 ………………………………………… 259
　　　3　コミュニケーション問題の把握 ………………………………………… 261
　　　4　具体的なコミュニケーション支援例 …………………………………… 264
　　　5　おわりに …………………………………………………………………… 270

第9章　中途失聴者・難聴者と高齢難聴者へのコミュニケーション支援　271
　　　1　中途失聴者・難聴者のリハビリテーションに求められるもの ……… 271
　　　2　高齢難聴者のリハビリテーション ……………………………………… 278

聴覚障害　執筆者（執筆順）

鷲尾　純一（財団法人心耕会 前川保育園）

小松　健祐（医療法人社団祐紀会 小松耳鼻咽喉科医院）

石田　孝（済生会栗橋病院耳鼻咽喉科）

加我　君孝（独立行政法人国立病院機構 東京医療センター 感覚器センター）

中川　辰雄（横浜国立大学教育人間科学部）

中村　公枝（元・国立障害者リハビリテーションセンター 学院 言語聴覚学科）

舞薗　恭子（横浜国立大学教育人間科学部非常勤講師）

城間　将江（国際医療福祉大学保健医療学部言語聴覚学科）

伊藤　泉

佐藤　紘昭（弘前大学教育学部附属 教育養成学研究開発センター）

筒井　優子（江戸川ろう者協会）

濱田　豊彦（東京学芸大学教育学部特別支援科学講座）

プロローグ

聴覚障害児・者の言語臨床

―― その内容と実践における課題 ――

● 鷲尾 純一

1. はじめに

　本書は，病院やクリニックの言語聴覚士，オージオロジストとともに聾学校や難聴学級の教員も視野に入れてその内容が構成されている．

　聴覚障害児に対する言語臨床の歴史は，聾教育がその出発点である．聴覚補償が積極的に取り入れられるようになったのは，およそ過去40年であるが，それ以前にも聾教育は，聴覚障害児に言語を習得させ，音声言語コミュニケーションの社会に適応できることを目標に，熱心な実践と研究を積み重ねてきた．口話法教育のなかで発展してきた発音指導，読話指導，言語指導は，現在の聴覚障害児の言語臨床の基礎をなすものであり，その後の発展にさまざまな形で貢献してきた．そして近年の聴覚補償を取り入れた言語臨床においてもまた，聾教育がその進展に大きな役割を果たしてきたが，同時にそれは，科学技術や医学のめざましい進歩と相俟って，医療・リハビリテーションおよび音響工学等の分野と緊密なかかわりなしには成り立たなかったものである．

　言語聴覚士が聴覚障害の言語臨床にかかわるようになったのは昭和40年代以降である．そこで簡単にそれ以降の聴覚障害児・者の言語臨床にかかわることがらで大きな変化やトピックスを時代を追ってあげてみよう．

昭和40年代：

　早期教育と聴覚活用によって新たに切り開かれた聴覚口話法の実践において補聴器の普及（箱形中心）が進み，またその一方で聴覚口話法を補ういくつかの手指法が出現（キュードスピーチ，同時法）した．国立聴力言語障害センターに言語聴覚士養成機関が誕生し，病院や早期訓練施設等において言語聴覚士による難聴児の言語臨床が始まった．

昭和50年代：

　難聴の早期診断にかかわることとして，耳鼻咽喉科学会を中心とした早期発見の体制づくり，1970年に発見されたABR（聴性脳幹反応）の臨床的応用の広がり，ティンパノメトリ等による滲出性中耳炎の診断技法と軽度難聴に対する関心の増大などがあげられる．補聴器に関しては，小型化と高性能化が進み，50年代の後半からその主流が箱形補聴器から耳かけ形へ移行し，また両耳装用が普及した．補聴器フィッティング理論の研究が精力的に行われた．療育や教育にかかわることとしては，難聴幼児通園施設の増加，インテグレーションにより通常学校で学ぶ聴覚障害児の増加，重複障害児の聴力評価への関心の高まりが顕著であった．

平成一桁代：

　補聴関係では，耳かけ形FM補聴器が通常学級で学ぶ聴覚障害児に積極的に利用されはじめ，プログラマブルおよびフルデジタル補聴器など新技術の進歩はさらに続いている．補聴システムのひとつである人工内耳が実用化して適用数が増大した．教育での動きを見ると，手話の言語学的研究がみられ，聾学校教育におけるコミュニケーション手段利用の多様化があり，通常学級で学ぶ聴覚障害児に関連しては「通級による指導」の制度化が実現した．また，社会的には聾者の文化・芸術活動における活躍も目立っている．それと並行して手話への関心はブームとよばれる現象をひきおこしている．

2. 聴覚障害言語臨床の範囲と内容

2.1. 対象

　乳幼児から高齢者まで生涯にわたって，障害の程度としては軽度から重度難聴・聾まで聴覚障害を有するすべてのものが言語臨床の対象として考えられるが，その内容から表1のように言語習得期に聴覚障害になったものと，習得後に失聴したものに大別できる．前者は，小児・学童期においては発達的視点からのかかわりが求められ，聴覚補償，言語指導およびコミュニケーションの保障を視野に入れたものとなる．また成人後もコミュニケーション・情報保障等の支援が求められる．後者は，コミュニケーションと情報保障が言語臨床の中心的内容になる．

　従前は，どちらかというと小児・学童を対象とする言語発達的な視点でのかかわりが大きな比重を占めてきたように思われる．しかしながら，最近の補聴器市場調査によれば，80％以上の補聴器販売店で65歳以上の高齢者がもっとも売れ筋であるという．また人工内耳の普及

表1 言語臨床の対象

	小児・学童	成人・高齢者
言語習得前に聴覚障害になったもの	発達的視点からの指導	コミュニケーション・情報保障
言語習得後に聴覚障害になったもの		聴覚補償・コミュニケーション・情報保障
重複障害児者	発達的視点からの指導	コミュニケーション保障

は当初，中途失聴成人がその対象の中心であった．高齢化社会が進み，生活や人生の質の向上をめざして，この領域での言語聴覚士のニーズはさらに高まるであろう．

さらに，他に障害を持っていて聴覚障害を併せ持つ重複聴覚障害児者に対しても関心が向けられている．重度の発達障害児者における聴覚障害の出現頻度は通常の場合に比べてかなり高いことが推測されている．彼らを対象とする言語臨床は，聴覚障害発見のためのシステム作りを含めて重要な領域となっている．

2.2. 言語臨床の内容

WHO（世界保健機構）よる国際障害分類が1980年に発行された．これはICIDH: International Classification of Impairments, Disabilities, and Handicaps が正式の名称である．障害を，機能障害（impairments），能力障害（disabilities），社会的不利（handicaps）という3つの次元に分けて詳しく分類しようというものである．現在，第2版（ICIDH-2）発行に向けて素案が出されている．それによると，機能障害に代わって「心身機能・構造および機能障害」，能力障害に代わって「活動と活動制限」，社会的不利に代わって「参加と参加制約」という用語を使うように提案されている．

この障害分類の背景には，医学モデルと社会モデルという正反対のアプローチの調和のとれた総合体が目指されている．すなわち，医学的モデルでは，障害という現象を直接，疾病，損傷，もしくは健康状態により生まれた「個人的な」問題としてとらえ，専門家による個別の治療という形で提供される医学的なケアを必要とするものと見るのに対して，社会モデルでは，障害を持つ人の社会への統合という視点から，障害は個人に帰属するものではなく，その多くが社会環境によって作り出されるたくさんの状態の複雑な集合体であると見るのである．したがって障害を持つ人々の社会への参加を実現させるためには社会が責任を持たなければならないという考えである[1]．

第2版においてはこれまで，疾病あるいは変調⇒機能障害⇒能力障害⇒社会的不利と矢印の方向に一方向的に表すものとされた図式を，図1に示されるように，心身機能・構造，活動，参加が，健康状態および背景因子（環境因子と個人因子）を含めた相互作用の関係にあるとする図式で示されている．聴覚障害者の言語臨床に当てはめて考えても，人の生涯にわたって，社会への参加を視野に入れて，個人レベルの活動を高めることと，社会への参加に関与する背景因子に働きかけることがその内容として求められる．以下に，このモデルを援

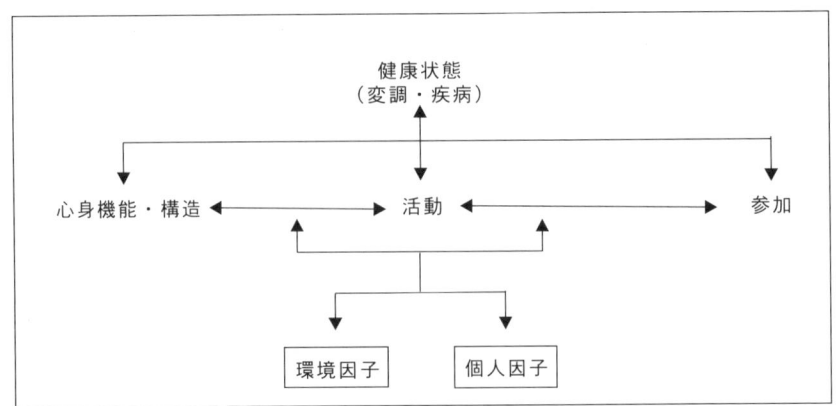

図1 心身機能・構造および機能障害，活動，参加と健康状態および背景因子との相互作用の関係（WHO：国際障害分類第2版）

用して聴覚障害児者の言語臨床の内容を整理してみたい．

1）心身機能・構造および機能障害に関すること —— 聞こえの評価 ——

　聴覚障害においては，その障害部位や障害の程度によって，聞こえないこと，聞こえにくいこと，音が歪んで聞こえることなどが機能障害とされるであろう．

　聞こえのレベル（聴力閾値）を測定する純音聴力検査は，聴覚障害の機能評価のなかで最も基本的なものである．乳幼児および重複障害児など標準法の適用が困難な場合には幼児聴力検査が利用される．その結果がより正確なものであることは，医師が診断したり，治療方針を立てるために，また後述する補聴器のフィッティングのために欠かせないものであるので技術の熟達が求められる．また聴力検査は一種の心理検査でもあるので被検者の反応を観察することによって言語臨床を行う上で得られる情報も多い．たとえば，対象によって利用する手法は異なってくる．どのような手法の検査が可能であったか，検査音に対する反応がどのようであったかなどから，発達レベルを見積もったり，聴覚活用に関する見通しをつかむことなども可能である．

　電気生理学的方法で聴力閾値を求める ABR は，生後直後でも，最重度の発達障害を有する場合でも聴力検査できる道が開かれたことで画期的なものと見なされる．言語聴覚士は，検査を担当するか否かにかかわらず，その結果をどのように解釈すべきかについては知っておく必要がある．近年では，周波数を特定した測定の精度が高まったとして，この検査結果をもとに補聴器フィッティングをする場合も増えているが，あくまでも聴性行動を観察する閾値測定が基本であると考える．

　音が歪んで聞こえることを「ことばが明瞭に聞き取れないこと」と解釈すれば，それを測定する方法として語音明瞭度検査があるが，これは聴覚活用による学習によって獲得された能力を測定しているのであり，厳密な意味での歪みの程度を測定する方法ではない．

2） 活動と活動制限に関すること

聴覚補償── 補聴器装用とフィッティング，人工内耳の適応──

　聴覚機能の障害に対して，補聴器等の補償機器によって，聞くという活動が広がるならば，それをまず試みるべきである．この考えはごく自然である．もっとも難聴が単に音が小さく聞こえるという障害であれば，補聴器によって音を増幅して聞かせれば解決するが，そのように単純ではない．上述のように難聴者がどのような聞こえ方をしているか不明なことも多い．聴力レベルが同じでも聴覚機能の障害状況は多様であると思われる．フィッティングは補聴器特性をユーザーの聴覚特性に適合させる技術であるから，聴覚特性を評価すること，必要ならば評価方法を開発していくことも，補聴器装用の臨床では求められる．また補聴器の技術開発との相互関係は密接である．

　社会参加との係わりでは，環境条件に応じて出力特性を変えて使用できるプログラマブル補聴器の利用や，さまざまな補聴援助装置（asisitive listening devise）を利用することも一般的なこととなっている．

　人工内耳は，従来補聴器では聴覚補償がほとんど期待できなかった最重度の聴覚障害児者の聴覚補償をする手段として強い関心が向けられている．中途失聴者で得られた顕著な成果を，現在は先天性難聴を含む幼児に拡大する試みがなされている．

　補聴器および人工内耳は多くの聴覚障害者の聞く活動を飛躍的に高めることに寄与しているが，当然のことながら聞こえの問題を完全に補償しているわけではない．聴覚補償により，聞く能力がどのように高まり，日常生活における聞こえの活動がどのように広がったかの評価と同時に聴覚補償によっては補えない部分を明瞭にし，認識することも重要である．

言語力・コミュニケーション活動を高めること

　聴覚障害によってひきおこされる最も大きな活動の制限として，言語学習およびコミュニケーションをあげることができる．前項にあげた補聴器ないしは人工内耳による聴覚補償も乳幼児期，学童期においては，言語学習の促進とコミュニケーション活動の活性化にそのねらいがおかれている．ここで言う言語・コミュニケーションは音声言語によるものを意味しており，本書においても原則的には音声言語の習得を目指した言語指導を取り上げている．したがって言語指導の内容には構文指導，発音指導，読字・書字指導などが含まれる．

　しかしながら，聞くことの制限が大きいものにとっては音声言語以外のコミュニケーション手段も視野に入れた指導が必要である．聾学校の幼稚部では，キュードスピーチ，指文字，手話などの積極的な利用が図られている．

　近年では聾者と聾文化の活躍がめざましいが，そこでのアイデンティティ確立の基礎に日本手話によるコミュニケーションがあげられる．聾文化社会への参加を可能にするコミュニケーション手段として日本手話が不可欠であるとすれば，言語聴覚士がかかわる指導や援助においてもこのことが考慮されなければならない．

3) 参加と参加制約に関すること

これまでの言語臨床は，主に聴覚障害によってもたらされる活動の制限を評価し改善することに向けられていた．しかしながら活動レベルを高めていくことの目的は社会参加であるとすると，社会参加を制約している要因を改善していく取り組みもまた重視されるべき側面である．たとえば，講演会等で通常のマイクとスピーカだけが用意されているならば，聴覚障害者にとっての参加は容易ではないが，手話通訳や要約筆記がつけば，聾者の参加が可能になる．ループシステムが準備されていれば，補聴器をつけている難聴者にとっての聞きやすさは改善され参加意欲が増すことになる．これらは通常，福祉行政が対応するものと見なされるが，聴覚障害者の社会参加にとってハードウェアとして，ソフトウェアとして何が必要かを考えたり，訴えたりするのに言語聴覚士のかかわりは欠かせないと考える．

聴覚障害者の社会参加促進を実現するための取り組みとして，聴覚障害への理解を深める活動や情報保障への援助，社会人に対しては職場内の円滑な人間関係形成のための支援等があげられる．これらの一部に関しては，今日の課題として次の項で少し詳しく取り上げることとする．

3. 聴覚障害言語臨床の今日的課題

ここでは，筆者が係わってきた事例や研究を通して，今日の課題と思われることについて触れたいと思う．

3.1. 通常学級で学ぶ聴覚障害児の支援

通常学級で学ぶ聴覚障害児は，障害の程度においては重度のものから軽度のものまで多様である．これらの子どもたちが障害を有しながらも充実した学校生活を送るには個に応じた配慮や援助が必要であり，そのためには聴覚障害に対する理解が不可欠である．

聴覚障害児がどのように音を聞いているかは，係わる周囲のものにとってとくに知りたいことがらである．個々の聴覚障害児の聞こえの状態を疑似体験できれば，適切な援助がしやすくなると考えるからである．結論的にはそれは不可能であるが，聴覚障害者の聞こえを理解するための手がかりとなる教材を作成することは可能である．難聴をシミュレーションするさまざまな試み[2,3]がそれである．しかし聞こえの状態を仮に体験できたとしても聴覚障害児が学校生活を送るうえでの不自由さ，困難さ，あるいは心理的負担などは見過ごされていることが多い．筆者はこのようなハンディキャップの実態を明らかにしていくことが支援につながると考え，学校で配慮してほしい情報提供サービス，家庭で工夫している情報補償，日常生活のなかで聞こえないことの不自由さ，聴覚障害による悔しい思いや悲しい思いの体験

などについて具体例の収集を行っている[4]．その一部を以下に紹介する．

　　A児（70dB）：「大事なところが聞こえなかったりして後から友達に聞くと言うことが何回もあり，迷惑をかけているんじゃないかと思う」
　　B児（90dB）：「聞こえないことをわかっている友達と，うるさいところで多くの人とかたまって話が飛び交う状態の時，とても寂しい．せめて話をときどきようやくして教えてほしいが，その場のノリを大切にしたいらしく何もしてくれない．『さっき何を話していたの？』と私にとってはとても気になることを聞くと『別に，何でもないよ』『大したことないよ，大丈夫』ですまされる．私にとっちゃ大丈夫どころではない感じである．」
　　C児（60dB）：中学校国語の授業で漢字の書き取りテストが苦手であるという．普段は先生の話がよく聞こえているのに漢字テストを口頭でされると，聞き誤りが多くなるからだ．でも先生に問題を板書してほしいといえずに半ば諦めていた．

　聴覚障害児にとって，1対1のコミュニケーションと集団の場合とでは理解のしやすさはかなり異なる．教室内のグループ学習や集会での聞き取りでは困難が生じやすいが，1対1でのコミュニケーションがとれる場合には概してこのことが理解されにくい．もし理解されれば板書の工夫やOHPの活用などにつながっていくであろう．
　上記の例は，心の問題に係わるハンディキャップとしても取り上げることができる．「心のバリアを取り除く」ことがわが国の障害者施策として推し進められているノーマライゼーションの重要課題として掲げられているが，そのためにも具体事例から学んでいくことが必要であると思われる．

3.2. 重複障害児の聴力評価と指導

　筆者が係わった事例（D児）を紹介する．
　D児は，1歳前に2度にわたってABRで重度難聴と診断され，聴覚障害児の指導機関で補聴器装用を開始した．しかしその後自閉症状が顕著になり補聴器を嫌って外すことになった．そして3歳からは自閉症児のための療育機関で指導が始まった．それから就学するまでの3年間，母親が療育に当たるスタッフに本児の重度難聴について何も伝えなかったために，誰にも難聴が気づかれなかった．就学後，はっきりした聴力を知りたい，もし補聴器が有効であれば試みたいという主訴で来所された．何回かの聴力検査を経て，100～110dBの聴力レベルであること，良聴耳では補聴器装用時閾値が60dB付近であることを，聴力検査場面の観察を通して母親とともに確認した．補聴器装用を再開して2年4ヵ月を経過した現時点では，音声言語を聴覚および読話で理解するというレベルには至っていないが，補聴器を良聴耳に常時装用している．自分の声はフィードバックしている様子が伺える．また母親はコミュニケーションの手段として身振りや手話が有効であると認め，自発的に手話講習会に参

加している.

この事例からふたつのことが指摘できる．1点目は，重複障害児と呼ばれる子どもたちには難聴の程度が重い場合も含めてその発見が困難なケースが多いことである．重複障害児では聴覚障害の出現頻度が高いことは知られるようになったが，養護学校等では発見されずに就学している例が依然として少なくないと推測される．学校保健法で学童期の聴力検査が義務づけられているが，楠[5]が行ったある県における養護学校の聴力スクリーニングの実態調査によれば，回答の得られたすべての学校で通常の子どもたちに行う方法に準じた手順で実施されており，幼児聴力検査による方法は採られていないことが明らかにされている．これらの子どもたちの聴覚障害を発見するためには，近隣地域の聾学校や幼児聴力検査装置を有している療育機関が組織的に協力する体制を整備することが必要である．

2点目は，保護者は難聴の程度を実際に観察し確認することで，その子にとっての補聴器の有効性や音声言語に代わるコミュニケーション手段の必要性をより納得して理解することが可能になることである．重複障害児に補聴器装用をする場合に常時装用するまでに長い期間を要することは少なくないが，保護者が装用による変化を具体的に確認できるかどうかがこの期間を左右すると経験的に感じている．聴覚障害をともなっている重複障害児の言語・コミュニケーション指導においても聴覚障害臨床にかかわる専門家との連携が今後の課題である．

3.3. ネットワークの構築

地域における聴覚障害児者の社会参加を考えるうえで，医療，福祉，教育等からなるネットワークの形成は欠かせない．

かかわる立場の違いでものの見方や考え方がある方向に偏することがある．教育の抱えている問題と，医療・療育機関での問題，さらに行政的な問題が，もっと共有される必要がある．たとえば，今後，人工内耳の幼児への適用が増加すると予測される状況にあるが，これが高い成果を上げるためには関連諸機関の日頃からの緊密な関係作りをベースにして，事前・事後の指導法，医療ケア，家族支援等について，協力体制が形成されなければならない．

ネットワークの問題は，各地域によって状況は異なる．比較的大きな都市では，総合リハビリテーションセンターや総合療育センターなどが地域ネットワークの核になることもあるが，多くの中小都市・町村ではそのような機関を持たない．地域によっては聾学校が聴覚障害者のための開放型センターの役割を果たすことも可能である．ニュージーランドでは聾学校が聾教育センターと名前を変えて，聴覚障害児者のさまざまなニーズに応じたリソースを用意して彼らの社会参加を支援している．リソースセンターという部門では「幼児教育コーディネータ」「音声言語リソース ―スピーチパソロジスト―」「トータルコミュニケーションリソース」「高等教育サポートコーディネータ」「聾リソースコーディネータ ―― 学校と聾コミュニティとの連絡調整 ―― 」「成人聾者教育 ―― 夜間学級の開講 ―― 」「オージオロジスト」

「イヤクリニック」「ニュージーランド手話リソース」「ガイダンスカウンセラー」として専門職種が配置されている[6]．これらのリソースがよいチームワークと他関連機関とのネットワークを構築することで有効な支援活動が実現できるのであろう．

3.4. 聴覚障害者の主張に学ぶ姿勢を持つこと

聴覚障害を持つ人がみずからの立場からさまざまな問題に意見主張する場所や機会が増えている．そして当然，言語臨床にかかわるものもそれに接する機会が多くなっている．「聴覚障害児とともに歩む会・トライアングル」で企画しているシンポジウムや発行している機関誌もそのひとつである．また，1989年以来毎年開催されている「ろう教育を考える全国討論集会」では聴覚障害者の立場に立った主張を積極的に反映させる運営が続けられている．教育や指導の内容や方法に関して，聞こえる側からのお仕着せだと指摘されることも少なくない．指摘されて改めて考えるきっかけになる事柄も多い．

幼児期から補聴器を装用し，読話と併用して言語学習し，音声言語中心のコミュニケーションをしてきたYさん（聴力レベル左右とも104dB）に大学生になった時点での補聴器の役割を尋ねた．それに対して次のように答えてくれた；

「最近までは，補聴器はつけていないとならないもの，という固定概念があった．だから，耳の中に何かができたり，補聴器が壊れたりして着用できないと落ち着かなかった．また以前は，補聴器を通して声を聞いて，読話の助けにするという考えだったが，今は，補聴器は音の存在を確認するためだけにつけている．極端な話，もし目で見て，今いるところがうるさいかどうか確認できる道具があれば，補聴器はつけていないかもしれない．」

幼児期においては，難聴が発見されると直ちに補聴器の装用がほとんど無条件に勧められる．聴力がどんな厳しくともまずは補聴器をしっかりと一日中装用するように勧められる．しかし年齢が上がって，ひとり一人，自分にとって補聴器がどのような意味があるのかと考えるようになると，あるいは聾者としての生き方に触れたりすることによって，補聴器をはずすようになる人も出てくる．補聴器は音の増幅器であるから，聞こえない人にとってはその効果は期待できない．実際，もし補聴器が大して役立たないと思った人は結局自分の判断ではずしていくであろう．そして，その人にとってそれまでに身につけた能力を有効に活用して利用できるコミュニケーション手段を求めていくと思われる．

4. まとめ

　聴覚障害教育に長年にわたって携わってこられた日本聾話学校元校長の大嶋功先生が先般亡くなられたが，その前夜祭（お通夜）の感話で，サリドマイドで聞こえない子どもを持つ母親が，希望を持てないでいたとき先生に「ダメな子はひとりもいません」と言われ，生きる勇気と希望を与えてもらったと述べられた．まどみちお作「ぞうさん」の歌は，子どもの象が「お前の鼻はどうしてそんな長いんだ」と仲間からからかわれているのに，めげることもなく「かあさんの鼻だって長いんだ」とむしろ自慢げに言い返している情景を描いたものだという．いずれも，「私たちがそれぞれに独自の尊さを持っていること」を教え示していることばだと思う．

　言語臨床に携わるものが，知識と技能においてその専門性を高める努力を続けることは当然であるが，ひとり一人の人格と向き合う職業でもあることを考えると，自らの心の鍛錬を怠らない努力も大切である．

引用文献

[1] WHO 国際障害分類日本協力センター: 「WHO 国際障害分類 第 2 版 生活機能と障害の国際分類 —— ベータ 2 案完全版 ——」, 医学書院出版サービス, 2000.
[2] 鷲尾純一: 聴覚障害児の聞こえを理解することへの援助. 菅原廣一監修: 通級による障害児指導ガイドブック, 心身障害児教育財団, pp.22–24, 1996.
[3] Moore BCJ: A compact disc containing simulations of hearing impairment. *British Journal of Audiology* 31: 353–357, 1997.
[4] 鷲尾純一: 難聴によるハンディキャップの理解と子どもへの支援. 文部省科研費研究報告書「心身障害児の個別的指導内容・方法策定に関する総合的研究」, pp.65–68, 1998.
[5] 楠　京子: 養護学校での子どもの暮らしとそれに関わる教師. 平成 6 年度国立特殊教育総合研究所長期研修報告書, 1995.
[6] 鷲尾純一: ニュージーランドとアジア諸国（マレーシア, タイ, スリランカ）の特殊教育. 世界の特殊教育（VIII）, 国立特殊教育総合研究所, pp.42–50, 1994.

第 1 章

耳鼻科トピックス――1

滲出性中耳炎
Otitis Media with Effusion（OME）

●小松健祐

1. はじめに

　どんな分野の学問でも，基礎的領域は退屈なことが多いようです．この文章でも，砂を噛むようなつまらない所もあるでしょうし，脈絡がなかったり，しつこい繰り返しもあると思います．しかし是非全部読み通して頂きたい．読み通した時きっとあなたは「わかった」と思って下さるでしょう．

2. つまらない話，その1：OMEとは

　狭義には中耳腔内に滲出液が貯った状態の中耳炎のことですが，貯液がなくとも，耳管狭窄（耳管炎など）のために鼓室内圧の低下を来たし，鼓膜が内陥（大気圧につぶされる）したり，鼓膜が鼓室内側壁や耳小骨に癒着しているような病態もOMEに含めて考えて良いでしょう．
　OME症例のレントゲン写真を撮ってみると，側頭骨含気蜂巣の発育が悪いか，ほとんど育っていない子どもが多い．よしんば蜂巣が発育していても，粘膜が腫れて貯液があって，白っぽく写る結果となります．OMEとは発育不全の病態と考えることができます．
　それでは，OMEになってしまっている子どもには，何が起きてくるのでしょうか．

3. OMEのもたらすもの

　皆さんは山からおりてきて，耳がボーッとなり，外の音はきこえにくく，自分の声は頭のなかで響き，何ともうっとうしい感じになった経験がおありでしょう．そして唾をのんだり

あくびをしたりすると，耳にポコッと空気が入り，「あ，聴こえた.」というすがすがしさを覚えたことがあるでしょう．あるいは風邪をひいて耳も頭もボーッという状態になり，ブーンと鼻をかんだ途端，耳に「キュン」ときて「あ，聴こえた.」なんと換気扇のまわっている音まで聴こえてきたり，頭もすっきり軽くなったといった経験や，洗髪していて耳に水が入り，プールサイドでやるように頭を傾けてトントンと跳ぶと「ジワー」と水が出てきて「ああ，スッキリ.」という経験をお持ちでしょう．

OMEの子ども達はこのような「ボーッ」とした状態にあり，しかもその多くが慢性的であるために，言わば生まれてこのかた世の中というものはこのような「ボーッ」としたものと思い，それがあたり前になってしまってこの世に生存しているのです．

人の言葉は聞き取りにくいし，自分でしゃべれば声がこもって頭に響いてうっとうしいのです．彼らにとってコミュニケーションは面倒なものであり，他者に無関心（低関心）で情報の取り入れも少ないまま，自分の世界だけで生きているのです．健聴の子どもですらこのような傾向があるのに，いわんや難聴児においておやです．

発達検査をしてみると，難聴児達は運動面や認知・適応面などでは優秀であっても言語社会面ではかなり遅れているのが一般的です．とくにOMEにかかっていると，この言語社会性の成績は惨憺たるものとなってしまいます．OMEは発育不全とコミュニケーション障害の病気なのです．

4. OMEの治療がうまくいくとどうなるか

しかしOMEの治療が効を奏すると，子ども達の表情が明るくなるのです．生き生きと活発になり，コミュニケーションがとれるようになり，自発性が増し，子どもによっては大人と意見をたたかわせる場面が出てくることすらあるのです．OMEの治療は発達を促すのです．

5. 病魔といかに闘うか，その1：愛の形

後述するようにOMEの主病因は「鼻の悪さ」特に鼻汁がのどに流れる「後鼻漏」です．この「悪魔」ともいえる後鼻漏との闘いは多くの場合，つらく，苦しく，長い長い「耳鼻科通い」を要することが普通なのです．ときには必要悪と知りつつTubingをせねばならなかったり，外耳道の狭窄があったりしてTubingすらもできず，漫然と（？）鼻の処置のみを繰り返すしかすべがないことさえもあります（なぜTubingが「必要悪」なのかはまた後ほど述べましょう）．

この病魔との闘いはとても大変であり，どのようなレベルの闘い方を選ぶかは，患児一人一人の性格や能力，保護者の理解力や子どもに対する愛の深さ，愛の強さ（弱い愛では頑張

れない，やさしいだけでは病魔に勝てない），経済的・時間的・空間的（病院との距離）な余裕の有無まで考えて選考しなければなりません．愛は強くあって欲しいものです．

6. 耳鼻咽喉科とは何をするところか

　副鼻腔の篩骨蜂巣や前頭洞は，オギャーと生まれてきた時にはありません．側頭骨の含気蜂巣もまた，産まれてきた時には存在しません．きちんと鼻で息ができると，空気が入ってきて副鼻腔が発育してきます．つばをのんだりアクビをすると耳管が開いて中耳に空気が出入りし，側頭骨含気蜂巣も発育していくのです．鼻の通りを良くして，耳管の開きを良くして，これらの骨の発育を促すのが耳鼻科医の仕事なのです．言い換えれば「子どもを育てる」のが耳鼻咽喉科医の大事な仕事なのです．

　こう述べてくると奇異に感じる向きもあるかも知れませんが，実際，精神的，肉体（とくに感覚器・呼吸器）的に子育ての重責を担っているのは耳鼻科医なのです．この文を読んだ方は，患児の保護者も，医療関係者も，このような視点で耳鼻科的治療を認識してほしいと思います．耳鼻科の治療が長年月にわたるのは，保護者とともに子育てをしているからこそなのです．

7. なぜ咳が出るのか

　話題を変えて，子どもの健康管理の上でとても重要な症状の見方について述べておきましょう．その重要な症状こそ「咳」なのです．

　咳が出る時，皆さんは身体のどこが悪くて咳が出てしまうと思われますか．まさか手足や頭が悪くて咳がでるとは考えないでしょう．大部分の方が「ノド」がいがらっぽくて，いわゆるエヘン虫のようにコンコン，エヘンエヘン，と乾いた咳が出るか，「胸」から痰が出てきて，ゼコゼコ，ゴボゴボ，つまり咳が出るのは「喉」や「胸（気管・気管支・肺）」が悪くて出るのだとお考えになるでしょう．

　しかし，実際は咳をしている子ども達の大部分が耳管炎またはOMEにかかっているのです．そうです，咳が出るのは，実に「鼻」が悪いからなのです．

　御承知のように中耳は，鼻からつながる耳管，鼓室，鼓膜，側頭骨含気蜂巣から成っています．その鼻とつながる耳管の炎症（耳管炎，耳管狭窄）によって，鼓室内圧の低下や，ひいては鼓室内貯留液が出現するに至るのです．くどいようですが，中耳炎になるのは鼻の炎症がそもそもの原因なのです．決して海やプールで耳に水が入ったからではないのです．

　咳が出るのが，喉や胸の病気だけによる症状だとしたら，咳をしている子ども達の多くがOMEまたは耳管炎になっているといった現実はとても説明できません．

鼻づまりから口呼吸，あるいは，鼻の加温加湿能の低下によってノドがいがらっぽくなってエヘン・コンコン．後鼻漏を吸引して，その鼻汁が「痰」という名前にかわってゼコゼコ，ゴボゴボ，痰がらみの咳をする．これこそが咳が出る真の理由なのです．

　もう一度強調します．鼻が悪いからこそ中耳炎にもなり，咳も出るのです．咳が出たら中耳炎と思え，なのです．

8．鼻の役割り：のど姫様とはなの騎（武）士

　鼻は何のために存在しているのでしょうか．嗅覚をはじめ，クレオパトラで有名な如く美的要素として，などなど色々な存在理由が頭に浮かぶことでしょう．

　物事の最も大事な存在理由を考えるには，「もし，その物がなかったら．」と考えるのが一番の近道です．もしあなたの最愛の人が無情にも死んでしまったら……この世は闇だ……と思えば，その人があなたにとって「太陽」ともいえる存在であることが心底から実感でき，そんなのいやだ！と涙が出てくることになるでしょう．

　もし鼻がなかったら，最低限生きていくために，あなたは口で呼吸することでしょう．しかし口呼吸をすることによって，あなたの口の中やノドや気管は乾いてパサパサ，冷え冷え，ガラガラにいがらっぽくなってしまうでしょう．このことによって，のどは「お姫様」であり，鼻の「騎（武）士」に守られているのだということが実感できるのです．騎士が傷付き，その結果姫も傷付くことになった時，姫と騎士と，どちらが「キャー，助けて！」と騒ぐでしょうか．じっとがまんの騎士に対して，姫が大騒ぎをすることは想像に難くないでしょう．

　その結果，皆さんは咳が出るのはノドや気管・気管支（すなわち姫）が悪いからだと感じてしまうのです．

　更にしつこく強調しますが，咳をしている子どもをみたら，どんなに元気そうで，どんなに軽い咳であっても，その子は中耳炎（または耳管炎）になっていると疑ってみる必要があるのです．

9．目やにが出る時はどこが悪いか

　当然，結膜炎という答がでてくるでしょう．しかし，私はあえて申し上げますが，目やにが出るのは，そのほとんどが，鼻が悪いからなのです．理論的，医学的な話しはすぐ次の項で解説しましょう．

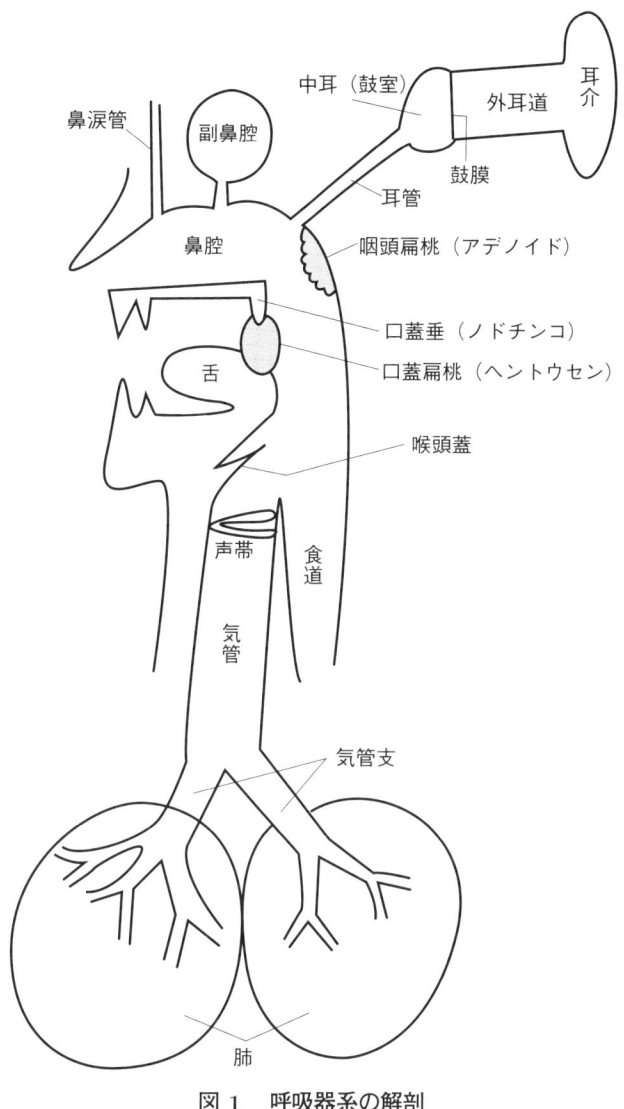

図1　呼吸器系の解剖

10. つまらない話，その2：呼吸気系の解剖学

　図1．鼻腔とつながる器官にはどのようなものがあるでしょうか．上の方では眼，中耳，副鼻腔（後述），下の方では気管・気管支・肺，食道・胃とつながっています．
　鼻が悪くなると，眼，耳，気管，食道などに影響が出るのは当然のことだと理解できます．
　図2．外耳道や鼓膜の外側面は皮膚で被われていますが，中耳（耳管，鼓室，側頭骨含気蜂巣，鼓膜内側面）は鼻からつながっていて，粘膜で被われています．中耳炎が鼻の炎症によって起きてくるのも当然のことなのです．

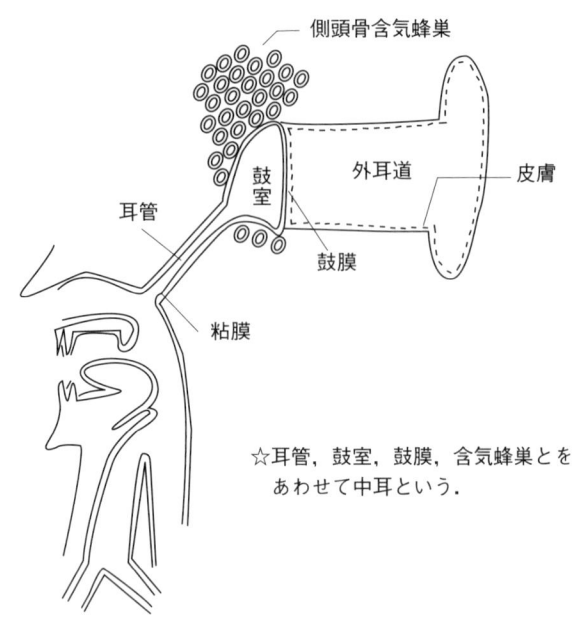

図2　中耳

　耳管は，唾をのんだり，あくびをすると開きます．この瞬間，中耳腔内に空気が出入りし中耳内圧は大気圧と等しくなります．中耳と外気との圧力差がゼロになると，鼓膜はいわばニュートラル状態となり，最も振動しやすくなります．また，耳管が開くことにより，中耳腔内の粘液が鼻腔に排出されます．つまり耳管は換気・調圧・排液といった複雑な機能を持っているのです．

　耳管の粘膜が炎症を起こして腫れてしまうと耳管の開きが悪くなり，中耳内圧が低下し，山からおりてきた時のように鼓膜が押し込まれた状態となってしまいます．耳がふさがった「ボーッ」の状態になるのです．そして排液が不十分になると，鼓室内貯留液をひきおこし，ますます聴こえが悪くなっていくのです．

　胸焼けや胃のもたれといった症状も鼻と無関係ではありません．気管支炎，肺炎や喘息も鼻と大きなかかわりを持っています．

　図3．ここで一般の方にはなじみの薄い「鼻涙管」について考えておきましょう．眼薬をさした時，苦い薬液が鼻からのどに流下してきた覚えのある方は多いでしょう．鼻涙管の役目は涙液の下水管です．涙腺から涙液（ウォッシャー液）が出て，まぶた（ワイパー）によって結膜表面を洗浄しながら鼻涙管へと誘導されます．もし鼻腔粘膜がただれて，ついには鼻涙管の粘膜もただれてつまってしまうと，涙眼になったり，目やにが出たり，つまり結膜炎に至るのです．

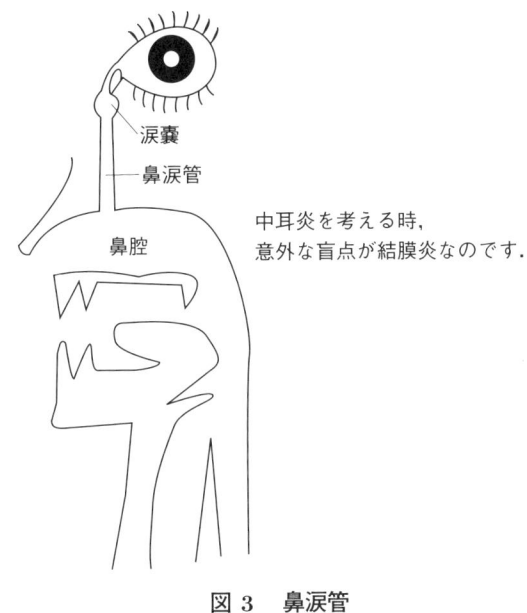

図3　鼻涙管

中耳炎を考える時,意外な盲点が結膜炎なのです.

11. 炎症と汁の話し

　炎症（ただれ）が起こるとジクジクと汁が出てきてしまいます．とびひやアセモ，オムツカブレで経験するように，その汁がくっついたところは，また，ただれてジクジクと汁を出すようになってしまいます．つまり炎症によって出てきた汁（炎症産物）には，また炎症を起こす（起炎）能力があるのです．この汁が出なくなって，局面が乾いてくると悪循環がなくなり，とびひなども治っていきます．
　鼻汁が溶岩だとすれば，その火砕流の流域の「耳村」や「のど町」，「気管市」は焼け野原となってしまうことになります．
　私が悪魔と呼ぶ「後鼻漏」との闘いは，呼吸器系疾患の治療において，最も大きな意味をもつものなのです．

12. あなたの知らない世界，その1

　私は診療中，しばしば患者さんの咽頭を吸引管で吸います．ジュルジュル……と粘稠な後鼻漏が吸引管に吸い込まれることがしょっちゅうあります．「今，何を吸いとったかわかりますか．」と聞くと，「唾ですか？　痰ですか？」と答えるのはまだましで，「今何かしたんですか？」と言う患者さんさえいます．

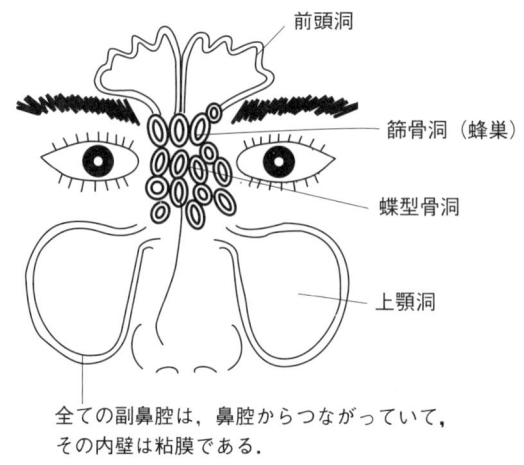

図4 副鼻腔

鼻の奥に鼻汁があって，氷河の如く，のどに流れ込んでいても，全く気づかないでいる人達が多いのです．鼻の奥には，「あなたの知らない世界」があるのです．

自分は大丈夫だ，と思ってこの文を読んでいるあなた，一度私の医院に来てTVモニターに写し出された自分自身の鼻咽腔のファイバースコープ映像を見たら……．

13. つまらない話，その3： 悪魔はどこで生れるか．副鼻腔の解剖学

図4．あなたの顔面を触ってみて下さい．頬っぺたや，眼と眼の間，おでこなど，皮膚の下に骨を感じるでしょう．実はその骨のなかには空洞があって，鼻腔とつながっているのです．これらの空洞を副鼻腔と言います．国語辞典ではフクビコウですが，医学辞典ではフクビクウと読みます．頬の上顎洞，眼の間の篩骨洞（蜂巣），額の前頭洞，頭蓋のまん中にある蝶形骨洞から成り立っています．

鼻腔と副鼻腔とは狭い通路でつながっています．あたかも狭い廊下を通って離れの部屋につながっている如くです．しかもその廊下も部屋も皆，壁紙は薄い粘膜でできているのです．

風邪やアレルギーで粘膜が腫れると廊下は通りにくくなり，副鼻腔に粘液や膿汁が貯ります．昔から蓄膿症と呼ばれる状態，つまり副鼻腔炎が起きてしまいます．そして副鼻腔内で十分に濃縮された鼻汁は廊下の粘膜を押し分けて鼻腔内へと流出します．しかし粘度が増しているために，鼻をかんでも出にくく，しかも多くは鼻腔壁にくっついた状態で，へばりついたまま，のどへとおりて行くのです（図5）．

そしてこの悪魔のような後鼻漏によって，結膜炎，中耳炎，気管支炎などが起きてしまうのです．言い換えれば結膜炎，中耳炎，気管支炎は親を同じくする「兄弟」なのです．その「親」こそが，「あなたの知らない世界の悪魔：後鼻漏」なのです．

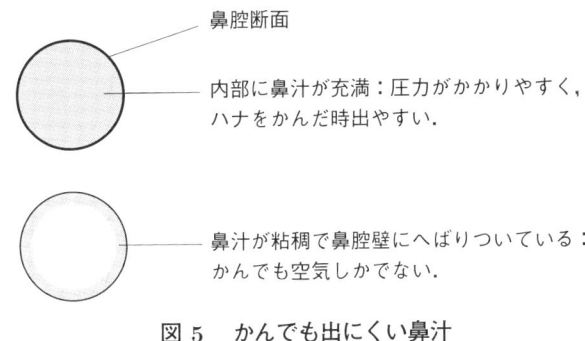

図 5　かんでも出にくい鼻汁

14. あなたの知らない世界，その 2：医師でさえも知らない世界

　前述の如く，鼻の奥（鼻咽腔）や副鼻腔に，ネバネバドロドロまっ黄色な鼻汁があっても外観からはわかりません．ましてや現代の子ども達は鼻がかめないか，かめてもとても弱々しくしかできません．

　親達があなたの知らない世界の悪魔に気づかないのも仕方がないとも言えます．しかし，ときには「医師も知らない世界」になってしまい，悪魔の存在に気づかず，喘息だの気管支炎だのと診断して，下気道（胸）の治療だけしか考えないことすらあるのです．とくに，咽頭の吸引を行わず，単なる視診と問診とだけで診療している医師には，「悪魔」の存在は永遠にわからないことでしょう．

15. 悪魔払いと潮干狩り：潮ふき穴を探せ

　潮干狩りに行ってアサリをたくさん採りたいと思う人は，水際のぬれた砂地に小さな穴がたくさんあいている所を掘れば，まちがいなく大漁になるでしょう．その穴はアサリの潮ふき穴であり，その下には必ずアサリがいる，というサインなのです．

　同様に，悪魔払い（鼻汁狩り）をするには悪魔がいるぞというサインを見逃してはいけません．「目立たない．気にならない．」と言って潮ふき穴をふみつけて歩いてしまい，何にもない砂地を掘っても仕方がないのです．

　後鼻漏が存在するサインこそ，何といっても「咳」，とくに痰がらみの湿性の咳です．もちろん，いがらっぽい乾いた咳（エヘン虫）も鼻詰り・口呼吸の結果ですから，症状の軽いうちから鼻の治療をしていくことは，悪魔との闘いを有利に進めることにつながります．目やにも前述の如く大事なサインのひとつになります．

つまり「咳」,「口呼吸」,「目やに」といった潮ふき穴を「気にならないから，元気だから.」と言って踏みつけて歩いてしまっては，悪魔ばらいはとうていできないことになります．

この本の主たる読者である言語聴覚士（ST）の方が別の観点から潮ふき穴を発見される場合もあります．担当している子どもの構音検査で閉鼻声に気づいたとか，日頃聴覚管理をして補聴器の調整をしている子どもの低音部の聴力低下に気づいた，などです．このような時にはできるだけ骨導聴力検査とチンパノメトリーも施行して，耳鼻科医の診察を受けさせて下さい．

聴力低下が数字の上でわずか 5dB であったとしても，その子どもは，山からおりて来た時のようなボーッとした世界に沈んでいるのだということを忘れないで下さい．

16. 耳鼻科医に対する批判（自省も含む）

全国的に耳鼻科医の数は少なく，ほとんどの耳鼻科医が多忙をきわめています．そのためついつい粗診粗療になりがちなものです．

咳が出るのは鼻が悪いからだと知りつつ，夜中に喘息発作の患者さんに叩き起こされてはかなわないから，咳が出る患者さんは内・小児科医にまかせてしまって，耳・鼻・のどの治療すらしないでいて良いのでしょうか．また，「はい，あ～んして.」と言ってのどをちらっと見て「赤くなってるね.」と言うだけで済ませて良いのでしょうか．

後鼻漏はうすくべったりと粘膜にはりついて，鼻の奥からのどに流れて行きます．見ただけでは何もないように見えても，吸引管で吸ってみるとベチャッと吸い寄せられる粘稠液があったり，舌を強く押し下げて「オェッ」とならせるとノドチンコの後から粘膿性後鼻漏が顔をのぞかせたりするのです．またポリッツェル球で鼻腔内に強く空気をふき入れると鼻汁がのどに流れ落ち，患児がそれをうまく吐き出してくれると，親にも「悪魔」の存在を動かぬ証拠として認識させることができるのです．このように悪魔の存在を証明することは，正しい診断につながり，また親に対する啓蒙にもなるのですが……忙しいと，ついつい……．余談ですが，耳鼻科医が乱診乱療しないですむような保険行政を望みます．

17. 鼻をかむと中耳炎になるのか？

鼻を強くかんだ時，耳にキュンときて，あ，痛！という経験をお持ちの方は多いでしょう．そのような時耳鼻科を受診して，「中耳炎です．鼻をかんだから中耳炎になったんですよ.」と言われた人も少なからずいらっしゃるでしょう．しかし鼻をかむと中耳炎になるというのは誤った考えです．前述の如く中耳炎は鼻汁によって鼻の奥や耳管がただれ始まるのです．但し中耳炎の初期はまだ痛くないので，それと気づかずにいることが多いのです．たとえば

気管支炎と診断された時に気管支が痛かったでしょうか．胃のもたれや胸焼けで胃炎と言われた時，腹痛はどの程度あったのでしょうか．

若い頃からの栄養不足や運動不足で骨粗鬆症になっていた人が，歩いて転んで骨折した時に「歩くからいけないんだよ．」と言う医者を，あなたは信用しますか．

中耳炎の原因は，ハナをかまないか，しっかりハナをかみ切れないということにあり，後鼻漏によってすでに中耳炎になっていたとしても，まだ痛くないのです．中耳炎がはじまっている時，ハナをかんで耳が痛くなったとしてもそれは「元々あった中耳炎」に気づいただけであり，決してハナをかんで中耳炎になった訳ではないのです．

どうしてもハナをかむから中耳炎になるのだと言い張る人には，「では，なぜハナをかめない赤ん坊でも，中耳炎になるのでしょうか．」という質問が決定的な逆襲になるでしょう．

ハナをしっかりかんで「ネバドロ黄」の鼻汁を出せれば診断と治療と両方の効用があります．耳にキュンと空気が入れば，鼓室の換気が行われ，へこんでいた鼓膜も膨らみ，聴力も改善するのです．

18. 病魔と如何に闘うか，その2：正攻法とネコダマシ

OMEの病因は，主として後鼻漏によって耳管がただれることにありますから，当然鼻の治療が正攻法（横綱相撲）となります．アデノイド切除術も耳管圧迫の解消・鼻腔通気度の改善という意味で正攻法でしょう．しかし正攻法だけでは治らない，やっかいなOMEも多いのです．

そこで，からめ手から攻めるような，舞の海の相撲（ネコダマシ）が登場するのです．つまり鼓膜に換気孔を開けっぱなしにすることによって鼓室内貯留液の排泄を促がし，側頭骨含気蜂巣の発育をもたらそうという鼓膜中耳ドレーンチューブ留置術（Tubing）です．鼓膜切開だけでは切開孔がすぐに塞がって，換気時間が短かすぎて治らないというような症例では，Tubingは有効であり私もしばしば行う方法ですが，そこには大きな落とし穴があるのです．

19. Tubingの落とし穴

確かに，Tubingがうまくいった子ども達は聴力も低音を除いておおむね改善し，鼓膜切開を繰り返す恐怖からも開放され，何より貯液がある時の「ボーッ」とした状態から脱け出すことができるのです．すがすがしい気持ちになり，コミュニケーションの発達も見違えるほど良くなるものです．

しかし，OMEの原因療法（正攻法：後鼻漏との闘い）がなされていないままTubingをす

るに到った症例では，耳管機能が改善しないため，Tube が脱落するとすぐ鼓室内貯液が再発することもあります．また，Tube はきちんと入っていても下水管（耳管）が詰っているため鼓室内の貯留液が Tube を通して外耳道へ耳だれとして流出したりすることになります．Tubing は金科玉条ではないのです．

それどころか，Tube が脱落したあと，鼓膜の穿孔が塞がらず，後日，成長してから鼓膜形成術を行う必要が生じたり，慢性中耳炎に移行することすらあるのです．

患者さんの側からすれば，Tubing をすると，聴こえも良くなり，鼓膜切開の恐怖もなくなり，すっかり油断してしまうのです．日常の鼻の治療や，鼻汁をかみきる，何回もうがいをする，逆にハナススリはしない，といった生活習慣の確立を忘れてしまうのです．

Tubing（ネコダマシやケタグリ）という手術をする側，受ける側，ともに上記のことを忘れずに，悪魔（後鼻漏）との闘い（正攻法：横綱相撲）を，しっかり，うまずたゆまず，続けなければなりません．

Tubing は症例によってはどうしても必要な治療法であり，正攻法と併せ行うことを忘れなければ，とても有効な場合が多いものです．しかし，本来十分に行われるべき原因療法を「忘れさせてしまう」危険があるという点で，私は「必要悪」と考えているのです．

20. 自然は弱者に厳しい

人間は自然を克服したのでしょうか．患児のレントゲンを撮って経過をみているうちに，私は不思議なことに気づきました．子ども達の副鼻腔や側頭骨含気蜂巣は，木の年輪のように，夏，成長するのです．人間は，自然のなかで生かされているのです．

「どうしてうちの子はこんなに風邪をひきやすいのかしら．しかも風邪をひけばすぐに中耳炎になってしまうんだから．」と嘆く母親をよくみかけます．インフルエンザや夏カゼ，はしかなどの「はやり病」はもとより，大人が気にもかけないようなちょっとした天候の変化でも子どもには大きな影響を与えることがあります．日中蒸し暑くて汗ばんだあと，夕方から急に気温が下がって身体が冷えてしまって中耳炎といったパターンも良く見かけます．この小さな気候の変化を日記につけておくと，「ああ，あの日から悪化したな．」と思い当る症例が多々あるのです．

21. 雪女は実在する

私の居住する千葉市でも，年に数回雪が降ります．太平洋上を低気圧が通過し，寒気団が南下する特別の気圧配置の時で，このような時に鼓膜切開に至るような中耳炎が好発するのです．雪女の凍った息吹きにやられるのです．同様に台風通過にともなう湿南風から乾北風

への変化も注意を要します．

　本来生き物の世界では，弱い個体は自然淘汰されるのが掟です．しかしわれわれは出産数を少なくして，その子どもを守り育てる道を選んだのです．それならもっと子どもの立場に立って健康管理をすれば良いのに，と思われる母親をしばしば見かけます．あたかも自分が楽をするために「少子化」にしているようにも思われるのです．

　逆に，障害児をかかえる親御さん達は，むしろ健常児の親よりも，子どもの健康管理がしっかりしている傾向が強いのは，喜ばしいことと感じています．

22. むすび

　「あなたの知らない世界の悪魔」，「のど姫様とはなの騎（武）士」，「雪女はいる」，などと，人が聞いたら，あの医者馬鹿？ と言われそうな言葉を並べましたが，これらの言葉は私が日頃患者さんに話していることです．鼻を良くすることが「横綱相撲」なのだということを，わかりやすく印象づけたいからです．この本を読んだ方も印象深く御理解いただければ幸いです．

　私が難聴児達に接するのは，千葉市療育センターという通園施設です．そこの言語聴覚士の方達は，子どもの聴覚や言語，コミュニケーション能力，情緒，精神発達などについて検査データやコメントを私に知らせてくれます．なかにはこの症例はまずまちがいなく OME ですよ，と言うことが行間に滲み出ているコメントもあります．発音が nasality かつ鼻腔構音に似て，未熟構音で，非系統的な置換があって……．知的発達でもボーダー域の遅れがみられる場合もあります．

　OME の治療がうまく行くと，音声言語，コミュニケーション関係，知的発達などさまざまな部門で明らかな改善がみられるようになるのです．列記すれば，語い力，文章力，助詞の使用などの顕著な発達，発音明瞭度の改善，情緒の安定，傾聴態度の出現，自信と落ち着き，明るい表情，知的 catch-up などです．

　最後にもう一度考えてみて下さい．山からおりてきた時や風邪をひいている時などに経験する，あの，耳がボーッと塞がっている感じが持続したら，あなたは気が狂いそうになりませんか．何をするにもうっとうしく，わずらわしく感じませんか．風呂やプールで耳に水が入ったままになってしまったら，音楽も話し声もこもって聴えて，どんなに人生がつまらないものになってしまうことでしょうか．

　子ども達をこのままにしておいて良いと思いますか．この不幸から開放してあげるために，医師も，言語聴覚士も，保護者も，皆で努力を続けなければならないと思います．

　この拙文を言語聴覚士の方だけでなく，患児の保護者や耳鼻科医，内・小児科医の方々にも読んでいただければ幸いです．

耳鼻科トピックス —— 2

内耳奇形

● 石田　孝

1. はじめに

　先天性難聴を来たす原因は多岐にわたっているが，そのひとつに奇形がある．奇形は発生原基の違いから，外・中耳奇形と内耳奇形に大別される．外・中耳は主として第一鰓弓，第二鰓弓を共通原基とするのに対し，内耳は外胚葉系の耳胞から発生する．またその診断・治療法も大きく異なっている．本稿ではとくに内耳奇形を対象に，病態および現在の診断法や治療法などについて述べる．

2. 内耳奇形一般

2.1. 内耳の発生

　増田[1]によると内耳は胎生4週に後脳両側に外胚葉の肥厚した原基（otic placode）ができ，これが内方に陥入し耳窩（otic pit）を形成，さらに5週には耳胞（otic vesicle）となる．5週から8週の間に内リンパ嚢，耳石器，半規管，蝸牛が発達する．コルチ器は8週目頃から分化が始まり，5ヵ月頃にはほぼ成人型になるとされる．これらの期間に何らかの異常が生じると種々の奇形が発生することになる．

2.2. 内耳奇形の分類

　内耳奇形の分類は，一般的にはその形態学的な特徴から次の5つのタイプに分けられる[2]．そして発生のどの時期に生じたかが推測できることもある[3,4]．
　1. Michel型：内耳の発育のないもので，胎生2から3週に何らかの異常が生じた場合．

2. Mondini 型：骨迷路・膜迷路の発育不全があり，蝸牛は回転数が少なく短い．前庭の奇形をともなうことも多い．胎生 6 から 7 週の異常で生じるとされる．
3. Scheibe 型：蝸牛と球形嚢に限局した形成不全で，cochleo-saccular dysplasia とも呼ばれる．
4. Bing-Siebenmann 型：骨迷路の発育は正常であるが，膜迷路の発育に欠陥があるもの．
5. Alexander 型：蝸牛の基底回転の発育不全があるもの．

このうち画像診断が可能なものは，1，2 である．しかし Michel 型はきわめて稀であり，現時点で画像診断上内耳奇形と診断されるものの多くは Mondini 型である．Mondini 型奇形は単独で発生することも多いが，他の奇形と合併して生じることも多い．このなかで遺伝性のものとして，Klippel-Feil 症候群，Pendred 症候群，トリソミー症候群，DiGeorge 症候群[5]，Waardenburg 症候群[6]，CHARGE association[7] や Branchio-oto-renal 症候群[4] などの報告がある．胎芽病として先天性風疹症候群[8] やサリドマイド中毒[9] などでも内耳奇形が合併することが報告されている．

2.3. 症状

内耳奇形にともなう聴力障害は聾や高度難聴を呈することが多いが，その他に聴力障害を認めない例[10,11]もある．難聴は感音難聴が最も多いが，伝音難聴[12]，混合難聴[13,14]を来たすこともある．内耳奇形が両側に生じている場合は早期に気づかれることが多いが，一側性の場合には診断が遅れることも多い．就学時健診や学校健診などで難聴を指摘され，画像検査を施行してはじめて診断される例もある．また滲出性中耳炎を繰り返し鼓膜チューブ留置後に感音難聴が判明し，CT で内耳奇形が確認されたり（図1〜2），慢性中耳炎の CT 検査で偶然発見されることもある．前庭系に奇形を認めても平衡障害に関してはそれほど自覚症状は多くはない．もちろん半規管に奇形があった場合，温度検査や回転検査では異常を示すが，日常生活にそれほど大きな影響がないことが多い．ただ一側性の場合将来遅発性内リンパ水腫を来たすこともあるので注意が必要である．

2.4. 診断

臨床所見や聴力検査から内耳奇形を診断することはできず，原則として画像診断によらざるを得ない．通常初診時にはシューラー法，ステンバース法などの単純レ線検査を施行する．奇形が高度の場合には診断可能であるが，軽度の場合には診断に苦慮することが多く，一般的には CT と MRI のふたつで診断する．高分解能側頭骨 CT である程度診断可能であるが，高分解能 MRI を追加する[15]ことによって軟部組織の内容の情報が得られ，さらに詳細な診断が可能になる．近年，内耳の全体像を把握するのには側頭骨 3 次元 CT が有用[15-17]との報告がなされ，二次元 CT では判明しなかった内耳の奇形が診断可能となってきた．しかし分

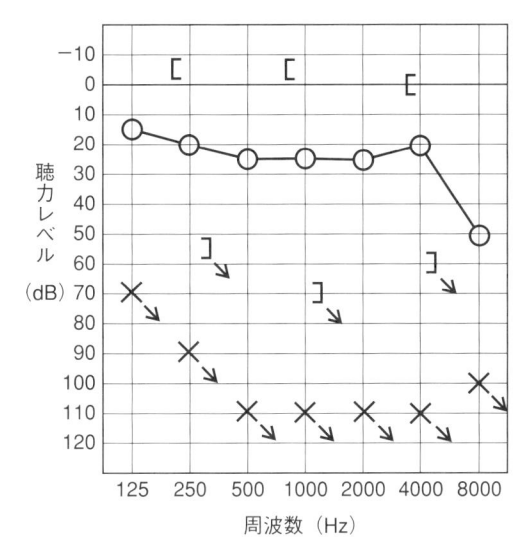

図1　10歳女児：鼓膜チューブ留置後のオージオグラム

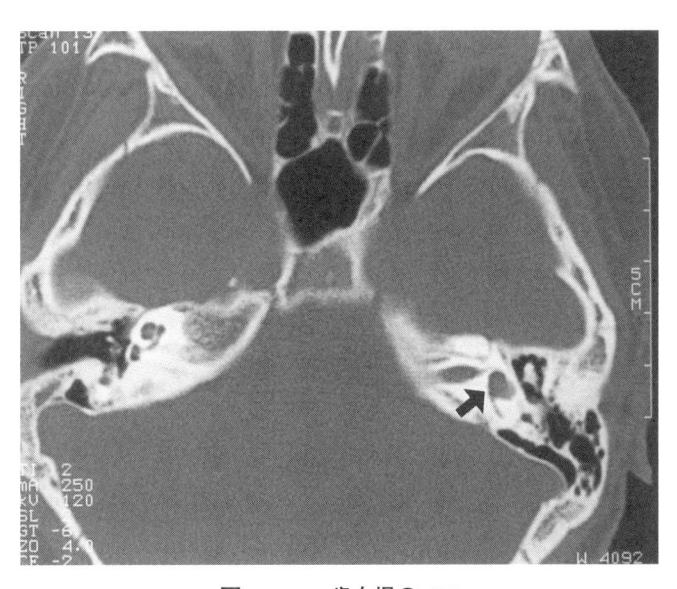

図2　10歳女児のCT
右耳は蝸牛の回転を認めるが，左耳は蝸牛と前庭がcommon cavityを形成している（矢印）．

類の項でも触れたように，画像診断が可能な内耳奇形はMichel型とMondini型のみであり，他の奇形の診断は側頭骨病理標本で確認されることが多い[8]．これらの画像診断でどの程度の内耳奇形が発見されるかについて，Casselmanら[18]はMRI（3DFT-CISS法）を用いると感音難聴またはめまいをもつ650例中15例（2.3%）に何らかの内耳奇形が認められたと報告している．

したがって難聴を訴える小児全例にCTやMRI検査を行う必要性があるかは意見の分かれる点でもある．高度難聴例では当然画像評価が必要と思われるが，軽度難聴例については経過を見ながら行うこともある．すなわち難聴が進行または変動を繰り返したとき，めまいを認めたとき，後述するように髄膜炎を合併したときなどは直ちに画像診断を行う必要がある．また全身的に奇形を持つ例では一側性両側性を問わず何らかの内耳奇形をともなうことが多く[6]，画像評価は必要となる．

2.5. 治療

聴力障害が中等度または高度の場合は，補聴器の適応となる．ただ後述するように，聾や聾に近い高度難聴の例では，補聴器の装用効果が認められない場合人工内耳の適応になることもある．

3. 前庭や内耳道の奇形

近年，前述の蝸牛を中心とした奇形の他に前庭水管と内リンパ嚢の拡大や内耳道の奇形が注目されてきた．前庭水管は後半規管の後方に位置し，頭蓋内に開いている（図3）．中に内リンパ嚢，内リンパ管が入っている．

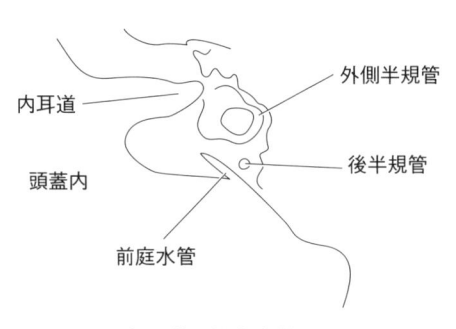

図3 内耳道と前庭水管のシェーマ

3.1. 前庭水管拡大症候群

前庭水管と内リンパ嚢の拡大を特徴とする前庭水管拡大症候群（Large vestibular aqueduct syndrome: LVAS）は Mondini 型の内耳奇形に合併することが多いが，ときには単独で発生することもある．Valvassori[19]の報告以来多くの報告がなされてきた[20-42]．

1）診断基準ならびに発生頻度

診断は画像上でなされるもので，Valvassori[19]は多軌道断層撮影を用いて LVAS を前庭水管の狭部以後の中点，あるいは外口と総脚の中点において前後径が 1.5mm 以上としたが，CT や MRI の発達により Levenson[24]の診断基準すなわち「軸位 CT で外口における前唇と後唇の幅が 2mm 以上」が一般的に用いられるようになってきている．

発生頻度は，何らかの耳症状を持つ患者を対象に行った報告では 1.5％（Valvasorri）[19]，1％（Emmett）[21]，0.6％（Levenson）[24]，12％（Arcand）[25]，7％（Okumura）[32]と報告によりかなりの差が認められる．女性に多い傾向を認め，両側性が多いとされている．他の内耳奇形（半規管の拡大，蝸牛の低形成など）をともなうことも多く，その頻度は 30〜60％とされている[19,25,26,33]．

2）病態

原因としては胎生早期の何らかの障害によるものとする報告がある．前庭水管は胎生 4 週頃に耳胞原基より分化し，早期は管が短く，かなり幅が広いが，成長につれて徐々に狭く，逆 J 字型を呈するようになる．前庭水管は生後 3，4 年で完成し，以後はほとんど大きさは変わらない[43]が，この縮小過程の障害が前庭水管拡大の原因と考えられている[23]．しかし，前庭水管の拡大そのものが難聴，前庭障害を来たすわけではなく，聴力正常例も多く報告されている[42]．

難聴が生じる成因については諸説あるが，まだ結論はでていない．しかし現在のところ，拡大した内リンパ嚢が脳脊髄圧の影響を受け，内リンパ管を介して蝸牛方向へ内リンパ液の逆流が生じ，蝸牛の神経上皮が障害されるとする説[23,24]，脳脊髄液と前庭の間の交通路が形成され，外リンパ腔から内リンパ腔への瘻孔が生じる．この瘻孔のために膜迷路が傷害されやすくなり発症する説[26]などが有力である．

3）聴覚障害

聴力障害の程度は正常なものから高度難聴まで幅広いが，一般的には中等度から高度の高音障害型の感音難聴が多いとの報告もある[23,24,42]．低音域の気骨導差を指摘する報告[23,44]があるが，その病態については不明である．遺伝についてはほとんどが単発例であるが，兄弟で認められたとの報告[44]がある．自験例でも両側高度難聴で補聴器を装用し言語訓練を行っ

てきた双子の兄弟のうち，兄が聴力閾値上昇を伴うめまい発作があり（図4, 5），MRIで両側内リンパ嚢の拡大を認めた（図6）．妹も，聴力に変動を認めないが（図7, 8），めまいがありCTにて前庭水管の拡大が確認された（図9）．近年の遺伝子診断の進歩により，前庭水管拡大症候群の中に，Pendred症候群の原因遺伝子（PDS遺伝子）の異常をともなう例が存在することがわかってきた[45]．聴力型では高音障害型が多いとの報告[21,23,24,32,42]が多いが，水平型が多いとの報告[33]もある．聴力低下の誘引として軽度の頭部外傷，感冒，疲労やストレスがあげられる．聴力回復過程は症例によって異なっているが，比較的早期に回復するもの

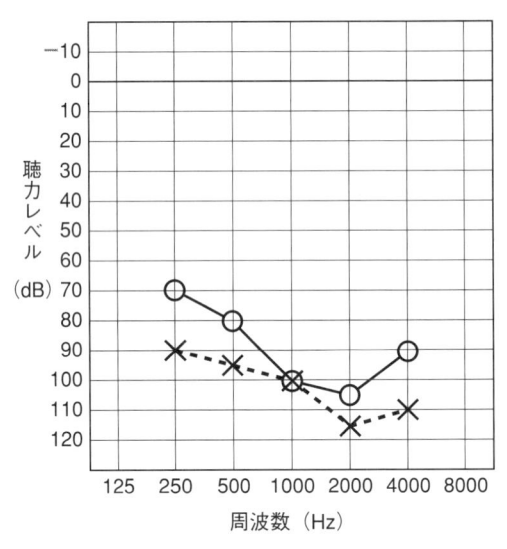

図4　兄の初診時（3歳）オージオグラム

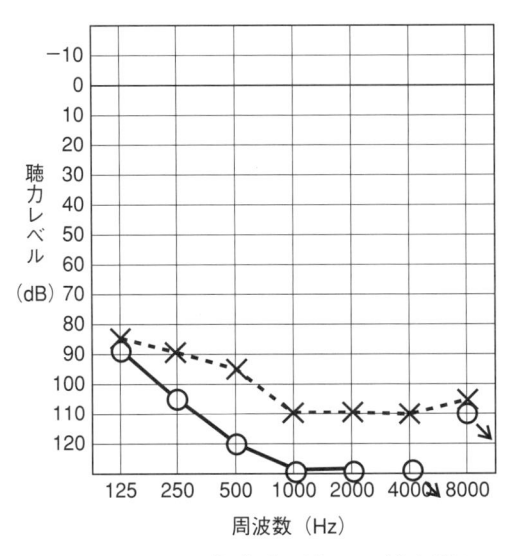

図5　兄のめまい発作時（7歳）オージオグラム

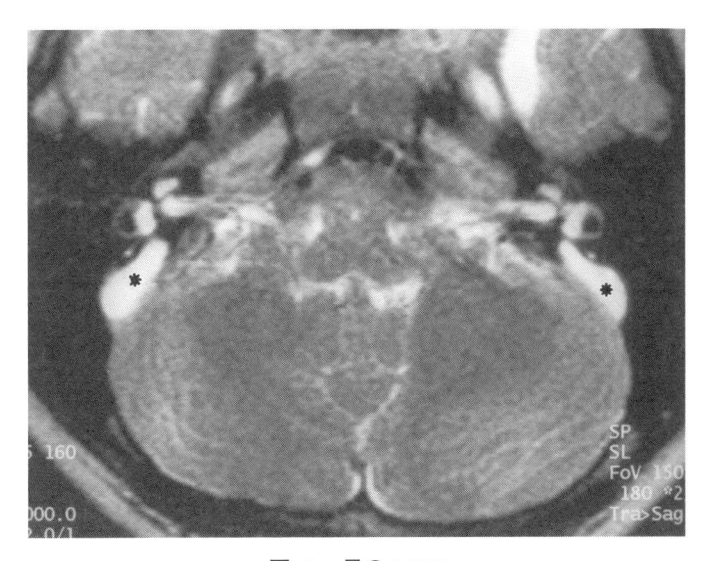

図 6 兄の MRI
両側の内リンパ嚢，前庭水管の拡大を認める（星印）．

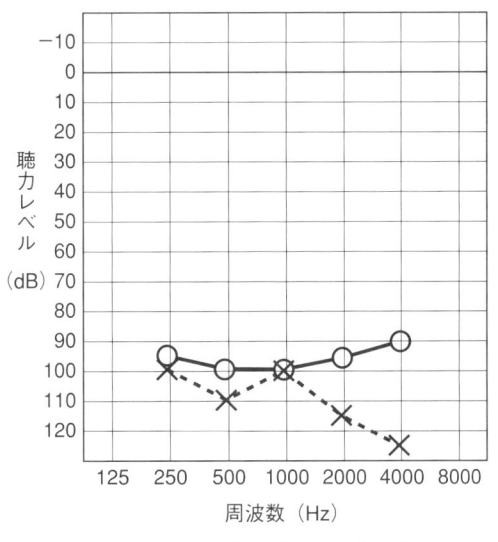

図 7 妹の初診時（3 歳）オージオグラム

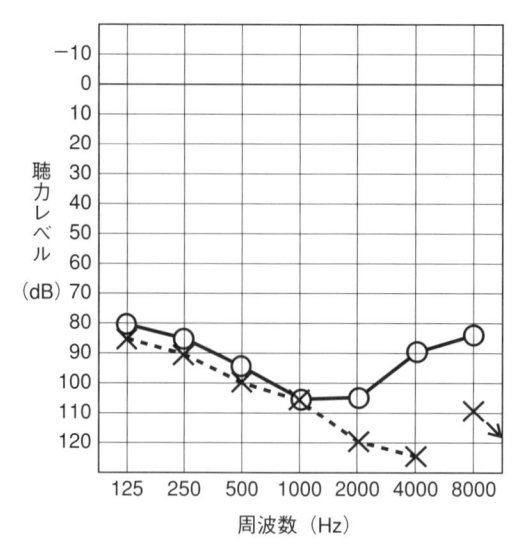

図 8　妹の 7 歳時のオージオグラム

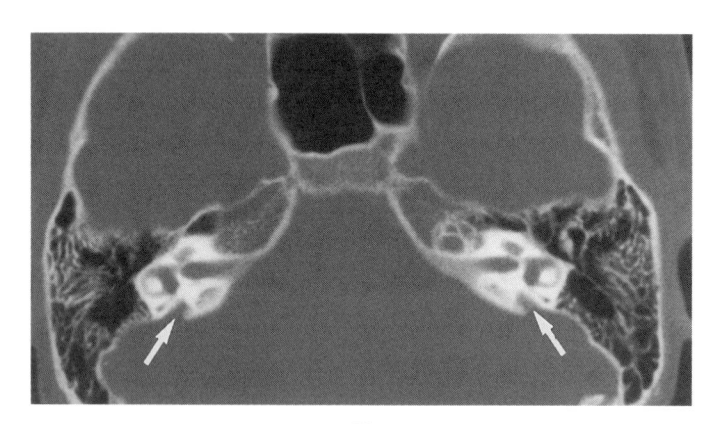

図 9　妹の CT
両側前庭水管の拡大を認める（矢印）．

から，数ヵ月要するものまである[32,42]．

　言語発達については症例によって大きく異なっている．反復しながら進行する例では，比較的言語の獲得が良好な例もある[41]が，当初から高度難聴を呈していた例では，補聴器による会話はできず，読話などでコミュニケーションを取る例もある．

4）前庭障害

　前庭症状については，成人では聴力の変動を繰り返すもののめまいや平衡障害を訴える例は比較的少ないが，平衡機能検査では機能低下を認める例も多い[21,23,24,42]．また，温度眼振検査ではほぼ正常であったのに，回転検査で機能低下を来たす例もある[39]．さらに成人で明らかなめまい発作のない例でも，幼少児期に歩行時や運動時の行動の異常に両親が気づいていることもある[27]．また小児でメニエール病に類似した耳鳴・難聴の増悪とともに回転性め

まい発作を繰り返す例も経験している．めまい発作の原因としてはいまだ不明の点が多い．いずれにしろ先天性感音難聴者で聴力低下を反復したり，めまい発作を繰り返す例では前庭水管拡大症候群を考慮する必要がある．

5）治療

　先に述べたように，軽い頭部打撲，感冒など種々の要因でも聴力低下やめまい発作を来たすことから，激しい運動を規制する意見もあるが，実際は難しいことが多い．したがって聴力低下時やめまい発作時に安静ならびにステロイドの点滴，抗めまい剤の内服などの保存的対症療法で経過を見ざるを得ない．しかし，先に述べたように反復しながら徐々に聴力低下が進み聾になった例や当初から高度難聴例では，人工内耳の適応になることもある[27,38]．しかし，いったん聴力検査上は聾になりながらも経過観察中に徐々に聴力が戻ることがあり，人工内耳の手術時機の判断には注意が必要である．

　一方，反復するめまい発作に対する治療法についてはいまだ適当なものはなく，安静やステロイド内服などの保存的な治療で軽快しない例に対し手術[36]も試みられている．しかし，まだ手術によってめまい発作や聴力の悪化が防止できたという報告は少ない．したがって現在のところは日常生活の管理が重要となる．

　聴力が変動する例では補聴器の管理に苦慮することも多い．聴力閾値が上昇した場合には補聴器の装用を中断するが，とくに聴力変動側が良聴耳の場合，装用の中断が長引くと言語発達にも当然影響がでる可能性がある．またどの程度聴力が改善した時点で補聴器の装用を再開するかも問題となる．補聴器の装用再開が何らかの負荷となって聴力低下の原因になる可能性も否定できず，聴力検査をこまめに行いながら装用を継続することになる．

3.2. 内耳道狭窄

　Shelton[46]，Molter[47]は，内耳道が異常に狭い例を報告している．Shelton[46]によると内耳道が1～2mm程度しかなく，しかも難聴はあるものの顔面神経麻痺をともなってはいない．これらに人工内耳手術を施行したが，まったく効果がなかったことから顔面神経のみが存在し，蝸牛神経・前庭神経の発達がないと報告している．

4. 内耳奇形の合併症

　内耳奇形特にMondini型内耳奇形に髄膜炎を起こしやすいことは従来から多くの報告がある[48-60]．

　多くの例ではアブミ骨底板や前庭窓周辺に骨欠損部があり，この欠損部を介して中耳の炎症が内耳に波及し，さらに蝸牛軸の欠損部を介して頭蓋内へ感染が進むものと考えられてい

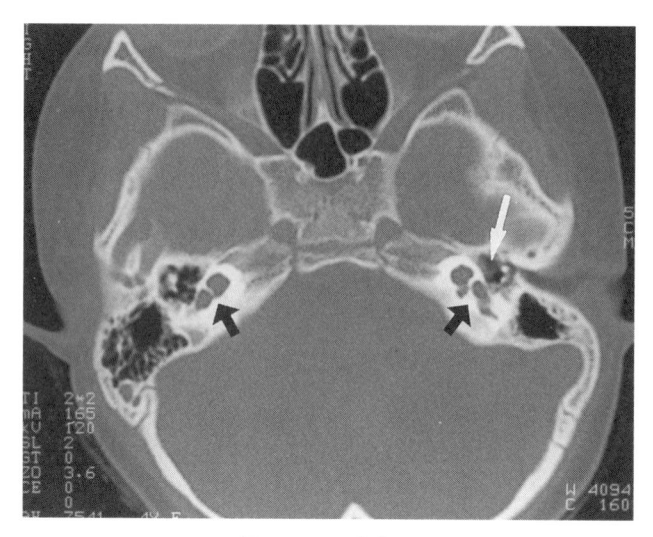

図10　5歳女児
1歳から高度難聴で補聴器を装用し，言語訓練を受けていた．4歳時に髄膜炎で小児科にて入院加療を受けた．その際のCTで両側内耳奇形（黒矢印）が発見された．また左中耳腔には炎症性変化（白矢印）がみられる．

る[4]．

　その他，髄膜炎を起こさないまでも髄液耳漏や髄液鼻漏として見つかることもある．この時に注意しなければならないのは，滲出性中耳炎との鑑別である．鼓膜切開や鼓膜チューブ留置術を受けた後に，水溶性の耳漏が持続し，精査したところ髄液と判明した例もある[51,59]．これらの例では以後の経過観察中に髄膜炎を併発している．高度難聴児で髄膜炎を起こした場合には内耳奇形を疑って画像診断する必要がある（図10）．

　髄膜炎を繰り返す例では，手術的療法を施行することになる．このような例では内耳炎も起こしており，残存聴力がないものが多く，髄膜炎の再発を防止するためにも内耳を充填してしまうことになる[54]．両側例では両耳ともほぼ聾になり，補聴器による言語獲得が困難な例も予想される．

5. 内耳奇形と人工内耳

　日本においても人工内耳が広く行われるようになり，その有効性が認識されるようになってきた．当初成人を対象に施行されていたが，徐々に先天性難聴児にも応用されつつある．欧米ではかなり以前より先天性難聴児に応用されていたが，内耳奇形例は一般的に相対的禁忌とされ，術前評価としてCT，MRIの必要性が述べられていた[61]．

　一方，そのころすでに欧米では内耳奇形例に人工内耳を施行した報告[62]がある．その後徐々

に報告が増え，術中合併症（顔面神経損傷，外リンパ瘻など）ならびに術後の髄膜炎に注意すればとくに禁忌ではなくなりつつある[47,63-69]．しかし，Shelton[46]，Molter[47]の報告のように，内耳道が狭く顔面神経のみが存在し，蝸牛神経・前庭神経の発達がない例では人工内耳の効果がない．日本でも内耳奇形に対する人工内耳の報告[70]がみられるようになってきている．日本耳鼻咽喉科学会が提唱した小児の人工内耳の適応規準にも奇形は必ずしも禁忌とはならないと明記されており，徐々に例数が増加している．

6. まとめ

　内耳奇形について自験例を含め，文献的考察を行った．内耳奇形は単独例では画像診断によらざるを得ず，難聴児については常にこの可能性を考えて対処する必要がある．とくに聴力検査は重要であり，早期発見における言語聴覚士の役割は重要と思われる．

引用文献

[1] 増田　游: 耳の発生. 日耳鼻 83: 1115–1118, 1980.
[2] Ormerod FC: The pathology of congenital deafness. *J Laryngol* 74: 919–950, 1960.
[3] 斉藤龍介: 内耳奇形. 野村恭也, 石井哲夫 編: 耳鼻咽喉科診断治療体系 2 耳科 II, 講談社, 1987.
[4] 星野知之: 内耳奇形. *JOHNS* 10: 1631–1636, 1994.
[5] Schuknecht HF: Mondini dysplasia; A clinical and pathological study. *Ann otol Rhinol Laryngol* 89（Suppl 65）: 3–23, 1980.
[6] Mafee MF, Selis JE, Yannias DA, et al: Congenital sensorineural hearing loss. *Radiology* 150: 427–434, 1984.
[7] Morgan D, Bailey M, Phelps P, et al: Ear-nose-throat abnomalities in the CHARGE association. *Arch otolaryngol Head Neck Surg* 119: 49–54, 1993.
[8] Subotić R, Handźććuk J, Ćuk V: Morphological changes of stria vascularis in congenital hearing impairment due to membranous labyrinth undevelopment. *Acta otolaryngol*（Stockh） 117: 513–517, 1997.
[9] Takemori S, Tanaka Y, Suzuki J: Thalidomide anomalies of the ear. *Arch otolaryngol* 102: 425–427, 1976.
[10] 村井盛子, 立木　孝, 小笠原真弓: 聴力正常の内耳奇形. 耳喉 58: 525–530, 1986.
[11] Komune S, Nogami K, Inoue H, et al: Bilateral Mondini dysplasia with normal hearing. *ORL J Otorhinlaryngol Relat Spec* 55: 143–146, 1993.
[12] 持木将人, 加我君孝, 中村雅一, 他: 伝音性難聴を呈した中・内耳奇形の一例. 耳喉頭頸 68: 953–957, 1996.
[13] Jensenn J, Terkildsen K, Thomsen KA: Inner ear malformations with oto-liquorrhea. Tomographic findings in three cases with a mixed hearing impairment. *Arch Oto-Rhino-Laryng* 214: 271–282, 1977.
[14] Bento RF, Miniti, A: X-linked mixed hearing loss: four case studies. *Laryngoscope* 95: 462–468, 1985.

[15] 内藤　泰: 画像診断と機能検査——内耳奇形——. 日耳鼻 100: 714–717, 1997.

[16] 酒井　昇, 栗原秀雄, 宮下宗治, 他：側頭骨の3次元CT. 耳鼻咽喉科・頭頸部外科 67: 42–44, 1995.

[17] 宮下仁良, 磯野道夫, 村田清高, 他：内耳奇形の3次元CT所見. 耳鼻臨床 91: 883–888, 1998.

[18] Casselmann JW, Kuhweide R, Ampe W, et al: Inner ear malformations in patients with sensorineural hearing loss: detection with gradient-echo (3DFT-CISS) MRI. *Neuroradiology* 38: 278–286, 1996.

[19] Valvassori GE, Clemis JD: The large vestibular aqueduct syndrome. *Lryngoscope* 88: 723–728, 1978.

[20] Hill JH, Freint AJ, Mafee MF: Enlargement of the vestibular aqueduct. Am J Otol 5: 411–414, 1984.

[21] Emmett JR: The large vestibular aqueduct syndrome. *Am J Otol* 6: 387–403, 1985.

[22] Swartz JD, Yussen PS, Mandell DW, et al: The vestibular aqueduct syndrome: computed tomographic appearance. *Clinic Radiology* 36: 241–243, 1985.

[23] Jackler RK, De La Kruz A: The large vestibular aqueduct syndrome. *Laryngoscope* 99: 1238–1243, 1989.

[24] Levenson MJ, Parisier S, Jacobs M, et al: The large vestibular aqueduct syndrome in children. *Arch Otolaryngol Hed Neck Surg* 115: 54–58, 1989.

[25] Arcand P, Desrosiers M, Dube J, et al: The large vestibular aqueduct syndrome and sensorineural hearing loss in the pediatric population. *J Otolaryngol* 20: 247–250, 1991.

[26] Hirsch BE, Weissman JL, Curtin HD, et al: Magnetic resonance imaging of the largr vestibular aqueduct. *Arch Otolaryngol Head Neck Surg* 118: 1124–1127, 1992.

[27] Schessel DA, Nedzelski JM: Presentation of large vestibular aqueduct syndrome to a dizziness unit. *J otolaryngol* 21: 265–269, 1992.

[28] 瀬成田雅光, 西川典秀, 原　晃, 他：前庭水管の拡大を伴った感音難聴の2症例. 耳鼻臨床 86: 641–645, 1993.

[29] Belenky WM, Madgy DN, Leider JS, et al: The enlarged vestibular aqueduct syndrome. *ENT Journal* 72: 746–751, 1993.

[30] Shirazi A, Fenton JE, Fagan PA: Large vestibular aqueduct syndrome and stapes fixation. J laryngol otol 108: 989–990, 1994.

[31] 山本幸代, 藤本政明, 中島智子, 他：聴力変動を示した前庭水管拡大症候群の1症例. 耳喉頭頸 67: 405–409, 1995.

[32] Okumura T, Takahashi H, Honjo I, et al: Sensorineural hearing loss in patients with large vestibular aqueduct. *Laryngoscope* 105: 289–293, 1995.

[33] Zalzal GH, Tomaski SM, Vezina LG, et al: Enlarged vestibular aqueduct and sensorineural hearing loss in childhood. *Arch Otolaryngol Head Neck Surg* 121: 23–28, 1995.

[34] Cox LC, MacDonald CB: Large vestibular aqueduct syndrome: A tutorial and three case studies. *J Am Acad Audiol* 7: 71–76, 1996.

[35] Dahlen RT, Harnsberger HR, Gray SD, et al: Overlapping thin-section fast spin-echo MR of the large vestibular aqueduct syndrome. *Am J Neuroradiol* 18: 67–75, 1997.

[36] Wilson DF, Hodgsn RS, Talbot JM: Endolymphatic sac obliteration for large vestibular aqueduct syndrome. *Am J Otol* 18: 101–107, 1997.

[37] Puls T, Van Fraeyenhoven L: Large vestibular aqueduct syndrome with mixed hearing loss: a cace report. *Acta Oto-Rhino-Laryngol belg.* 51: 185–189, 1997.

[38] Ashendroff A, Marangos N, Laszig R: Large vestibular aqueduct syndrome and its implication

for cochlear implant surgery. *Am J otol* 18: S57, 1997.
[39] 佐藤　斎, 藤崎俊之, 大滝　一, 他：前庭水管拡大症の3症例. 耳鼻臨床 90: 509-516, 1997.
[40] Okamoto K, Ito J, Furusawa T, et al: MRI of enlarged endolymphatic sacs in the large vestibular aqueduct syndrome. *Neuroradiology* 40: 167-172, 1998.
[41] Antonelli P, Nall AV, Lemmerling MM, et al: Hearing loss with cochlear modiolar defects and large vestibular aqueducts. *Am J Otol* 19: 306-312, 1998.
[42] 萩原秀夫, 喜多村健, 芳賀雅士, 他：前庭水管拡大症候群9例の検討. 耳鼻臨床 91: 575-580, 1998.
[43] Kodama A, Sando I: postnatal development of the vestibular aqueduct. *Ann Otol Rhinol Laryngol* 91 Suppl 96: 3-12, 1982.
[44] Griffith AJ, Alexander Arts H, Downs C, et al: Familial large vestibular aquduct syndrome. *Laryngoscope* 106: 960-965, 1996.
[45] Usami S, Abe S, Weston MD, et al: Non-syndromic hearing loss with enlarged vestibular aqueduct is caused by PDS mutations. *Hum Genet* 104: 188-192, 1999.
[46] Shelton C, Luxford WM, Tonokawa LL, et al: The narrow internal auditory canal in children: a contraindication to cochlear implants. *Otolaryngol Head Neck Surg* 100: 227-231, 1989.
[47] Molter DW, Pate BR, McElveen JT: Cochlear implantation in the congenitally malformed ear. *Otolaryngol Head Neck Surgery* 108: 174-177, 1993.
[48] Hugh DC, Vignaud J, Bar D: Anomaly of the facial canal in a Mondini malformation with recurrent meningitis. *Radiology* 144: 335-341, 1982.
[49] Mitchel DP, Rubin AM: Mondini dysplasia — late complications. *J Otolaryngol* 14: 265-267, 1985.
[50] 小林俊光, 武山　実, 朴沢孝治, 他：内耳奇形に合併した髄液漏. 耳鼻臨床 80: 1217-1223, 1987.
[51] 星野知之, 込田茂夫, 込田京子：Mondini 型内耳奇形と反復性髄膜炎. 耳喉頭頸 60: 363-367, 1988.
[52] Hayashi N, Kino M, Nobori U, et al: Recurrent bacterial meningitis. Secondary to malformation of the inner ear. *Clinical Pediatrics* 28: 139-141, 1989.
[53] Wilson J, Leivy SW, Sofferman RA, Wald SL: Mondini dysplasia: spontaneous cerbrospinal fluid otorrhea. *Pediatr Neurosurg* 16: 260-264, 1990.
[54] 上村晃司, 酒井丈夫, 水田邦博, 他：髄膜炎を反復した内耳奇形の手術例. *Otol Jpn* 2: 316-320, 1992.
[55] Clarós P, Guirado C, Clarós A, et al: Association of spontaneous anterior fossa CSF rhinorrhea and congenital perilymphatic fistula in a patient with recurrent meningitis. *Int J Pediatr Otorhinolaryngol* 27: 65-71, 1993.
[56] Phelps PD, King A, Michaels L: Cochlear dysplasia and meningitis. *Am J Otol* 15: 551-557, 1994.
[57] Hultcrantz M, Bergstedt H, Mendel L: Congenital malformation of the inner ear and recurrent meningitis. *ORL* 58: 333-337, 1996.
[58] Hoppe F, Hagen R, Hofmann E: Fistula of stapes footplate caused by pulasatile cerebrospinal fluid in inner ear malformation. *ORL* 59: 115-118, 1997.
[59] 工藤典代, 笹村佳美, 宇田川優子, 他：髄膜炎を反復した両側 Mondini 型内耳奇形の一症例. *Otol Jpn* 7: 207-212, 1997.
[60] 佐川鉄太郎, 松崎充男, 安岡義人, 亀井民雄：髄膜炎を反復した両側 Mondini 型内耳奇形の1手術例. 耳喉頭頸 69: 545-548, 1997.
[61] Harnsberger HR, Dart DJ, Parkin JL, et al: Cochlear implant candidtes: assesment with CT and MR imaging. *Radiology* 164: 53-57, 1987.
[62] Miyamoto RT, Robbins AJ, Myres WA, Pope ML: Cochlear implantation in Mondini inner

ear malformation. *Am J Otol* 7: 258–261, 1986.

[63] Weber BP, Lenarz T, Hartrampf R, et al: Cochlear implantation in children with malformation of the cochlea. Adv Otolaryngol 50: 59–65, 1995.

[64] Dahm MC, Weber BP, Lenarz T: Cochlear implantation in a Mondini malformation of the inner ear and management of perilymphatic gusher. *Adv Otorhinolaryngol* 50: 66–71, 1995.

[65] Munro KJ, George CR, Haacke NP: Audiological findings after multichannel cochlear implantation in patients with mondini dysplasia. *British Journal of Audiology* 30: 369–379, 1996.

[66] Turrini M, Gabana M, Genovese E, et al: Cochlear implantation in a bilateral Mondini dysplasia. *Scand Audiol* 26（Suppl 46）: 78–81, 1997.

[67] Page E, Eby TL: Meningitis after cochlear implantation in Mondini malformation. *Otolaryngol Head Neck Surg* 116: 104–106, 1997.

[68] Woolley AL, Jenison V, Stroer BS, et al: Cochlear implantation in children with inner ear malformations. *Ann Otol Rhinol Laryngol* 107: 492–500, 1998.

[69] Suzuki C, Sando I, Fagan JJ et al: Histopathological features of a cochlear implant and otogenic meningitis in Mondini dysplasia. *Arch Otolaryngol Head Neck Surg* 124: 462–466, 1998.

[70] 硲田猛真, 加藤　寛, 斎藤優子, 他：内耳奇形を伴った高度難聴児に対する人工内耳埋め込み術の1症例. 日耳鼻 101: 64–65, 1998.

耳鼻科トピックス──3

ABR（聴性脳幹反応）

● 加我君孝

1. はじめに

　ABR（auditory brainstem respons：聴性脳幹反応）は1970年にアメリカの聴覚生理学者のJewettら[1-3]とイスラエルの聴覚生理学者のSohmerらによって同時に見い出された聴覚誘発電位の早期成分である．約35年の歴史をもつが，聴覚，視覚，体性感覚などの誘発電位のなかで，ABRほど高い評価を受け，一般検査のレベルにまで普及したものはない．
　伝音性，感音性難聴の診断，聴神経腫瘍の診断，脳幹障害や脳死の診断の必須検査のひとつとなっている．ABRの記録が異常であれば，その情報の与える影響は大きく，その異常の意味する事柄について，その限界も含めて知っておく必要がある．ABRが無反応であれば高度難聴か脳幹死，ABRが正常であれば，難聴はなく，脳幹障害もないというように，単純に考えたために誤診をする例も少なくない．ABRの性質を知り正しく記録して初めてABRの結果を正しく評価できる．

2. ABRとは何か

　クリック刺激を片側耳に約1,000～2,000回与えて誘発加算平均をすると，7つの波のピークをもつ反応が得られる．分析時間は通常10msec，得られる振幅は約1～2μVで潜時も振幅も脳波のキャリブレーションの1/100という極小の電位である（図1）．ピークとピークのあいだの差は1～1.5msec程度で，ニューロン1個の反応に近い．ひとつのニューロンの発火は1msec程度であるからである．したがって，微小な電位記録であるABRの記録に際してはアーチファクトが入りやすいため，細心の注意が必要である．
　ABRの起源は1975年のBuchwaldのネコを用いた報告から1985年のMøllerの脳外手術の術中モニタリングによる報告があるが，筆者らの研究でも基本的には前者の証明の結果が

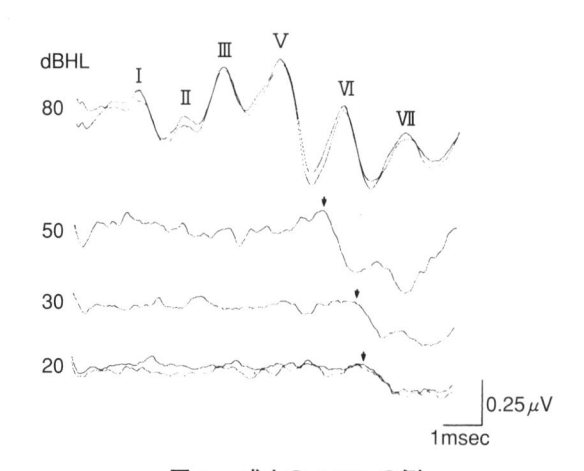

図1　成人のABRの例

矢印は wave V を示す．フィルターは 300〜1,500 Hz．

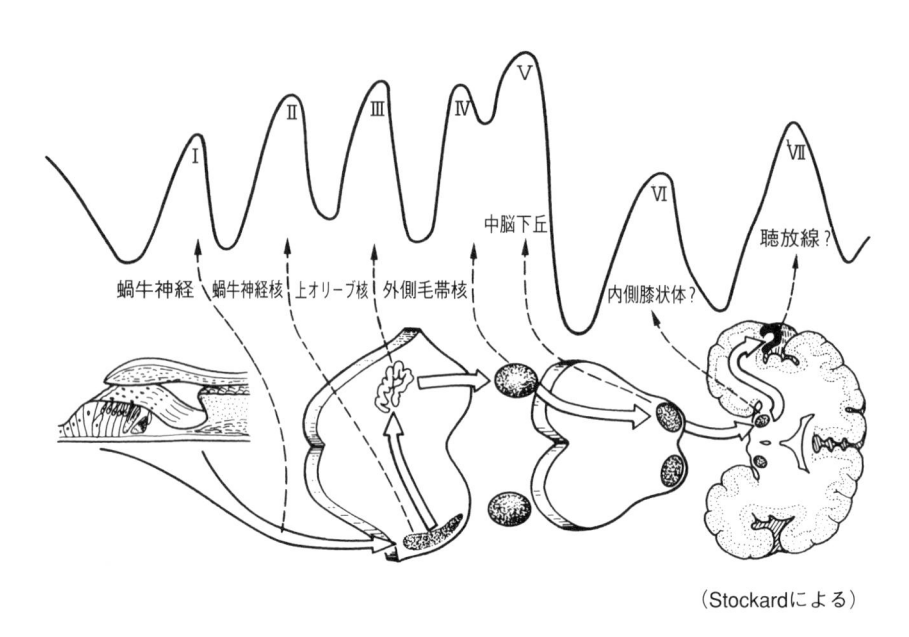

図2　ABR の wave I〜V の起源[3)]

多くの場合当てはまる[4-7)]（図2）．その後の研究でも ABR は脳幹の聴覚伝導路そのものから出現することがわかっている．すなわち ABR ですべての脳幹機能の代わりとすることはできない．

3. 記録の実際

3.1. 機 器

　刺激音はクリック，トーンピップ，トーンバーストを選ぶことのできる音刺激装置，増幅器，コンピュータ，ディスプレー，メモリー，フロッピードライブ，熱転写プリンターあるいはプロッターがセットとなっている．

　筆者らがABRを始めた頃の検査機器は寄せ集めであり，容積も大きく，電気生理の実験装置そのものであり，フロッピーディスクドライブもなく不便であった．現在の市販されている機器はプログラムを自由に作り変えることができ，メモリーを使って重ね書きができる．反応の加減をしたり，違う日時に記録した多数の反応を平均加算したり（grand average）引いたり（subtraction）カーソルを立て潜時や振幅を算出したりすることが容易に行うことができる．

　難聴や脳幹障害だけの診断に限定するのであればチャンネルはひとつでも可能である．しかし，少なくとも3チャンネルはあった方が，応用範囲が広くなり，薦められる．マルチチャンネルは便利な印象を与えるが，トポグラフィーを行うのではない限り必要なことは少ない．

　ABRは外来，病棟，手術室などで使用される．注意深く設計されたものを選ぶべきである．

3.2. 電極の装着

　電極の装着部位は代表的な方法を図3に示した．関電極（active electrode）を（＋）とし，頭頂部（vertex），不関電極（reference electrode）を（－）とし，刺激側の乳様突起部（または耳垂）接地電極（ground, earth）（E）を前額正中部（図3），あるいは非刺激側の乳様突起部（または耳垂）とする．関電極の頭頂部は毛髪のため電極の接着に注意が必要であり，この代わりに前額の毛はえぎわを用いることも多い．

　電極をつける前には，皮膚をアルコール綿でよく拭く．皿電極に十分な電極糊をつけて装置させる．被検者が汗をかくと電極がはずれやすくなり良い記録はできない．針電極は抵抗が高いため使用しない．使用後の電極は電極糊を除去し，クリーニングを忘れないようにする．電極抵抗（インピーダンス）は5kΩ以下にする．

3.3. レシーバーおよび0 dBHLの設定

　レシーバーはABRの購入時についてくるものは国際規格に合致したTDH 49である．何でもよいわけではない．クリックは純音のようには物理的に音圧レベル（sound pressure level）

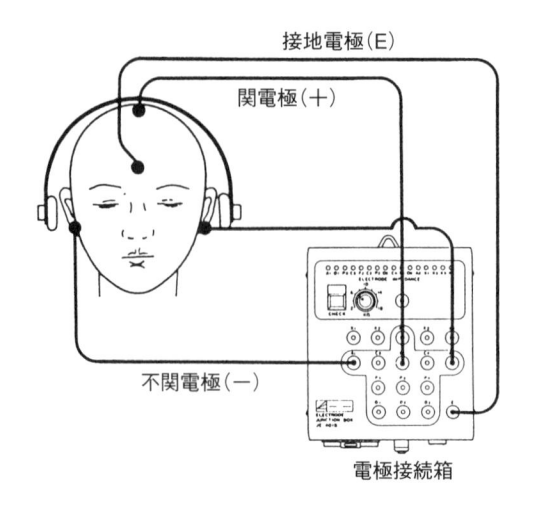

図3 電極の配置[8]
関電極：頭頂（Cz），不関電極：耳朶（A_1, A_2），接地電極：前額部

測定ができないために聴覚心理学的に決める．すなわち純音聴力検査で正常聴力を示す6人以上を対象に，クリックの音の強さをしだいに弱くなるようにして聴かせ，最後に聴かされた音を0 dBHL（hearing level）として平均を算出する．たとえば最後に聴くことができたABRのクリックの強さが10 dBであるとすると，その10 dBが0 dBHLである．ABRのみかけ上の閾値が20 dBであれば心理学的に10 dBHLとなる．

乳児には備えつけのレシーバーが大きすぎるので小さいものを使いたくなることがある．その場合，ウォークマンのイヤホンを使用してもよいが0 dBHLは上述のように決める．使用イヤホンの型番，特性は記録に残す．小さいイヤホンの欠点ははずれやすいことと，大きな音量が出ないことである．

3.4. 音刺激の種類（クリックかトーンピップか）

ルーチン検査にはクリックを用いる．クリックは図4に示すように電気的に矩形波，サイン半波，サインI波を用いる．その波の幅は0.1msec前後の短いものである．同じ極性の波を用いて加算するとI波の前に大きなアーチファクト，すなわち電気的な刺激波が加算されたものが混入するため，交互に異なる極性のクリックを与えて加算（Alternation）する．極性が異なっても聴覚心理学的に同一に聞こえる．

クリックの周波数特性は3,000 Hzクリック，4,000 Hzクリックであっても1,000～6,000Hzをカバーする幅広いものであるため純音聴力検査とは異なる．したがってクリックで無反応であっても低音部は正常なこともあり，クリックで正常閾値でも低音部の難聴であることもある．ルーチン検査ではクリックABRだけでも，聴性行動反応聴力検査の反応閾値と比較すると難聴の種類の予測がつく．

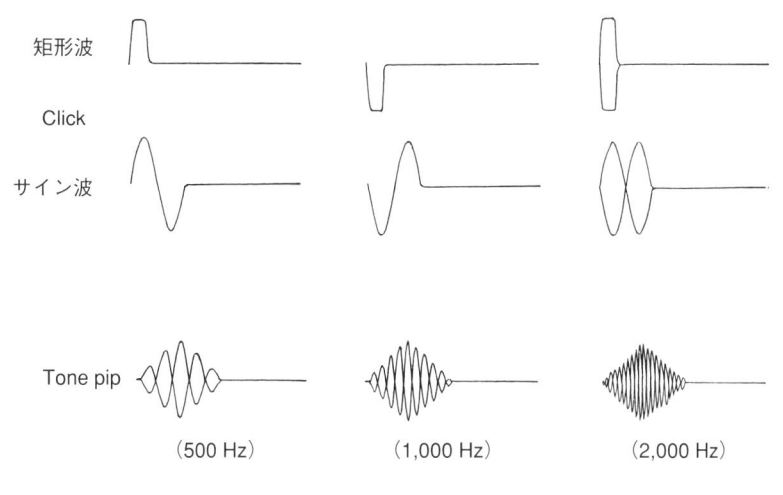

第1章　耳鼻科トピックス——3　ABR（聴性脳幹反応）　43

図4　音の波形[9]

上2段はクリック（上は100μsecの矩形波，下は3,000Hzのサイン波1周期）．左はrarefaction，中はcondensation，右はalternateのクリックを示す．下段は500，1,000，2,000Hzのトーンピップの波形を示す．それぞれ逆位相の波形を重ねてある．

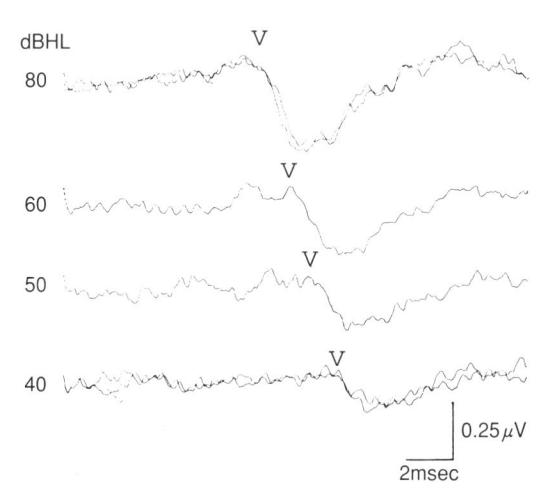

図5　500Hzトーンピップ（2-1-2）によるABR分析
時間は20msecである．

　クリックのABRで反応が低下している場合は低音域のABR記録が望ましい．
　刺激音のenvelopは2-1-2が薦められている．初めの2つと終わりの2つの波は，rise fall time decayをかける．これをしないと周波数成分そのものよりも最初の急な立ち上がりによるクリック的な効果が出るからである（図5）．

3.5. 検査する場所・防音室とシールドルーム

ABRは音刺激による検査であるので，難聴の検査は防音室で行う．防音室はシールドをし，電気的アーチファクトの混入を防ぐ．

神経学的検査，主に意識障害症例の脳幹機能検査は他科の病棟，ICU，手術室で行われる．このような場合は，暗騒音があるので，強いクリックで記録する．閾値検査は不要で，各波のピークの有無をチェックするだけである．

問題はグランド・アースである．ICUや手術室はアースは備えられているが各種のモニターより電気的ノイズが混入するので，良い記録が得られにくい．モニターを遮断しながら記録する．一般病棟ではアースもないことが多く，代わりに水道の蛇口を利用するが水道管がプラスチックで用をなさないこともある．アースをとることができなければABRの記録はできない．

3.6. 被検者の状態

ABRは脳波の100倍以上の感度の高い反応である．被検者を睡眠下にして記録する方が再現性のよい記録ができる．自然睡眠が本来望ましいが（アメリカではABRは医師以外が記録するため薬物を使用しない），多忙な臨床では睡眠導入剤を用いる．小児にはトリクロリールシロップを0.5～1 ml/kg 内服させるか，エスクレ坐薬を年齢に応じ250 mg あるいは500 mg 用いる．成人ではベンザリン5～10 mgを内服させる．

自閉症，行動異常，精神発達遅滞などの発達障害児では通常の投与量ではまったく効果のないことがある．そのような場合は小児科の医師に頼み，鎮静剤の筋注あるいは静注で眠らせる．

いずれにしても催眠導入剤の使用については家族の同意を得る必要がある．稀にではあるがABR記録後，眠りが遷延し，事故が起きたのではないかと家族が心配することがあるので，説明，同意，ケアが必要である．

4. ABR波形に影響を与えるファクター

4.1. フィルター帯域

フィルター帯域は，目的とする反応波形を，刺激後生じる速い波から遅い波の重なり合う混沌とした波のなかから必要とする波だけを抽出するために決める．ABRは10 msecの範囲のきわめて速い，単一ニューロンレベルの反応で10 msec，すなわち100 Hz，Wave I に近い1 msecすなわち1,000 Hzの範囲の周波数帯域にある．アナログフィルターでは時定数に

より影響を受けるため，100〜1,000 Hz より，広くフィルター帯域を設定する．筆者らの場合は 100〜1,500 Hz で記録しているが，low pass filter は 8〜300 Hz, high pass filter は 1〜4,000 Hz までと施設によってさまざまである．

遮断特性は 24 dB/oct, 12 dB/oct, 6 dB/oct とさまざまである．したがって，フィルター帯域と遮断特性が違えば波形に差が生じる．ただし，難聴の診断のための wave V, 脳幹障害の診断のための wave I 〜 V については，診断上心配するほどの問題は生じない．ただし各施設で正常値を算出しておく必要がある．他の施設の正常値をそのまま流用しないことを勧める．

4.2. 音刺激間隔

毎秒 10 回刺激を行っている施設が多く，筆者らも同様である．10 回より遅い刺激では時間がかかり，早くすれば，早く検査が終了するので 20 回刺激を行うところもある．ただし音刺激間隔を短くし高頻度の刺激とすると，刺激音がうるさくなり，被検者が目をさましやすくなる．

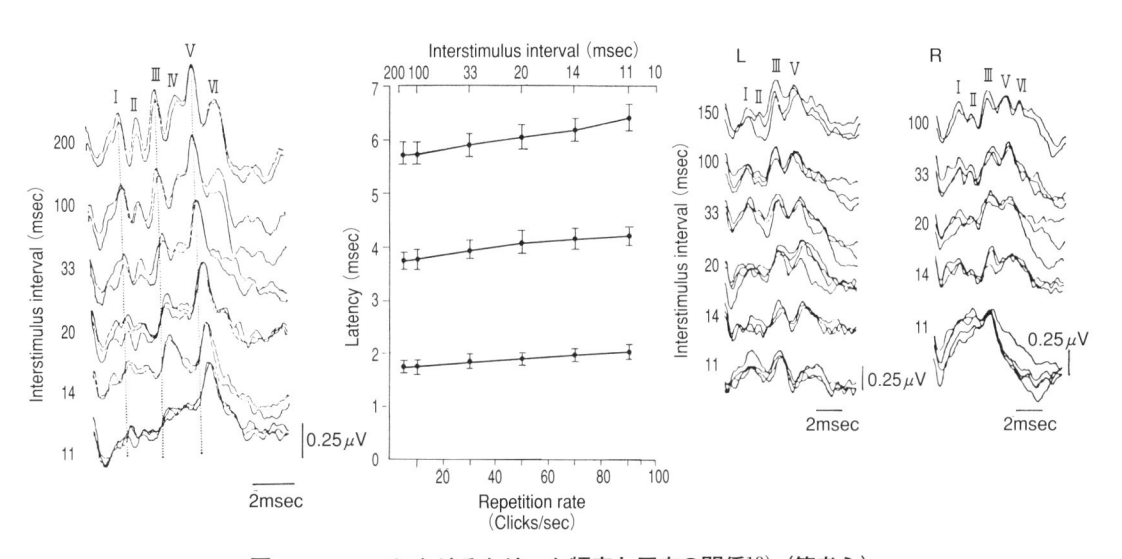

図 6　ABR におけるクリック頻度と反応の関係[10]（筆者ら）
ABR の潜時はクリック頻度によって変化する．
左：正常例のクリック頻度による波形の変化．点線は wave I, III, V を示す（100 msec の刺激間隔）．
中：は正常例 10 名の I, III, V の平均潜時と標準偏差を示す．刺激間隔 200 msec は毎秒 5 回，11 msec は毎 90 秒回刺激を意味する．
右：症例 IH 55 歳．第 IV 脳室底の epidermoid cyst. 刺激間隔 150 msec（毎秒 6.7 回刺激）では，左右とも正常反応を示すが，刺激間隔を短くすると wave IV, V, VI に変化が生じ，11 msec では，右では，IV 以降の波が完全に消失し，左も振幅が異常に減少し，V の潜時も延長している．

図6に示すように音刺激間隔を短くすると各波の潜時が延長する．ABR研究の初期には高頻度刺激が，脳幹障害を，より見い出しやすくする可能性があると考えられたことがある．毎秒10回刺激では正常波形を示すが50回刺激ではV波が消失し脳幹障害が見い出された症例もあった．しかし，そのような例はきわめて稀である．

4.3. 分析時間

通常10 msecで行う．ただし，難聴がありwave Vが強い音刺激ですでに延長している場合は，20〜25 msecにした方がより判読しやすくなる．

wave Vが10 msecより延長していることがあること，WaveVの後のnegativityがわかりやすくなることなどがその理由である．MLR（中間潜時）との関係を知りたいときは50 msecにし，Wave I，IIを重点的に観察したいときは5 msecにしたりする．このように何をみたいかにより，分析時間を変える．

4.4. 音の強さ

最近のABR検査機器では，最高でクリックの音圧が100 dBHLが出るものが多い．しかし100 dBHLはカン高く聞こえるうるさい音である．われわれのところでは，基本的には80 dBHLをルーチン検査の最高音圧としている．

難聴の診断の場合は，はじめ80 dBHLを与え，順に10〜20 dBステップで音圧を下げ，閾値付近では再現性をチェックするため数回同じ音圧で記録する．80 dBHLで無反応な場合は，100 dBHLをチェックする．それでも無反応なときはブースターを用い，120 dBHLでも調べる．患者への説明には80 dBで無反応であっても，それより強い音圧で反応があれば，よりその後の治療にあたって積極的な説明がしやすいからである（図7）．なおブースターは市販されておらず，特別に製作しなければならない．

脳幹障害の診断には80 dB刺激を，片側耳は少なくとも3回は記録を行い再現性をチェックする（図8）．

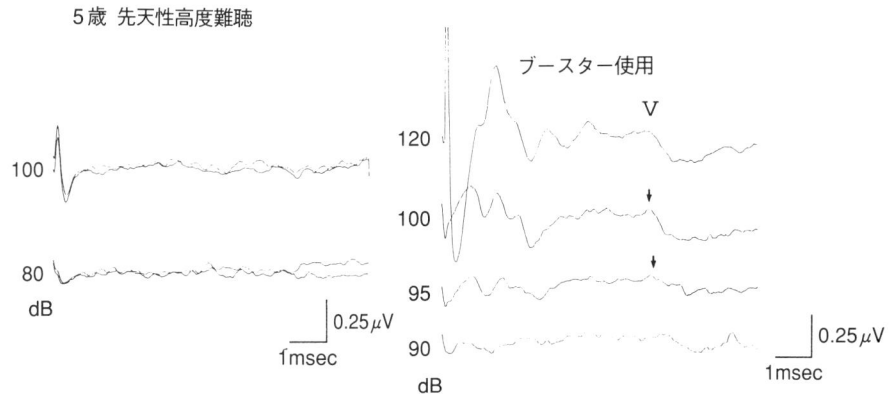

図7 ブースターの使用例
左のブースターを使用しない場合は wave V は出現しないが，右のように使用すると 120～95 dB で wave V を認める．初期の陽性波はアーチファクトである．

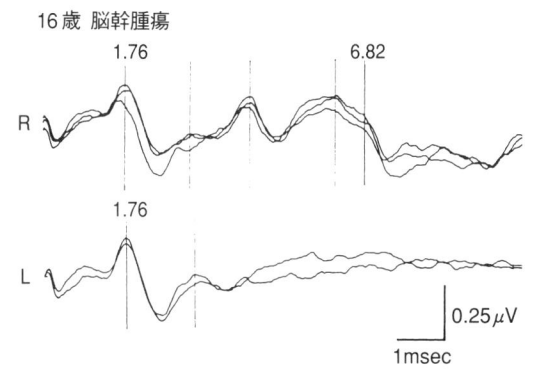

図8 脳幹腫瘍（右橋部）の1例のABR
右は3度，左は2度重ね合わせ，信頼性をチェックしてある．

それでも再現性がなければ，再現性が確認できるまで，執拗に，よい記録条件で記録する．無反応な場合は，"脳幹死"と区別するためにも 100 dB 刺激でも記録する．閾値検査は必要ではない．

5．発達と老化

ABR は中耳，蝸牛，聴神経，脳幹の機能に影響を受ける．したがって，発達的変化にともなう神経の髄鞘化，老化による神経の変性の影響を受けるので，その基礎的な事実を知る必要がある．

5.1. 発達と正常値

　図9に示すように，正常新生児のABRは通常wave Vの振幅は小さくⅢの方が大きい，かつⅢ～V波の分化が悪い．潜時はwave Iでは軽度の発達的影響しかないが，より遅いピークほど新生児では遅れており，発達とともに短縮し1～2歳で成人の潜時と同等になる．

　発生学的には中耳伝音機構は胎生15週に，内耳は23週で完成することがわかっており，脳神経の髄鞘化は聴神経では胎生40週には完成しているが，脳幹は生後1歳過ぎまで必要とする．おそらくこのような神経系の髄鞘化，ニューロンの樹状突起の発達などの形態学的変化がABRの変化の基礎となっているのであろう．ただし，閾値については，成人では10 dB前後であるのに対し15～20 dBの範囲であり，実用的には大きな影響がない[11]．

　wave Iの正常新生児での潜時の延長は，髄鞘のほかに，滲出性中耳炎や中耳伝音機構のインピーダンスがまだ高いためという考えがある．筆者はこのほかに，中耳の間葉組織遺残の影響がありうると推定している．胎児の中耳は間葉組織が充満しているが出生時点においても，アブミ骨，上鼓室に残存している頻度が高く，むしろ滲出性中耳炎の方が少ない．残存間葉組織が中耳伝音機構のはたらきに影響を与えている可能性がある．

　低体重出生児のABRは上記の問題をさらに大きくしたことになる．図10に示すように，早期産のABRはすべての波が延長している．内耳は完成しているので，中耳，聴神経，脳幹の発生分化が未熟なためであろう．しかし，早期産であっても，胎生40週相当の時期には，40週で生まれた正常新生児と同等になる（図11）[12]．

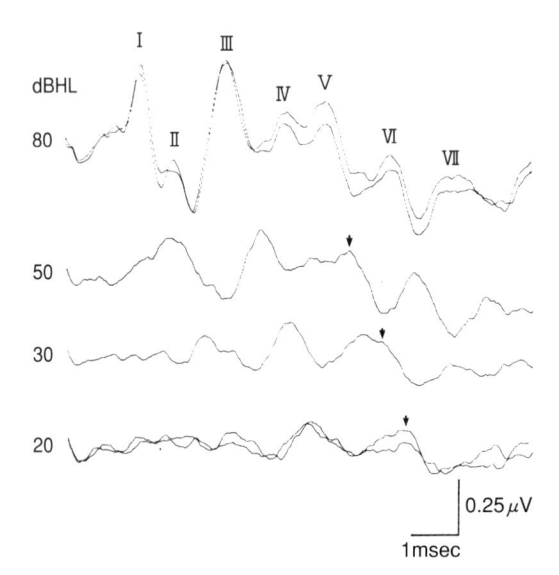

図9　正常新生児のABR
wave Ⅲの方がVより振転が大きい．

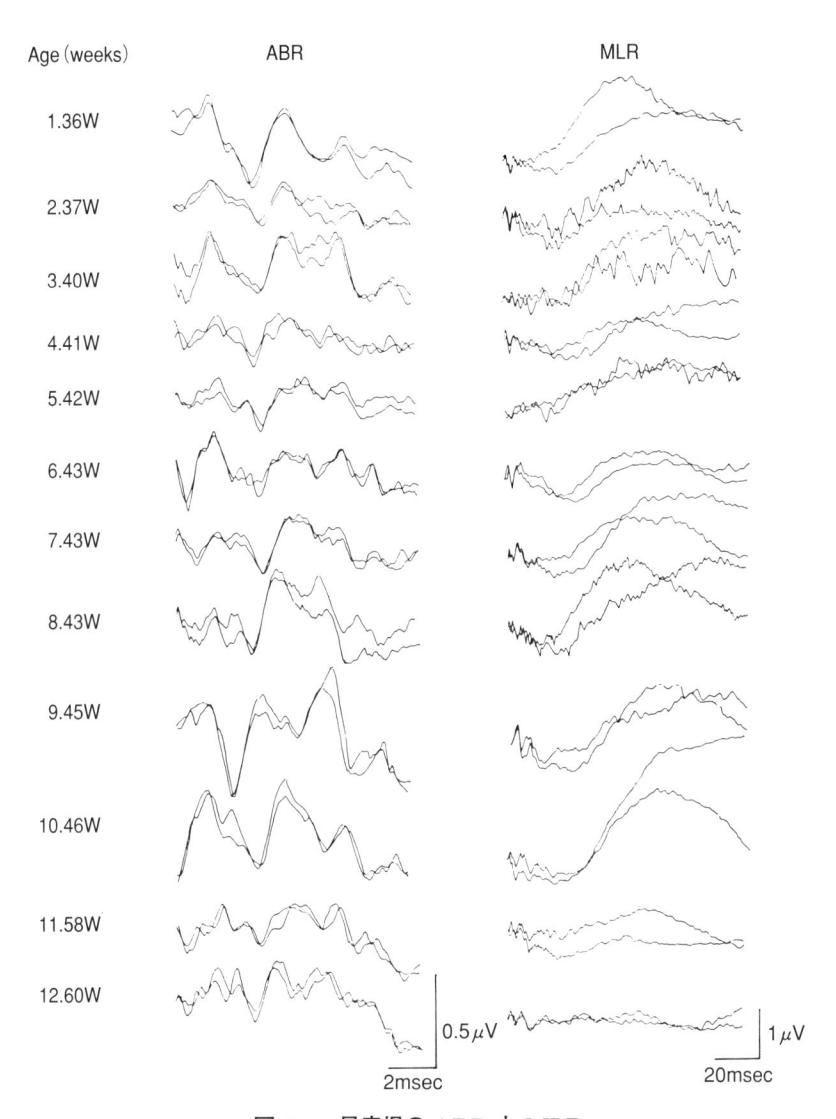

第1章　耳鼻科トピックス——3　ABR（聴性脳幹反応）　49

図10　早産児の ABR と MLR
ABR は早産であるほど wave Ⅲ～V の潜時は延長している．

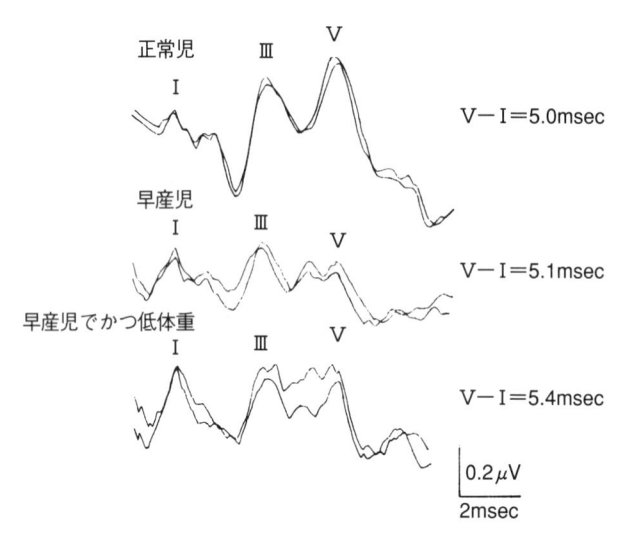

図11 胎生40週相当時のABR
上：正常児，中：早産児であるが，体重はその胎生年齢相当，下：早産児でかつ低体重．
胎生40週相当になるとABRに差を認めなくなる．

　ABRと発達の関係をチェックするための正常値を正常新生児0～1ヵ月，6ヵ月，12ヵ月，2歳で集めておけば臨床的には十分と思われる．これも他施設のデータを流用するのではなく，各施設で作成することが望まれる．

5.2. 老化と正常値

　加齢とともに感音性難聴が進行する．この原因は，内外有毛細胞の変性（sensory type）と蝸牛神経の変性（neural type）が主で，ほかに血管条の変性が考えられる．一般的には，感音性難聴のABRパターンを示す．しかし，sensory typeとneural typeではABRは異なる．sensory typeでは，閾値が高くとも強大音刺激では正常波型を示す．筆者はこの現象をABRのリクルートメント現象と呼んでいる．年齢は高くとも純音聴力検査上は正常範囲の閾値を示す老人のABRは成人と変わらない（図12）[13]．

　加齢が進むと脳幹の聴覚伝導路の各中継核のニューロンの形状の変化，変性脱落などの現象が報告されている[14]ことなどを考慮して，老化と正常値は，病理学的立場から再検討が必要であろう．

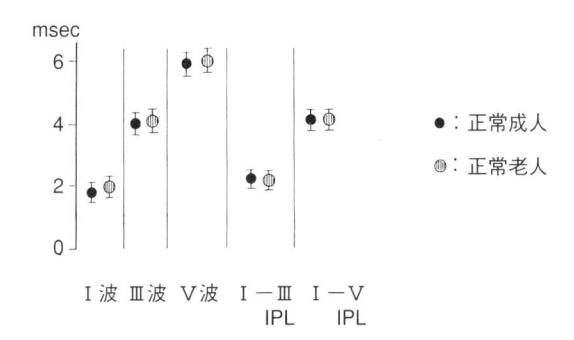

	I波	III波	V波	I—III	I—V
成人 mean	1.81	4.02	5.93	2.21	4.12
SD	0.15	0.17	0.19	0.12	0.14
老人 mean	1.82	4.04	6.06	2.22	4.24
SD	0.17	0.17	0.24	0.12	0.16

図 12　加齢と ABR

正常聴力を有する成人（18～56 歳）と老人（65 歳以上）を各 20 名の ABR 速波成分ピーク潜時と IPL を比較した．老人では各ピーク潜時，IPL ともわずかに（0.01～0.1 msec 程度）延長する傾向が認められる[13]．（IPL：Inter Peak Latency の略）

引用文献

[1] Jewett DL, Romano MN, Williston JS: Human auditory evoked potentials; Possible brain stem components detected on the scalp. *Science* 167: 1515–1518, 1970.
[2] Jewett DL: Volume-conducted potentials in response to auditory stimuli by averaging in the cat. *Electroenceph Clin Neurophysiol* 28: 609–618, 1970.
[3] Jewett DL, Williston LS: Auditory-evoked far field averaged from the scalp of humans. *Brain* 94: 681–696, 1971.
[4] Donohoe CD: Application of the brain stem auditory evoked response in clinical neurologic practice. *Clinical Atlas of Auditory Evoked Potentials*, Owen JH, et al（eds）, p.29, Grune & Stratton, 1988.
[5] Buchwald JS, Huang CM: Far-field acoustic response; Origin in the cat. *Science* 189: 382–384, 1975.
[6] Hashimoto I, Ishiyama Y, Yoshimoto T, et al: Brainstem auditory-evoked potential recorded directly from human brainstem and thalamus. *Brain* 104: 841–859, 1981.
[7] Mφller R, Jannetta PJ: Neural generators of the auditory brainstem response. *The Auditory Brainstem Respons*, Jacobson JT, College Hill（eds）, San Diego, 1987.
[8] 日本光電：脳誘発反応検査装置 MEE 4108 取扱説明書.
[9] 八木聰明：検査の原理と方法．ABR マニュアル, pp.45–52, 篠原出版, 1979.
[10] 加我君孝, 他：聴性脳幹反応——聴覚誘発電位の臨床——. 神経進歩 23：310–327, 1979.
[11] Kaga K, Tanaka Y: Auditory brainstem response and behavioral audimetry; Developmental correlates. *Arch of Otolaryngol* 106: 546–566, 1980.
[12] Kaga K, et al: Auditory brainstem responses and behavioral responses in pre-term infants.

Brit J of Audiol 20: 121–127, 1986.

[13] 河村正三, 市川銀一郎：初心者のための聴性誘発反応アトラス. 廣川書店, 1989.

[14] Kirikae I, Sato T, Shitara T: A study of hearing in advanced age. *Laryngoscope* 74: 205–220, 1964.

耳鼻科トピックス —— 4

人工内耳
Cochlear Implant（CI）

● 加 我 君 孝

1. はじめに

人工内耳[1]（cochlear implant：CI）は，聴力を全く失った患者にふたたび実用的にコミュニケーションを可能にさせる夢のような外科的治療技術であり，20世紀の医療と工学が完成させた輝かしい成果である．内部装置と一体になった電極を，蝸牛の回転の鼓室階へ移植するもので，術後，経皮的に電磁誘導で信号を送る外部装置につなぐと，失われていた聴覚がふたたびよみがえる．歴史的には人工内耳のアイデアは古くからあったが，1970年代になって初めて実用化し，現在に至るまで改良が続けられている．現在まで世界では人工内耳術は3万人以上に行われ，その半分は小児である．わが国でも小児の人工内耳手術が多くなりつつある．

歴史的な発展と現状，そして今後の課題について解説する．

2. 人工内耳の実用化前の時代（電気聴覚の発見）

Volta（1745-1827）はイタリアのパドヴァ大学の教授で，電池の発明で知られ，電圧の単位 'Volt' は彼の名に由来する．電流は2種類の電極の接触で作り出されることを証明した[2]．Voltaは，難聴者には電池から耳に電気を流すと音として聞こえるようになるのではないかと期待して実験をしたという．今から200年前のことである．これは人工内耳のルーツとなる実験である[3]．

内耳に電流を流すと音として聞こえる．それを電気聴覚（electrohearing）という．これにはelectrophoretic hearing と electroneural hearing がある．今世紀に入って，正常者の鼓膜や外耳道に電極を置いて電流を流すと音として聞こえることがわかった．正常聴力のある者にこの実験を行うと，ブー，ブーと音として聞こえる[4]．しかし，この音は electrophoretic 効

果という現象で中耳の構造物の電気振動に過ぎないことがわかった．次に感音性難聴者に対して，針電極を外耳道の鼓膜を貫通させ，蝸牛の外側壁に相当する中耳の岬角に刺すように設置して電流を流し，その刺激頻度を変えると，ブー，ピーという音として聞こえる．これはelectroneural効果といい，感音性難聴のために感覚細胞が失われているにもかかわらず蝸牛神経は保存されているために，電流で刺激され，音として聞こえる．これは，その後，人工内耳の術前検査の1つとして電気岬角テストという名称で呼ばれ，広く使われている[5]．さらに，このような難聴者では，鼓膜や外耳道に電極を置いて電流を流すとelectroneural効果が生じて音として聞こえることもわかり，この現象を利用してelectroaudiometerという名称で製品化されている．これは針電極を使用しないため無痛・無侵襲であるので，4～5歳の子どもでも検査ができるようになった[5]．

electroneural効果の発見は，人工内耳の実用化に期待を抱かせた．動物実験で蝸牛内に慢性電極を挿入し，電気刺激を与え，頭皮上から聴性脳幹反応（ABR）を記録したり，脳幹の聴覚伝導路から直接記録したりする電気生理学的研究や，蝸牛内に慢性電極を長期保留した場合の，蝸牛神経節への影響を形態学的に検索する研究がなされ，悪い影響のないことが証明された[6]．

3. 人工内耳実用化の時代

3.1. シングルチャンネル人工内耳（1970–1980）

米国ロサンゼルスにあるHouse Ear Instituteでは，3M社との共同研究で開発されたシングルチャンネル人工内耳の埋め込み手術が1970年より開始された．その成果は，それまで補聴器を使っても効果のない聴力の廃絶した患者が，術後，ふたたび音が聞こえるようになるという驚異的なものであった．大人だけでなく子どもにも行われ，わが国では東京都お茶の水にある神尾病院がいち早く導入した．筆者も帝京大学の耳鼻科に在任したときに成人2例の手術を経験した．そのうち1人は音がよみがえり，読話（lip reading）の併用で会話に有用であった[7]．事象関連電位のP300の課題として2つの単語に対する弁別を行ったところ，術後しだいにP300成分の反応が向上し，他覚的にも改善されることが証明された[8]．しかし，シングルチャンネル人工内耳には大きな限界があった[9]．言語音の情報の伝達が不十分なため，読話が必須であったことであった．むしろ読話の向上に役に立ったともいえる．この頃，米国，オーストラリア，フランスでマルチチャンネル電極人工内耳の開発競争が始まり，それぞれの有用性が次々と報告された．この頃のマルチチャンネルは10本以下であった．ユタ大学とシンビオン社が共同開発したものの場合は，電極とつなぐコードが頭皮を貫通し外へ出るようなタイプであった．経皮的電磁誘導よりも能率がよく効果が大ということであったが，衛生上の管理に問題があり好まれなかった．

3.2. マルチチャンネル人工内耳（1980–現在）[1,3]

それまでの人工内耳開発競争に終止符を打ったのがオーストラリアのコクレア社製人工内耳で，22の電極よりなるマルチチャンネル方式である．その構成と方式を次に述べる．これは1980年に発表され，世界を制覇した．

人工内耳一式のシェーマを図1に，電極部分のシェーマを図2および表1に示した．

現在，世界では3社の人工内耳が使われているが，オーストラリアのコクレア社の製品が

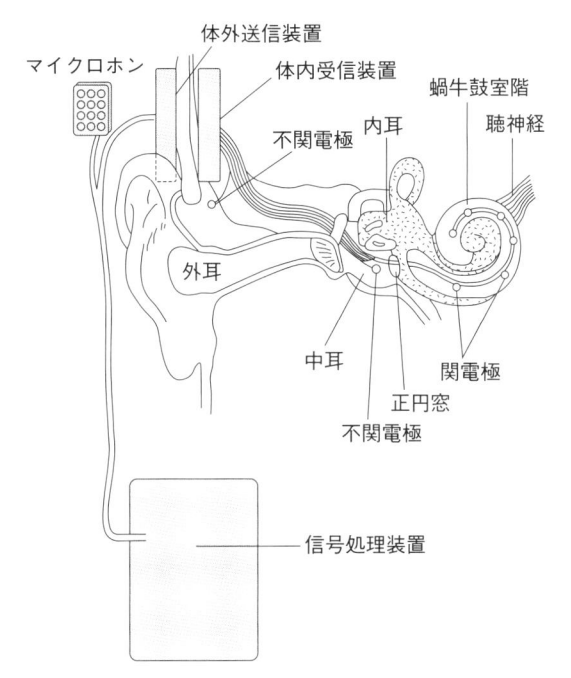

図1 人工内耳のシステム一式の図解

人工内耳の構成．蝸牛内マルチチャンネル方式の概念図．外部装置と内部装置電極部分からなる．体外送信装置と体内受信装置は磁石でつながっている．経皮的に電磁誘導で信号が送信される．

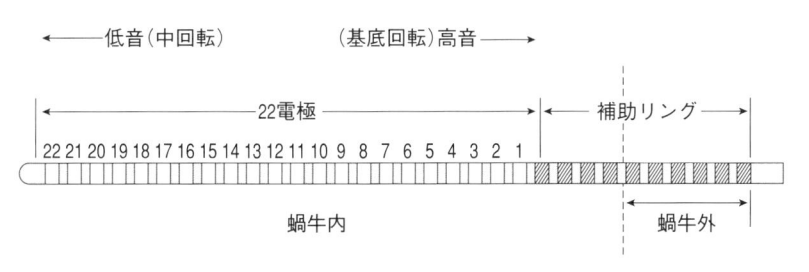

図2 電極部分のシェーマ

番号の1–22が電極

表 1　電極に対する周波数の配分

電極 22 本使用者が設定できる音の高さの範囲（以下の 10 項目の中で選択ができる）

選択肢	低周波数帯域～高周波数帯域（Hz）
1	75～4,411
2	80～5,772
3	85～6,184
4	92～6,660
5	100～7,215
6	109～7,871
7	120～8,685
8	133～9,620
9	150～10,823
10	171～12,369

古くからいちばん多い．それを追って米国のクラリオン社，オーストリアの MED–EL 社の新しい信号処理方式の CIS（Continuous interleaved sampling）が使われている．ここでは現在，わが国の健康保険の適用となっているコクレア社のものを説明する．

側頭部に埋め込み手術を行う体内部装置と，音を受信しデジタルな信号処理をする体外部とに分かれる（図 1）

1) 体内部装置：電極・受信・刺激ユニット

手術で埋め込む部分である．コクレア社の人工内耳は，電極のリードの蝸牛内埋め込み部分は，長さ 17 mm にわたって 22 個のリング状の活性電極が飛び飛びに並んでいる（図 2）．これに補強用の 10 本の飾りのリングが並ぶ．この電極リングは直径が先端部で 0.4 mm，最も太いところで 0.6 mm という細いものである．これは白金リングでできているが，シリコンでコーティングされた柔らかいもので，埋め込み手術の際に鼓室階に傷をつけないように工夫されている．この電極部分は頭皮下に埋め込む受信刺激部分ユニットと一体になっている．この電子回路は IC と受動素子で構成されチタン製の密封容器に収められている．500 円硬貨を厚くしたものと同程度のサイズである．これは外部装置と頭皮を通して接し固定するための磁石部分を含む．チタンを使わずにセラミックを使用した製品もある．電源は頭皮を介した電磁誘導で供給され，電極には外部装置から送られた信号を受けて電極間に最大 1.75 mA の双方向型電流パルスを発生させる．この電流波形は外部装置の電極の周波数割り当てプログラムを変える（マッピング）ことで自由に変えられる．

2) 手術の手順——体内部

体内部装置を埋め込む手術は，聴力改善手術である鼓室形成術に習熟している耳鼻科医であれば一定の習練で容易に習得できる程度のものである．手術は耳後部切開で行い，乳突削開後，外耳道後壁に乳突洞側から中耳腔にトンネルを作って正円窓と蝸牛の基底回転が手術

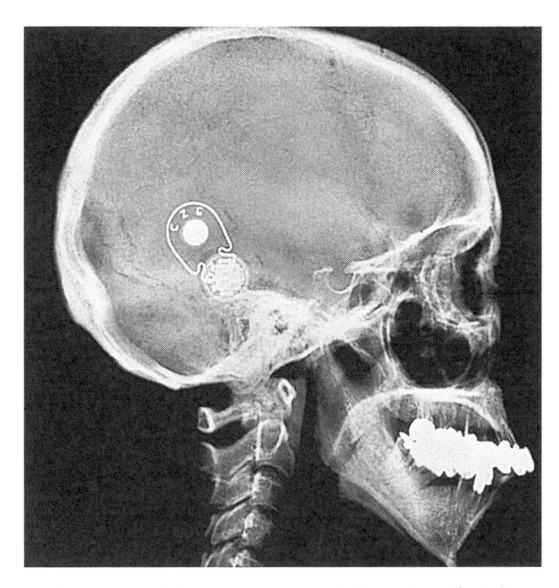

図3 人工内耳を埋め込んだ症例のX線写真

用顕微鏡で見えるようにする．このとき顔面神経を障害させないようにするのが最も注意を要することである．このアプローチは posterior tympanotomy と呼ばれている．このようにして視野を確保して，バーで基底回転に穴をあけると鼓室階が出現する．この穴から電極を挿入し押し込むと，通常，簡単に22個の電極部分が入る．これで蝸牛の基底回転から1.5回転にわたって自然に挿入され中回転に至る．蝸牛は2.5回転もあるため，頂回転まで挿入する目的で，中頭蓋窩からアプローチする方法も発表されている．蝸牛が骨化している場合は，人工的に削開して回転を作成する．あるいは外側半規管に挿入する．モンディニ型の蝸牛の奇形で蝸牛回転数が少なかったり，三半規管が欠損している場合があり，この場合は残存する部分への挿入が試みられている．人工内耳を埋め込んだ症例のX線写真を図3に示す．内部装置と蝸牛回転の電極がわかる．

3) 体外部：スピーチプロセッサ

スピーチプロセッサは箱型補聴器にサイズは似ているが仕組みは異なる．音声の信号処理装置で，マイクロホンから入ってくる入力信号の情報を分析し，電気パルスの刺激の頻度，強さの設定を行い，どの電極を用いるか選択を行う．このようにして，デジタル化された信号がコードでつながった体外送信コイルへ伝送され，頭皮を介して内部装置へ電磁誘導で送信される．そして各電極に電流が流れ，蝸牛神経が刺激される（図4）．

4) マッピング（特性テストプログラムの作成）

スピーチプロセッサはインターフェースとマイクロコンピュータから構成されている．すなわち，スピーチプロセッサの作用と動作を制御し，それぞれの患者に応じて，情報をスピーチプロセッサのメモリーに書き込むことを通称マッピングと呼んでいる．手術後，患者の聞

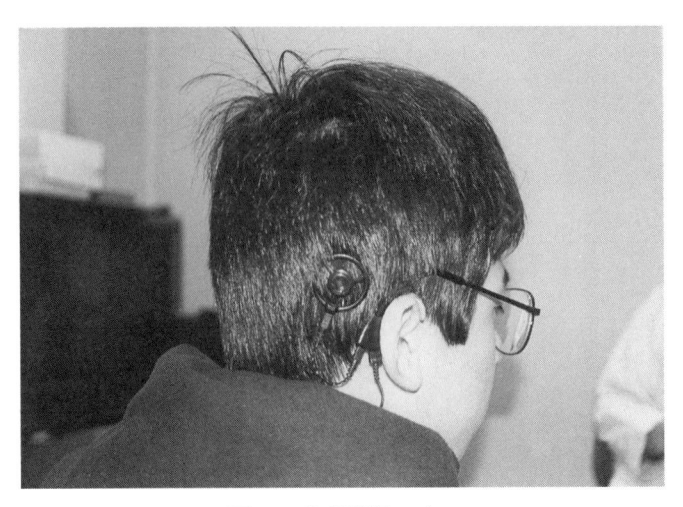

図4　体外送信コイル

こえの変化に応じて，よりよく聞こえるように繰り返し調整し最適な条件を求める．これがマッピングである．術後2週間以後に行う．マッピングを行ったばかりの患者は，人工内耳を通して聞こえる音が，かつて聞いた音と違って，ロボットあるいは映画の宇宙人のような音として聞こえるのでショックを受けることがしばしばである．定期的なマッピングで，受容し，上手に付き合うようになるが，失聴前に聞いていた音声とは異なり，人工内耳の音声である．しかし時間が経るとより自然な音に近づく．

5) 音声処理方式の改良と聴覚の可塑性

コクレア社製人工内耳は音声処理方式[9]がこれまで3度変更されてきた．すなわち，より音声認識が向上する努力がなされてきた．人工内耳の効果は，患者側の条件はどのようであればよいか．失聴年齢，失聴期間，失聴原因，知的レベル，性格などが影響しそうであるが，失聴期間が短く，失聴年齢が若いと，現在の音声処理のSPEAK法では全く読話なしでもほとんどの会話が可能であり，かつ電話においてすらほとんどのコミュニケーションが可能となる人までいる．音声処理方式のコード化（プログラム）方式の改良とともに聴き取りが大きく向上している（図5)[3]．しかし，城間の研究（図6)[10]では，いずれの因子も例外が多く，絶対といえる因子がはっきりしていない．失聴期間が20年以上の患者でも術後1年，2年と次第に向上する傾向が顕著であり，不思議である．この人工内耳による治療の輝かしい成果は，聴覚領域の可塑性の研究に火をつけることとなった．例として，失聴期間，中枢聴覚伝導路の機能と形態はどのようになっているのか，人工内耳手術後，聴覚を取り戻すが，その際，神経栄養因子やトランスミッターは増えるのか，聴覚皮質中枢や言語中枢の活動はどうなるのかなどがその代表的な疑問の例である（表2)[11]．

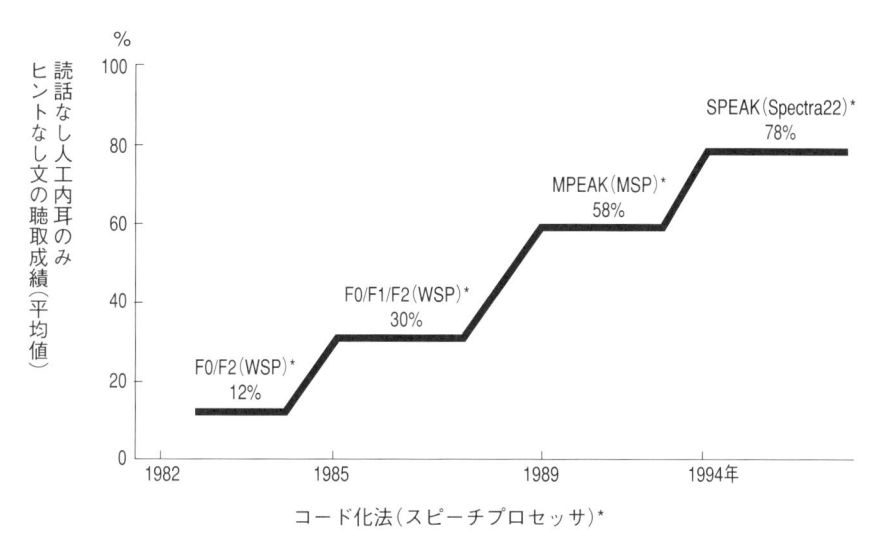

図5 コクレア社の人工内耳のコード化方式（音声処理プログラム）の改良と聴き取りテストの成績の変化
改良のたびに成績が向上している．

表2 人工内耳と聴覚の可塑性に関するさまざまな因子

聴覚と年齢	聴覚と聴覚伝導路	聴覚とニューロン	聴覚の可塑性に与えるニューロンの状態
乳幼児の可塑性 小児の可塑性 成人の可塑性 老人の可塑性	内耳における可塑性 脳幹における可塑性 大脳皮質下の可塑性 大脳皮質における可塑性	シナプスの可塑性 ニューロンの可塑性 ニューロン回路の可塑性 聴覚言語中枢の可塑性 聴覚言語記憶の可塑性	ニューロンの髄鞘化 ニューロンの脱髄 ニューロン軸索の変性 　a. Anterograde 　b. Retrograde 　c. Transneuronal ニューロンの再生 ニューロンの代謝の変化 　a. 軸索輸送 　b. トランスミッター 　c. イオンチャンネル 　d. 神経栄養因子 　e. その他

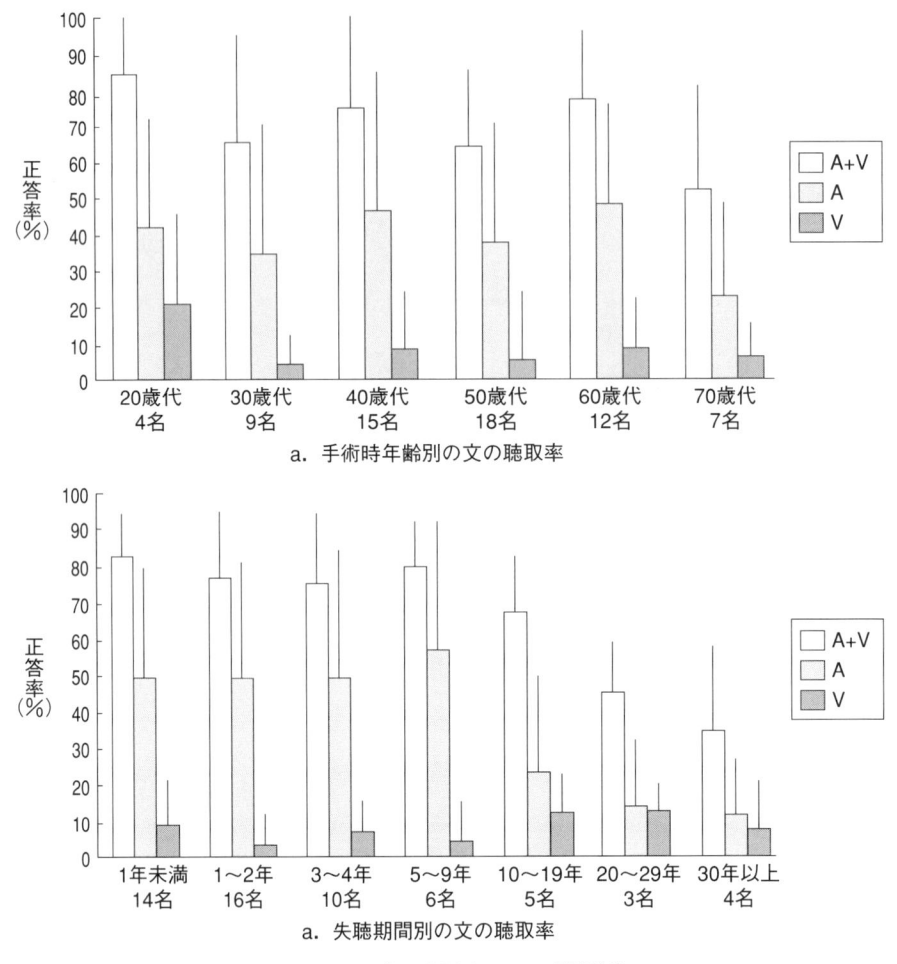

図6 人工内耳と聴き取りの関係[10]

a, b A (Auditory)：聴覚のみ，V (Visual)：読話のみ，A + V：聴覚と読話の併用．読話は10%，聴覚は40～50%，両方を併用すると60～85%に向上する．

6) 人工内耳手術と副損傷とトラブル

　人工内耳手術は，蝸牛の内部の鼓室階へ異物である電極を強引に挿入するという，それまでの常識的な考えでは乱暴とされる方法である．残聴がこの手術操作によってほぼ完全に消失するのが最も大きな副損傷といえる．しかし，残聴が残る場合もあり，その理由がわからない．次はめまいのことであるが，術前，半規管機能が正常な症例では，術直後の眼振もめまい感もない例が多い．蝸牛と半規管は膜迷路で結合しており，必ずめまいが生じると思われていたが，保存されることの方が多いのである．副損傷を表3[12]にまとめた．人工内耳手術では副症状も副損傷も少ない．

　人工内耳手術の合併症は術中，術直後，短期，長期と分けることができるが，一般的に非

表 3　人工内耳埋め込み術を受けた小児 1,504 例の合併症

合併症	症例数	
	5 歳以下	5〜17 歳
顔面神経刺激	5	5
顔面神経損傷	3	5
電極の位置の異常	9	2
内部装置の排出	2	0
頭皮のネクローシス	4	3
頭皮の感染	4	6
電極の迷入	6	7
内部装置の迷入	1	0
聴覚生ぜず	0	2
創傷治癒の問題	0	2
術後性めまい	0	3

常に頻度が低く，小児では成人よりも少なく数パーセントに過ぎない．

　術中の合併症には，顔面神経損傷，Gusher，電極の挿入困難がある．顔面神経の損傷の頻度は 0.5％程度で，術中顔面神経モニターが薦められる．鼓室階の Gusher は蝸牛とくも膜下腔の交通異常で生じるが，電極の挿入部をパッキングすることで防止できる．電極の挿入困難は大きな問題で，蝸牛の骨化の場合，ドリルで穴をあけるか前庭階から挿入する方法がある．

　術直後の問題は治癒機転に関することである．小児では成人より頭皮のフラップは大きめにした方がよい．もしフラップの壊死が進むと，移植した内部装置を除去しなければならない場合がある．子どもの場合，フラップの問題が生じやすい．また術創部の感染防止も重要である．めまい・平衡障害は 0.25％程度の頻度で，後遺症もなく軽快する．

　短期的な問題として，急性中耳炎が非術側よりも起きやすい．顔面神経が刺激され流涙や顔面痛の生じることがあるが，プログラムを変更すれば改善できる．

　長期的な問題としては，感染や内部装置の移動や電極部の位置のずれなどがあるが，頻度は 2％程度である．少しのずれならプログラムの変更で改善できる．ずれが大きいと再移植の対象となる．

4. 人工内耳の今後の課題と未来

　現在の人工内耳は，医学と工学の夢のような成果ではあるが，今後もまだまだ進歩が必要である．しかし，われわれが期待しているもっと良い成果は，人工内耳そのものが工学的に改良されれば遂げられるものなのか，あるいはすでに脳の可塑性の限界に直面しているために突破できないものなのかがわからないことである．解決すべき工学的な今後の方向について Wilson[13] は，表 4 に示すような今後の展開があり得るという．プログラムの改良だけで大きく進歩したのでその期待は大きい．近年，音声処理方式にターゲットを置いたコクレア社の

表4 人工内耳の今後の課題

1. 信号処理の戦略
2. 電極のデザイン
3. テレメトリーの方法
4. フィティングの方法

(Wilson, B.S.)

表5 人工内耳埋め込み術の成績に及ぼす因子

	a	b
1. 病因	後天性	先天性
2. 手術時年齢	若年	老年
3. 失聴期間	短い	長い
4. 知的レベル	高い	低い
5. 意欲	高い	低い
6. 教育環境	良好	不良
7. 人工内耳	ACE	CIS

製品に対し，CIS処理方式という，音声に限らずあらゆる音の処理を目指した人工内耳がオーストリアのMED-EL社，米国のクラリオン社から発表され，それぞれヨーロッパと米国で手術が行われ注目されている．この方式の電極の数は10以下である[14]．

一方，医学的には人工内耳の成果を左右する因子で気づかれていることがあり，それを表5に示した．

先天性難聴と後天性難聴に分けて，わが国における問題を述べる．先天性難聴児で，90dB以上の難聴が疑われたら一歳以後に片端から人工内耳手術をと主張する耳科医がいるかもしれない．逆に基本は補聴器でと，じっと聴能訓練の成果を待ってからでも遅くはないという聴能訓練のベテランの医師，ST，教師がいる．どこで妥協すべきか，難しい．手術に関与する耳科医の多くは，もともと難聴児の早期発見，早期教育には関係したことが少ないために，より問題が複雑化している．手術は一時であるが，教育は無限の時間を要する．教育を担当するのは聾学校の先生や言語聴覚士である．教育側と術者が術前も術後も連携していない限り，せっかくの手術も生きてこない．手術をしてから教育側に初めて任されるようでは教育側にとっても大いに困惑するだけである．

今後は教育側と，何歳で手術をするのが最も良いか，基準を決めることが重要である．これは，これまでの成果を詳細に検討することで明らかになると思われる．

4.1. 先天性難聴児と人工内耳手術[15]

わが国は，先天性難聴児の早期発見と早期教育では世界でも最も進歩している国の1つである．その結果，身障手帳の聴覚障害3級（90dB以上），2級（100dB以上）でも両耳に補聴器を装用させ，聴能言語訓練を早い年齢では生後6ヵ月，遅くとも2歳で行っている．そ

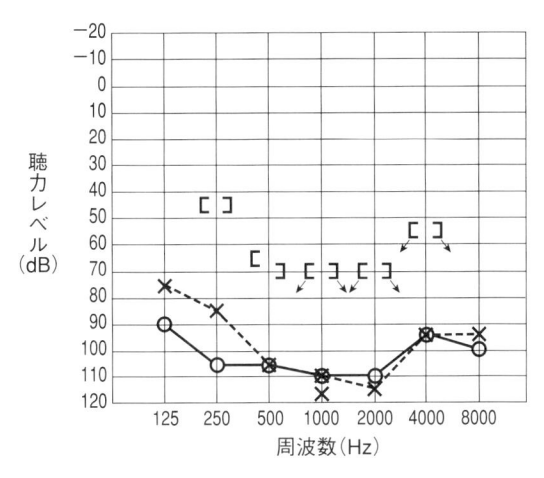

図7 生後4ヵ月で難聴が発見され，現在普通小学校へ通学する10歳女子のオージオグラム

聴能言語は普通児と同様である．身障手帳2級

の成果は，良い例では，良好な発音で，言語力も高く，普通学級で学習しても困難が少ない（図7）．逆に悪い例は deaf voice で，言語力が低い．なぜこれだけ差があるのか不思議である．本人の能力，訓練の開始年齢，家庭の努力，補聴器のフィッティングなど多くの因子がある．補聴器の効果が乏しい例は人工内耳手術を選択するのが良いと思われるが，その判断は簡単ではない．国によっては，難聴児が発見されると2ヵ月程度補聴下の効果をみて人工内耳手術をしているが，補聴の効果がどのような反応か，どのくらいの時期に補聴の効果が出現するかわからない．半年から1年は少なくともかかる．このように補聴器を使って効果があるか行ってみるまでわからないところにジレンマがある．

4.2. 後天性難聴と人工内耳手術

　後天性難聴では，ふたたび自由会話が可能になるまで回復し，リハビリテーションが不要なくらいの成果がある例が多くなった．図8に示すように，聴力は聾であったのが人工内耳装着下で全周波数が40〜60 dB の閾値となる．これは音の強さの認知が改善したことを意味し，周波数（pitch）の認知が改善したのとは違う．しかし，音楽については効果はさまざまである．技術開発によって，音程の認知も可能なものの実現が強く望まれている．年齢別では70歳以上の老人の人工内耳の成果は良くないという．これは，この年齢になると蝸牛軸内のラセン神経節が少なくなっていることと関係があると思われる．もし，少なくなったラセン神経節の数に応じたプログラムが開発されれば，それで済むことかもしれない．もしそうなれば，高齢者にも積極的に人工内耳をということになろう．

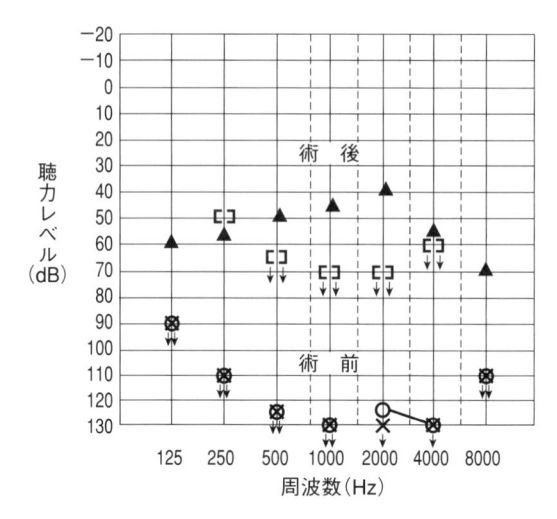

図8 後天性聾児の人工内耳埋め込み術の，術前の聴力と人工内耳装着下の聴力閾値（○×は術前，▲は術後の閾値）

4.3. 耳掛け形人工内耳の開発

補聴器は箱型よりも耳掛け形のほうが圧倒的に多い．コードの煩わしさがなくなるためで，行動範囲が拡大する．人工内耳はこれまでスピーチプロセッサが箱型であったが，耳掛け形が開発され使われるようになった．

将来，外耳道内で使う耳穴型の人工内耳が開発されないであろうか．技術革新によって可能性がないわけではない．最近，中耳の耳小骨に振動子を手術で連結させる人工中耳に人工内耳の代わりをさせるという新しい方法がある．この成果はまだ注意深く観察し評価しなければならない．理想的には手術をともなわず，もしともなっても最小限のもので，外側から目立たないものが追究されることであろう．

4.4. 人工内耳手術と倫理——聾文化

人工内耳手術が始まってからつい数年前までは，海外で学会が開催されるたびに，聾者の団体とその支援団体が人工内耳手術反対のデモを行った．それはなぜか．わが国ではまだこのようなデモはない．海外では先天性高度難聴の幼小児に人工内耳埋め込み術が数多く行われ，今やその半数を超えるまでになっている．これは，成人の対象例が次々と行われているため対象者が減少していること，一方，先天性難聴児がその対象として検討され，良い成果が報告されていることである．最小年齢はわずか7ヵ月という報告もあり，2歳になったら手術を開始することが勧められるようになっている．では，そのような低年齢で行った症例はすべて良い結果なのであろうか．術者は手術をするだけであり，この手術は難しくない．

むしろ，術後の長い人生に良い貢献があるか，そこまで術者も責任を負わなければならない．以下に米国の聾者の団体の小児の人工内耳手術に対する批判を紹介する[16,17]．

1. この手術は言語獲得が主な目的であるはずであるが，証明されていない．心理的，社会的，言語学的な危険性や問題が評価されてきていない．この手術は革新的なものと思われるが，子どもに対して革新的手術は倫理的問題がある．
2. 世界の手話はすっかり完成した自然言語であることが認められており，手話を"話す"コミュニティーでは，きちんとした社会組織と文化がある．聾文化の価値観と，この手術の聴力を良くするという価値観とは対立するものであり，小児の人工内耳手術について考えが異なる．この2つの価値観は立場を表している．
3. 耳科学と聴覚医学領域では，先天聾の子どもにも人工内耳手術をしたがっているが，同時にその領域の専門家は聾文化を保護したいともいっている．このいい分は基本的に矛盾している．もし完全な人工内耳手術というものがあるなら，聾の世界は消滅するしかないからである．

もし人工内耳手術であらゆる先天性難聴の子どもが，正しく聴いて話すことができるようになるなら，この手術は聾文化のgenocide（集団虐殺）につながる可能性があると恐れられている．マイノリティーにある聾文化は，保護される必要があり，国連総会でも国や文化や人種や宗教での差別やgenocideは禁止されている．人工内耳手術は聾文化を消滅させることを意図はしていないのであるが，誤解されている．さらに，先天聾の子どもの人工内耳の手術が世界に4,000例も行われているのに，聴いて話しができるようになったという一例報告すらないということで，手術に対して疑問をもっている．しかし，今では多くの報告がある．

以上のことはわが国では取り上げることの稀な問題である．少なくとも，先天聾の小児の成果を，良い例も悪い例もきちんと情報開示することが望まれる．

5. おわりに

人工内耳は，今後さらに改良が期待される．この手術の流れは止めることはできない．医学生物学的には，感覚遮断と脳の可塑性という大きなテーマを呈示しており，その解明はこれからである．

引用文献

[1] 本庄　巌編: 人工内耳. 中山書店, 1994.
[2] 山崎岐男: 天才物理学者, ヘルツの生涯. 考古堂, 1998.
[3] 渡辺真一: 人工内耳について. 細胞, 30: 484–487, 1998.
[4] 高井禎久, 加我君孝: 正常例のElectroaudiometer test. *Otol Jpn* 8: 83–86, 1998.
[5] 篠上雅信, 加我君孝, 菅澤　正・他: Electroaudiometerによる残存聴力耳に対する電気刺激テス

ト. *Audiol Jpn* 40: 133–137, 1997.
[6] 暁 清文: 人工内耳に関する実験的研究. 耳鼻臨床, 77: 959–980, 1984.
[7] 広田栄子, 小寺一興, 加我君孝: 単チャンネル人工内耳適用症例におけるリハビリテーションとその評価. 聴覚言語障害, 17: 157–165, 1988.
[8] Kaga K, Kodera K, Hirota E: p300 response to tones and speech sounds after cochlear implant: A case report. *Laryngoscope*, 101: 905–907, 1998.
[9] House Ear Institute 報告書, 1985.
[10] 城間将江: 人工内耳術後の聴覚認知の再学習に関する研究. 東京大学医学部博士論文, 1999.
[11] 加我君孝: 聴覚の発達・可塑性・再生の臨床的な背景について. *Otol Jpn*, 8: 119–126, 1998.
[12] Souliere GR, Quigley SM, Langman AW: Cochlear implants in children. *Otolaryngol Clin North Am*, 27: 533–556, 1994.
[13] Wilson BS: The future of cochlear implant. *Br J Audiol*, 31: 205–225, 1997.
[14] Zierhofer CM, Hochmair ES: Electronic design of a cochlear implant for multichannel high rate pulsatile stimulation strategies. *IEEE Transaction on Rehabilitation Engeneering*, 3: 112–117, 1995.
[15] 加我君孝: 先天性難聴児の人工内耳手術に伴う問題点. *JOHNS*, ll: 600–601, 1995.
[16] Balkany T, Hodges AV, Goodman KW: Ethics of cochlear implantation in young children. *Otolaryngol Head Neck Surg*, ll4: 748–755, 1996.
[17] Lane H, Bahan B: Ethics of cochlear implantation in young children: A review and reply from a deaf–world perspective. *Otolaryngol Head Neck Surg*, ll9: 297–313, 1998.

第2章

補聴器とフィッティング

● 中川　辰雄

　本章の前半は補聴器について解説を加えた．おもな項目としては補聴器の普及，補聴器の種類，補聴器の構造，補聴器の特性検査，そしてイヤモールドである．補聴器について知るには，実際に触って特性の変化を自分の目や耳で確かめながら行うのが一番である．後半は補聴器のフィッティングについて述べた．補聴器フィッティングは聴力の把握，利得と出力の仮設定，確認，調整，評価の一連の流れからなる．どの段階で流れが止まってもフィッティングは完成しないで中途半端になってしまう．また最終段階の「評価」で終わりということではなく，ふたたび聴力の把握に戻りまたこの流れを繰り返していくことになる．本文中に「補聴器フィッティングへのアプローチ」と題して実際的な事柄をいくつか挿入した．

1. 補聴器

1.1. 補聴器の普及

　電気補聴器が開発されたのが1900年といわれている．1915年わが国に最初に電気補聴器をもたらしたのは，みずからも難聴であった薬剤師の吉田勝恵であった．図1は当時の補聴器の装用状態を示している．補聴器の大きさからして，身につけるというよりはそばに置いて使用するといったイメージが強い．価格は庭付きの一軒家に相当するものであったといわれている．したがって装用できるのはごく一部の特権階級や裕福な人たちだけに限られていたのであろう．

　それから約100年を経過する過程で，補聴器は真空管の時代から，トランジスタの時代を経て，現代では大規模集積回路を用いたデジタル補聴器の出現を見るまでに至っている．たゆまぬ技術革新によって他の電化製品と同様に「軽薄短小」化が進み，大量生産による低価格化により普及の一途をたどっている．

　図2は最近3年間の補聴器の出荷台数を日本の場合は全国補聴器メーカ協議会による調

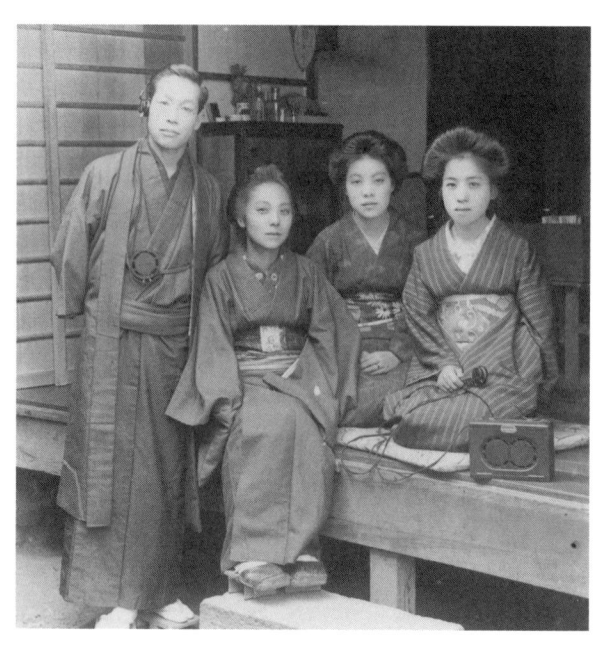

図1　アコースティコンの補聴器装用の状態

査[1]，合衆国の場合は Hearing Industries Association の調査[2]によって各々比較したものである．1996年の統計によるとわが国の総人口が1億2,576万人であったのに対して，合衆国はその約2倍の2億6,656万人であった．それに対して補聴器出荷台数は合衆国が日本に比較して4.4〜5.1倍と差がみられた．わが国の補聴器の普及が合衆国に比べて伸び悩んでいる様子がこの統計からも示唆される．

2000年について機種別の出荷割合を日米で比較したものが図3である．合衆国では耳あな形補聴器の販売台数が全体の80%近くを占めているのに対して，日本では耳あな形補聴器の販売台数は48%，耳かけ形補聴器の販売台数は38%，そしてポケット形他の補聴器は14%を占めていた．米国に比べて耳かけ形やポケット形補聴器が依然として使用されている実態が明らかとなった．図4に，アナログ補聴器とプログラマブル補聴器，それにデジタル補聴器の2000年の販売台数について日米で比較した結果を示した．米国ではプログラマブル補聴器の利用が日本よりも進んでいることがこの図からうかがえる．補聴器の市場への導入の歴史から考えると，日本ではアナログ補聴器からプログラマブル補聴器を飛び越して，一気にデジタル補聴器にたどり着いた感じがする．今後デジタル補聴器の市場が日米とも拡大することが予想されている．

中川[3]は，ほぼ毎年国内で販売されている補聴器のデータベースを作成している．メーカ名，形式，テレホンコイルや外部入力端子等の付属装置，価格他の12項目からなり，全機種の多重検索が可能である．1999年3月現在，日本国内で手に入る内外の補聴器は600機種を上まわっている．もっとも種類が多いのは耳かけ形補聴器で，ついで耳あな形のカスタムと呼ばれる補聴器，同じく耳あな形のカナル，そしてかつてはいちばんよく用いられていたポ

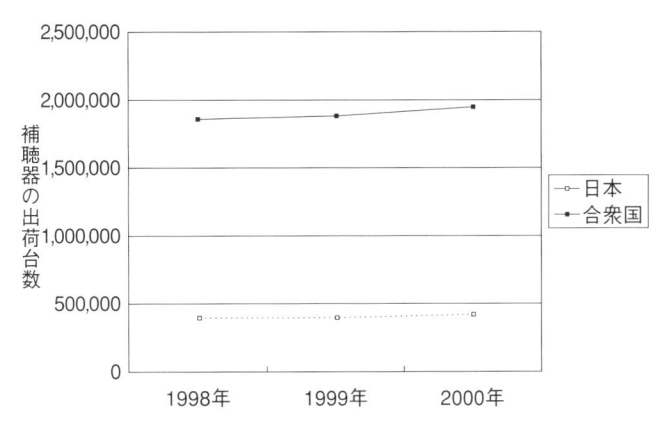

図2　過去3年間における補聴器の出荷台数の日米比較

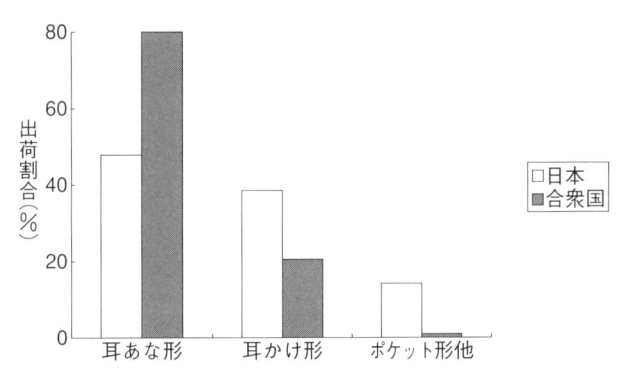

図3　補聴器の機種別出荷割合の日米比較（2000年）

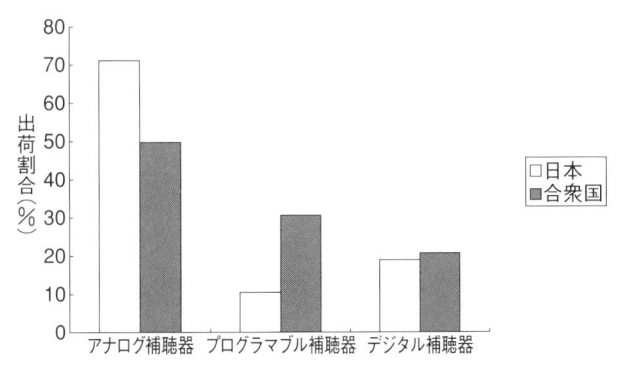

図4　アナログ，プログラマブル，デジタル補聴器の出荷割合の日米比較（2000年）

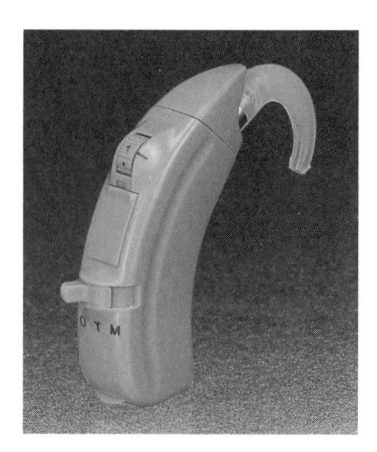

図 5　耳かけ形補聴器

ケット形補聴器の順番であった．その割合はアナログ補聴器でもデジタル補聴器でもほぼ同様で，5：3：1：1 の割合であった．

1.2. 補聴器の種類

1）　耳かけ形補聴器（Behind The Ear, BTE）

現在，機種・機能ともに一番豊富である．利得や出力の点でもポケット形補聴器に匹敵する．マイクの位置が耳の上方にあるために，ポケット形補聴器に比較して高い音が入りやすい．しかしそのために汗の影響で故障しやすいことが問題とされる．またポケット形補聴器に比べて操作がしにくいといわれている．マイクとレシーバの位置が近いために，イヤーチップ（耳栓）やイヤモールドが外耳道を密閉しないと，音響フィードバックが生じてハウリングを起こしやすい（図5）．

2）　耳あな形補聴器（In The Ear, ITE あるいは In The Canal, ITC あるいは Completely In the Canal, CIC と呼ばれる）

1990 年 4 月に耳あな形補聴器も福祉法の適用が認められたので，軽・中度の聴覚障害者が装用する機会が増えた．大きさから耳介に広がる大きめのカスタム（ITE）と，外耳道に入りそれよりは小振りのカナル（ITC）がある．さらに最近では外耳道の中に押し込んで外からは全く見えず，取り出す時は補聴器に付属しているテグスを引っ張って取り出す CIC（補聴器メーカによってディープカナルあるいは極小カナル等と呼び方が異なる）が発売されている（図6）．

いずれも個人の聴力レベルや耳の形に合わせて作る「オーダーメード」補聴器である．耳介の集音効果が利用できるために，高い音に対する補聴効果が期待される．耳かけ形補聴器に比べてさらにマイクとレシーバの位置が近くなるために，外壁のシェルが耳介や外耳道と合わないと，音響フィードバックが生じてハウリングを起こしやすい．また耳かけ形補聴器

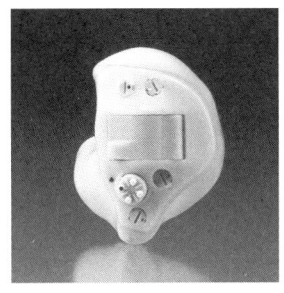

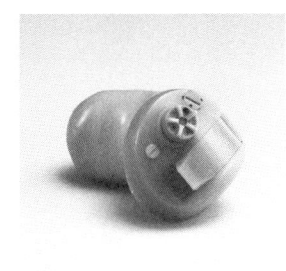

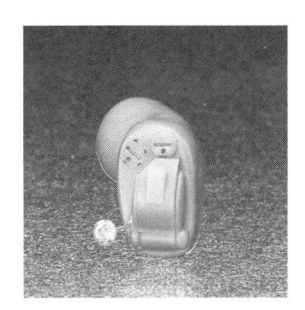

| a. カスタム補聴器 | b. カナル補聴器 | c. CIC 補聴器 |

図6　耳あな形補聴器

よりさらに小さいので，スイッチやボリューム操作，それに電池の出し入れが困難になる場合がある．

3）ポケット形補聴器（Box）

　マイクの位置がポケットの中や上着の下になる場合が多く，高い音が衣服に吸収されてしまって増幅されにくい．そのためことばの明瞭性が低下する．他の機種に比較して大きく操作しやすい．乳幼児のように胸バンドで固定して表に出して使用する場合には，自分から発する音声については入力されやすい．しかし乳幼児期のように母親など周囲の人の発する音声言語を聴取して言語を獲得する時期には，他者の音声が明瞭に入力されやすい耳かけ形補聴器を早期から装用することが望ましいと考えられる．電池を飲み込む等の補聴器の管理が困難な場合等には使用することがある．また老人性の難聴者で手の巧緻性が低下している場合にも使用されることがある（図7）．

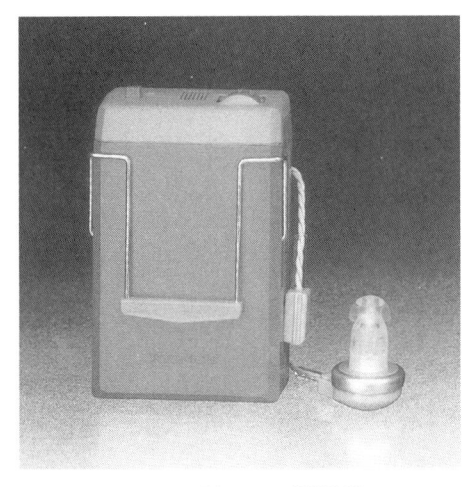

図7　ポケット形補聴器
（写真はリオン（株）の御厚意により掲載した．）

4) ベビー形補聴器（Baby）

日本で独自に開発された乳幼児用の補聴器である．マイクロホンや増幅回路等は耳かけ形補聴器のものを使用し，レシーバはポケット形補聴器のものを用いる．耳かけ形とポケット形補聴器の中間のような性質を持っている．耳かけ形補聴器の本体部分を肩等に袋に入れて着け，ポケット形補聴器のレシーバを耳に装着する．図8はその様子を示したものである．

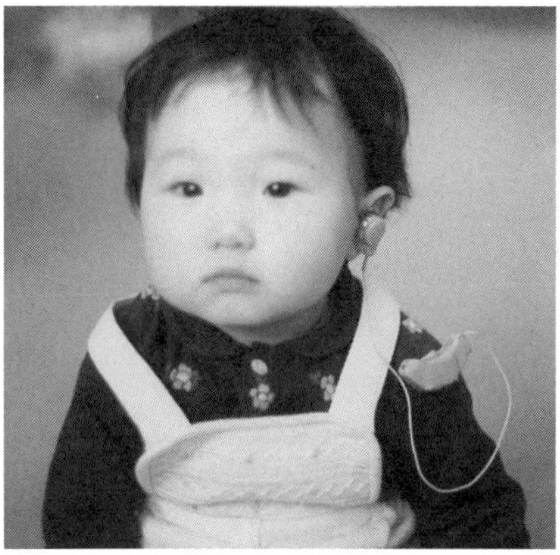

図8　ベビー形補聴器の装着の様子

1.3. 補聴器の構造

図9に補聴器の基本構造を模式的に示した．音はマイクロホンから入りレシーバから出力される．その間，増幅器（利得調整器や音質調整器それに出力制限装置）によって増幅され加工される．

最近デジタル補聴器が普及している．一般に補聴器は表1に示すように補聴器内における信号経路と制御の仕方によって4種類に分類される[5]．信号の経路も制御もデジタルである補聴器をデジタル信号処理補聴器と呼び，一般にはフルデジタル補聴器とか100%デジタル補聴器と呼ばれている．それに対して，その両方がアナログである従来型の補聴器をアナログ補聴器という．信号はアナログで制御がデジタルである補聴器をデジタル制御アナログ補聴器と呼び，一般にはプログラマブル補聴器と呼んでいる．一方，信号がデジタルで制御がアナログの補聴器もデジタル補聴器と呼ばれ，周波数圧縮変換型補聴器等として販売されている．

図10にフルデジタル補聴器とプログラマブル補聴器の構造を模式的に示した．先の図9と比較すると，基本的な構造は同じであることに気づく．フルデジタル補聴器はマイクから入力された音をA/D変換装置によってデジタル信号に変換してさまざまな信号処理を行い，ふたたびD/A変換装置でアナログ信号に戻してレシーバから出力する．一方，プログラマブル

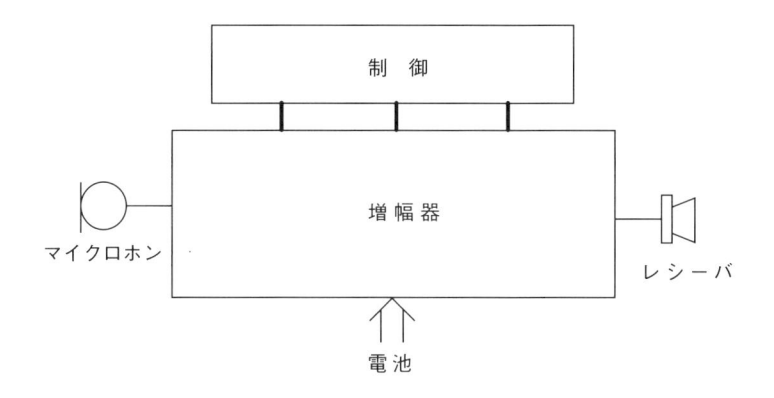

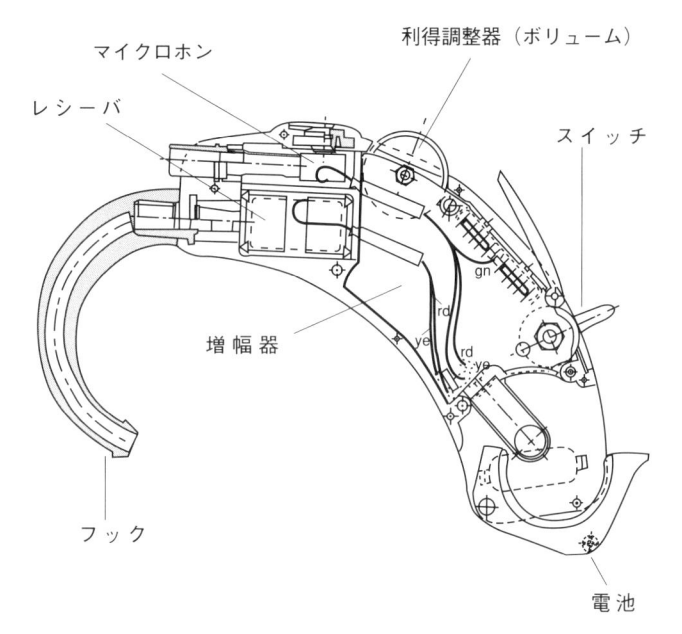

図 9　補聴器の基本構造（Vonlanthen，1995 より一部変更）[4]

表 1　アナログとデジタル補聴器の分類（Conger，1990[5]より一部変更）

		信号経路	
		アナログ	デジタル
制御	アナログ	アナログ補聴器 （Analog Hearing-aid）	デジタル補聴器 （Analog-Controlled Digital Hearing-aid）
	デジタル	プログラマブル補聴器 （Digitally-Controlled Analog Hearing-aid）	フルデジタル補聴器 （Digital Signal Processing Hearing-aid）

(1) フルデジタル補聴器

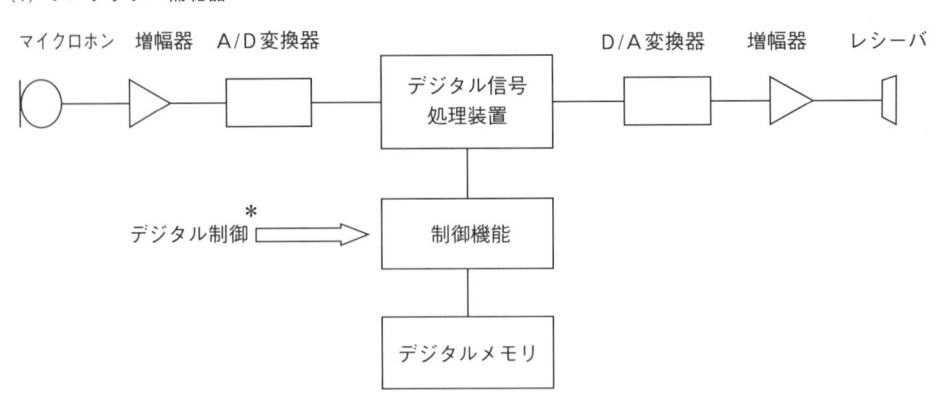

マイクロホン　増幅器　A/D変換器　　　　　　　　　D/A変換器　増幅器　レシーバ

デジタル信号処理装置

＊
デジタル制御　⇒　制御機能

デジタルメモリ

(2) プログラマブル補聴器

マイクロホン　増幅器　　　　　　　　　　　　　　　　　　増幅器　レシーバ

音量　音質　出力制限

デジタル制御　⇒　制御機能

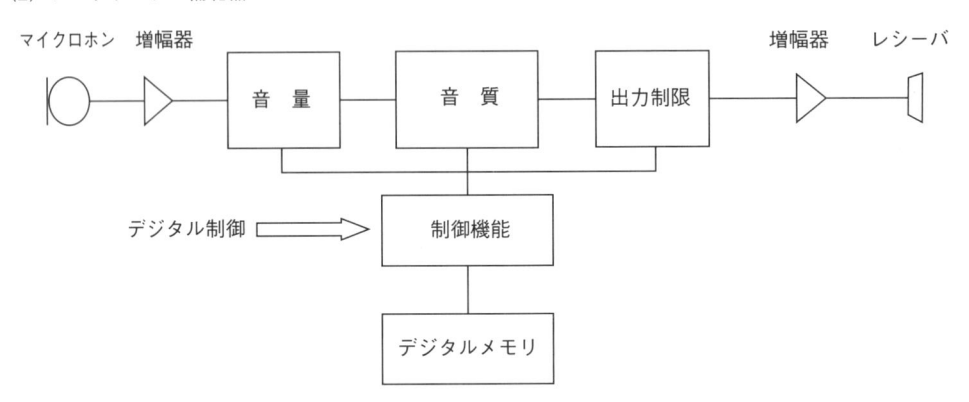

デジタルメモリ

図10　フルデジタル補聴器とプログラマブル補聴器の構成図
＊手動で制御するものも「デジタル補聴器」と呼ぶ．

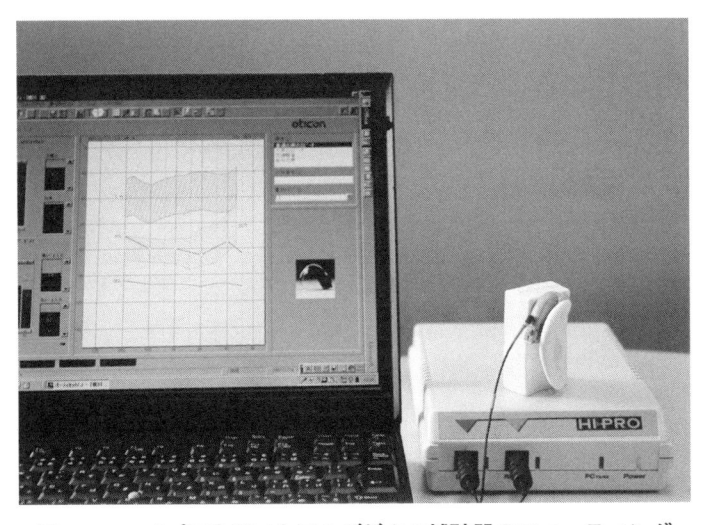

図11　ハイプロを用いたフルデジタル補聴器のフィッティング

補聴器はデジタル信号に変換することなく，利得調整器や音質調整器それに出力制限装置などによる制御をデジタル的に行う．いずれの補聴器も本体にメモリを持ち，一台の補聴器で複数の補聴器特性を記憶させることができるものが販売されている．これにより聴取環境に合わせて補聴器を使い分けることができるようになった．補聴器へのプログラミングは，市販されているコンピュータとハイプロと呼ばれる各補聴器メーカ共通のインターフェースを介して行われる（図11参照）．基本的にはオージオグラムを入力することによって，利得や出力等の音響パラメータが自動的に補聴器に設定される．

1) 利得調整器（ボリューム）

音量を変化させる装置で，テレビやラジオに付いている同様な装置と同じ働きをする．つまみの回転によってスムーズに音量が変化するように設定されている．数値で表されることが多い．機種によって，メインボリュームの他にサブボリュームが付属している補聴器がある．内部に隠れている部分を通常サブボリュームと呼ぶ．サブボリュームで利得の大まかな調整を行い，微調整は表面に現われているメインボリュームで行うようになっているのが一般的である．

2) 音質調整器（トーンコントロール）

補聴器メーカによって，音質を調整する方法として二種類の方法がとられている．たとえば高音域を強調する場合を例にとって説明すると，低音域を減衰させることによって高音域を相対的に強調する場合と，文字通り高音域を増幅することによって強調する場合がある．図12に補聴器の基本特性から低音域強調と高音域強調にした時の周波数特性を示した．補聴器メーカによって音質調整の表示が異なる場合がある．一般的には低音域の音質調整器にはL，高音域の音質調整器にはHの表示が用いられている．補聴器の価格が高くなるにつれて，低音域だけでなく高音域あるいはそれに中音域まで音質を細かく調整できるようになっている．

3) 出力制限装置

出力制限装置は出力波形がある設定値以上になるとそれ以上の部分をカットしてしまうピーククリッピング方式と，波形全体を圧縮するコンプレッション方式に大別される．さらに後者は出力がある設定値を超えると，出力そのものを圧縮する出力コンプレッション方式と，入力を圧縮する入力コンプレッション方式に分かれる（図13参照）．最近，周波数帯域を低音域と高音域の2つの帯域，あるいはそれに中音域を加えた3つの帯域にそれぞれ分けて，帯域ごとに出力制限を別々にかけられるものが販売されている．

制御方式としてはピーククリッピング方式の方が単純で安価である．しかし波形に歪みが出るのが問題とされている（図14参照）．コンプレッションの場合は出力波形が入力波形の相似形になるので歪みは少ないが，コンプレッションが働いたり解除されるまでに多少の時間がかかる．そのため瞬時的に強大音が耳に入力されてしまう危険性がある．また高度難聴

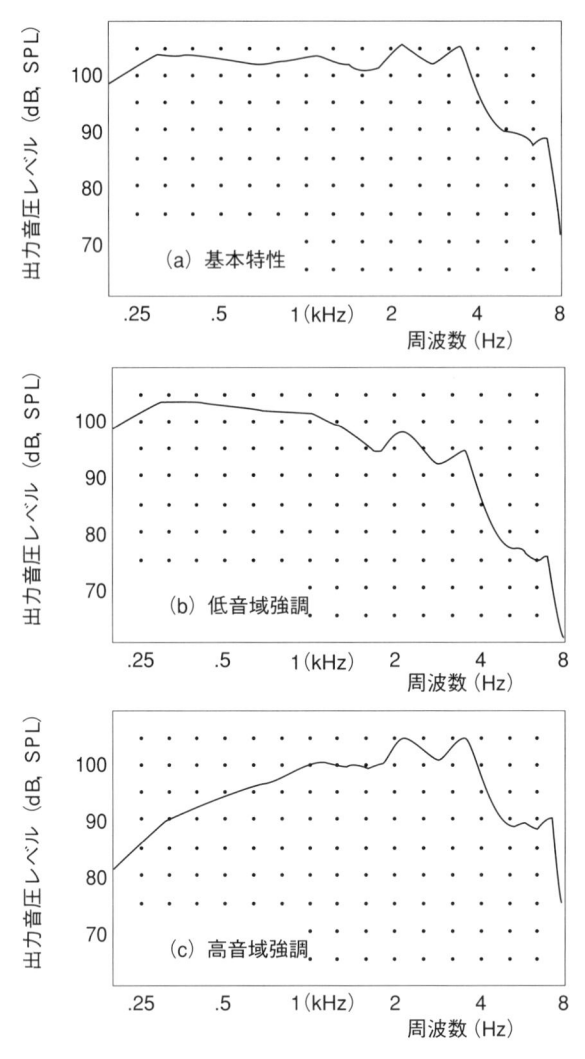

図 12　基本特性から低音域強調と高音域強調にした補聴器の周波数特性

者のなかには，コンプレッションされた音が「ふがふがして弱い感じがする」等と指摘する場合がある．コンプレッションがかかるまでの時間をアタックタイムと呼び，通常 10 msec〜50 msec 程度を要する．またコンプレッションが解除されて回復するまでの時間をリリースタイムと呼ぶ．通常，100 msec〜500 msec 程度に設定されている（図 15 参照）．コンプレッションが動作する入力レベルをニーポイントと呼び，入力の変化に対する出力の変化の比をコンプレッション比と呼ぶ（図 16 参照）．

　一般に補聴器の価格が高くなるにつれて，これらの調整機能が細かく設定できるようになっている．音質調整器と同様に，出力制限装置も同じ機能を持っている装置の名称が補聴器メーカによって異なっている場合があるので注意を要する．一般にピーククリッピングは PC や P それに MOP が用いられ，コンプレッションには COMP や AGC が，入力コンプレッションには AGCI や AI が，出力コンプレッションには AGCO や AO 等が各々用いられる傾向が

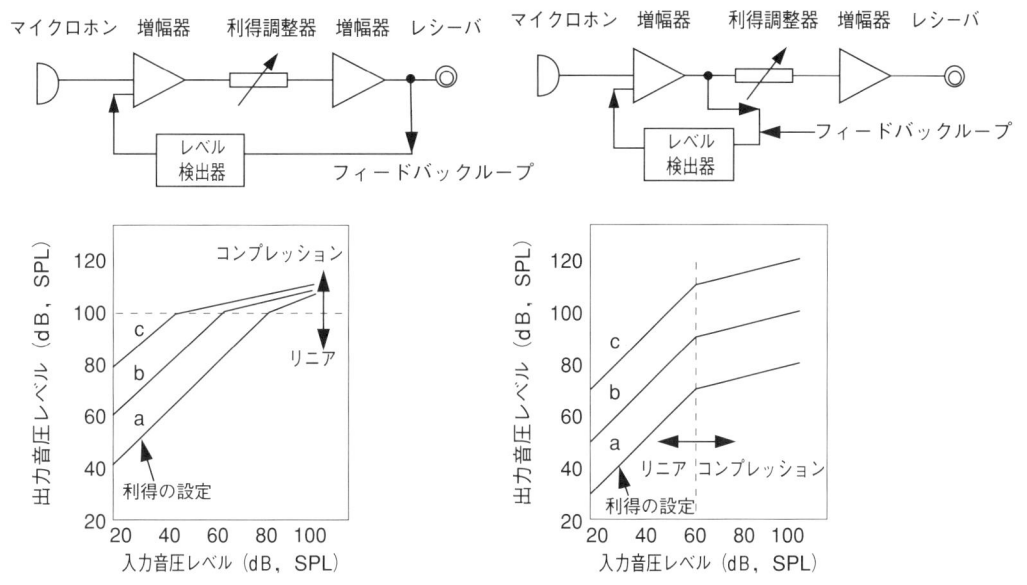

図 13　補聴器の入力と出力コンプレッションの特性（Staab ら，1994）[6]

a, b, c は各々補聴器のボリューム位置を示す．入力 AGC（コンプレッション）の補聴器はボリュームを上げることによって出力も増加するが，出力 AGC（コンプレッション）の場合は比較的増加量が小さい．出力をある設定値に制御するために出力制限装置としてコンプレッションだけでなくピーククリッピングが付属している場合が多い．

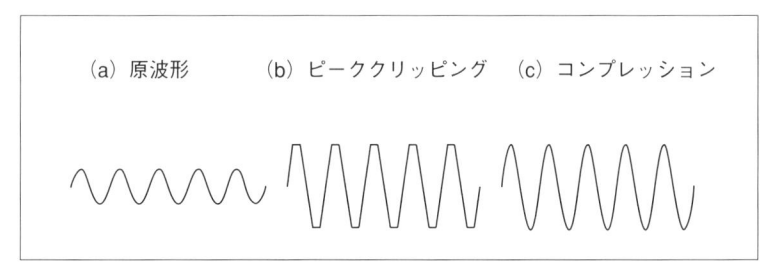

図 14　出力制限装置の違いによる増幅波形の変化

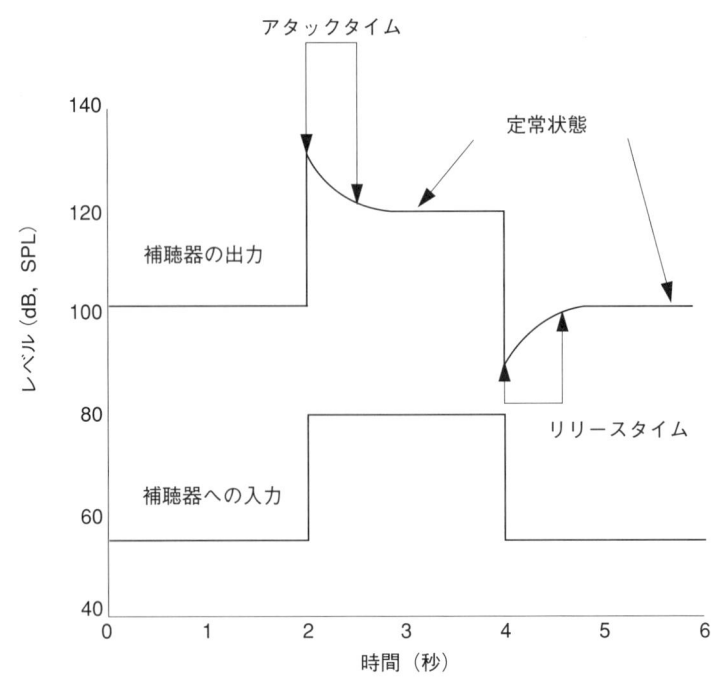

図 15 アタックタイムとリリースタイム

アメリカ合衆国の補聴器規格（ANSI, 1996）[7]では，アタックタイムは補聴器への入力音が 55dB（SPL）から 90dB（SPL）に急に変化した時点から，補聴器の出力が定常状態の 3dB 手前になるまでの時間と定められている．一方，リリースタイムは逆に補聴器への入力が 90dB（SPL）から 55dB（SPL）に急に変化した時点から，補聴器の出力が安定状態の 4dB 手前になるまでの時間と定められている．

ある．

4) 電池

現在，水銀電池に代わって空気電池がもっぱら使用されている．空気電池の種類としては大きさの順から PR44（675），PR48（312），PR41（13），PR536（10）それに PR521（5A）の5種類が使用されている．電圧はいずれも 1.4V である．電流の許容量は形が大きいものほど大きい傾向が有り，したがってその分長持ちする．空気電池の使用法は空気穴にかぶせてあるシールをはがす．シールをはがすと電解液が空気穴から蒸発し通電する仕組みになっている．水銀電池に比較して電気容量が2倍あり保存寿命が長いのが特徴である．以前から高度難聴者の補聴器に空気電池を使用すると増幅音のパワー不足が指摘されていた．最近，高出力補聴器用の空気電池（PR44P）が別売されている．

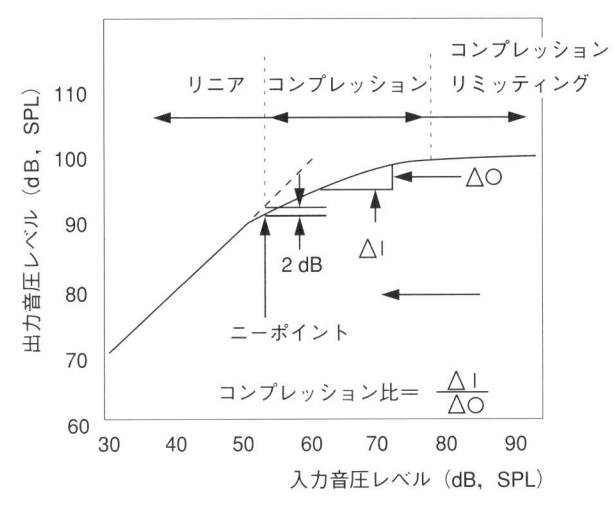

図 16　ニーポイントとコンプレッション比（ANSI, 1996）[6]

ニーポイントは 250, 500, 1k, 2k, 4kHz の中から 1 つ以上の周波数における補聴器の入出力特性のグラフ中で，コンプレッションがかからないリニアな部分の直線を延長して，実際の入出力の曲線と出力で 2dB の差が生じる入力音圧レベルを指す．コンプレッション比は，上記の周波数における補聴器への入力レベルの変化と，それに対応する補聴器からの出力レベルの変化で割った値で示す．たとえば入力レベルが 60dB（SPL）から 70dB（SPL）に変化したとき，補聴器の出力が 95dB（SPL）から 100dB（SPL）に変化したとすると，コンプレッション比は 10 ÷ 5 で 2 になる．

5) 誘導コイル（T コイル）

補聴器によってはマイクロホン入力（M）だけのものと，誘導コイル入力（T）が付属しているもの，そして誘導コイル入力の他に MT 入力としてマイクロホンと誘導コイルの両方を同時に入力することができる補聴器がある．さらに補聴器によっては MT バランサが付属しているものがある．これによってマイクロホンと誘導コイルの入力感度を調整することができる．誘導コイルの感度がマイクロホンに比べて極端に小さい補聴器があるので注意する必要がある．

6) 外部入力端子（オージオインプット）

テレビやステレオ等の音響機器の出力を直接補聴器の入力に取り込むことができる．補聴器メーカによって音響機器と補聴器をつなぐ接続部分（「オーディオシュー」と呼ばれている）の規格に違いがある場合があるので注意を要する．

7) マイクロホン

多くの補聴器のマイクロホンはどの方向から入力されてくる音に対してもほぼ等しい感度を持つ無指向性であるが，入射方向によって感度が異なる指向性マイクロホンを持つ補聴器がある．これまで指向性マイクロホンはもっぱら耳かけ形補聴器の一部に使用されていたが，デジタル信号処理技術の進歩により，カスタム補聴器で指向性を持ったフルデジタル補聴器が開発されている．一般に2つの入力波形を合成する場合，両者の音圧が等しく位相が逆であれば打ち消しあって出力は生じない．この原理を応用して，補聴器のマイク入力を前方と後方の2つ設け，後方からの入力を抑制している．

1.4. 補聴器の特性検査

補聴器は一種の増幅器である．補聴器の働きを知るためには，どのような音をどれだけ大きくできるか（最大音響利得），どこまで大きく出せるか（最大出力），そしてどれだけ原音に忠実に再生できるか（歪率）を測定する必要がある．

補聴器等の音響機器の利得や出力を周波数ごとに表したものを周波数特性とか周波数レスポンスと呼ぶ．一方，ある1つの周波数について入力する音の強さを変えながら，補聴器から増幅されて出てくる音の強さを表したものを入出力特性と呼ぶ．

1) 音響利得（acoustic gain，一般にゲインと呼ばれる）

補聴器に入力する音の音圧レベル（dB, SPL）と，補聴器から増幅されて出てくる音の音圧レベル（dB, SPL）の差．利得は補聴器を付けて測定する対象が違うと値が異なる．補聴器とマイクロホンを接続するアダプタの役割を果たすものに2ccカプラ（$2cm^3$カプラとか2mlカプラとも呼ぶ）と密閉形擬似耳（イヤシミュレータとも呼ぶ）がある．2ccカプラとは名前の通り補聴器と測定マイクロホンの間に2ccの容積がある．それに対して密閉形擬似耳は成人の正常な耳の外耳道から鼓膜にかけての平均的な音響特性を近似している．2ccカプラに付けて測定した利得を2ccカプラ利得，擬似耳を付けた場合は擬似耳利得と呼ぶ．一方，人に補聴器を付けて測った場合，測定の仕方によって「ファンクショナルゲイン」や実耳挿入利得（インサーションゲイン）と呼ぶ．前者は補聴器を装用した時としない時の最小可聴値の差で，通例音場における被検者の頭の中心に当たる位置において測定する．後者はある入力レベルに対する，補聴器を装用した時としない時の鼓膜面の近くで測定した音圧差

補聴器フィッティングへのアプローチ「現在の使用状態を記録する」

実際に難聴者が使用している補聴器について，利得調整器，音質調整器，出力制限装置がどのような設定になっているか略図を描いて記録しよう．補聴器をフィッティングする際にまず大切なことは，現状がどうなっているかを確認することである．万が一調整がうまくいかなかった時には現状復帰させるためにも，あるいは補聴器の管理の点からも現在の使用状態を記録しておくことは大切である．

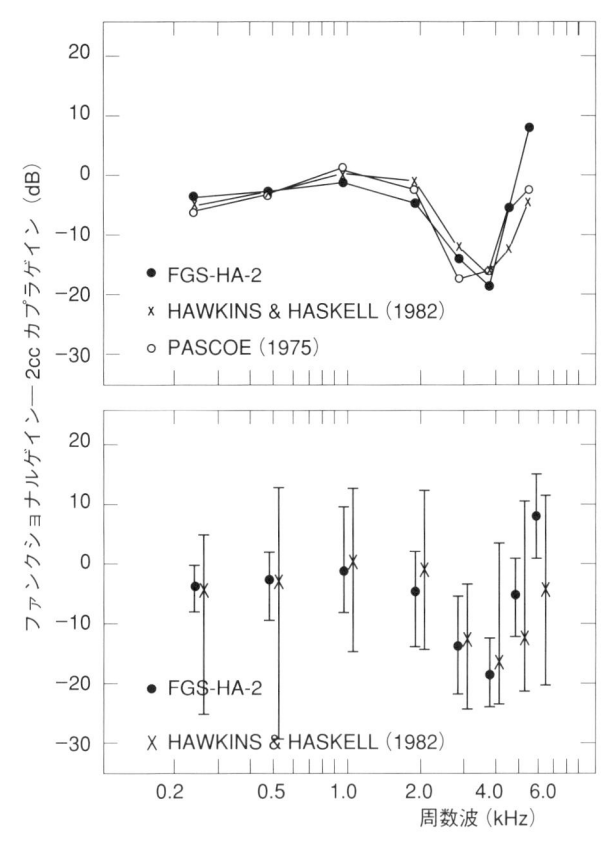

図17 ファンクショナルゲインと 2 cc カプラゲインの違い
   (Zemplenyi ら, 1985)[8]
   上図は3つの研究結果を一緒にして平均値を表したものである．6 kHz
   を除いて各研究の結果は一致していた．下図は平均値と測定値の差の
   範囲を示している．

を意味する．単位はいずれも dB で表す．

　ファンクショナルゲインと 2 cc カプラゲインの違いについて次のことが指摘される．個人差があること．装用する補聴器の形式によって異なること．図17 は耳かけ形補聴器のファンクショナルゲインと 2 cc カプラゲインの差をみたものである．この図は 1 kHz を基準にして両者の差を表したものである．1 kHz 以下の低音域ではその差が小さく，高音域において差が大きくなることがわかる．とくに 3 kHz 付近において 2 cc カプラゲインの方がファンクショナルゲインよりも 10 dB 以上大きくなることがみられる．

　ファンクショナルゲインとインサーションゲインの違いについて図18 に示した．両者は本来同じ値を示すと考えられる．測定方法の違いからもわかるように，ファンクショナルゲインの測定には「聞こえた」という被検者の意志が入るが，インサーションゲインにはそれが入らない点が一番の相違点である．いずれも特定の人を対象として測定したものである．西洋人の成人男女の上半身の平均を計測して作った人形（KEMAR「キーマ」や HATS「ハッツ」

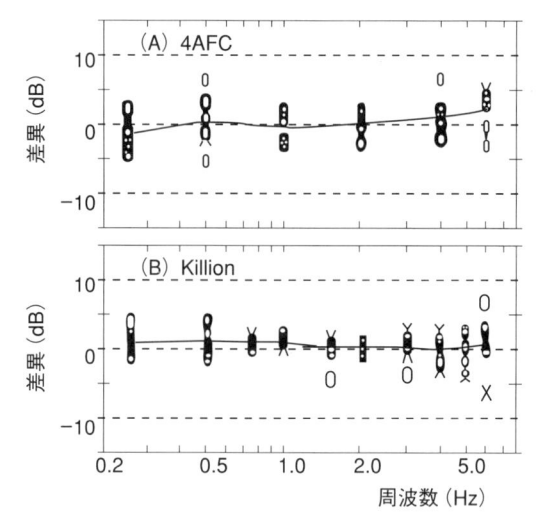

図18 ファンクショナルゲインとインサーションゲイン（Dillon ら，1987）[9]

Dillon らはさまざまな方法で測定したいくつかの研究の平均をとって，それを各々の周波数における「真の利得」と定めた．（A）はファンクショナルゲインを，（B）はインサーションゲインを各々測定したものである．プラスの値は測定した値が「真の利得」よりも大きいことを示す．この結果から，ファンクショナルゲインとインサーションゲインのいずれの方法をとっても，真の値と近い値が得られることがわかった．

と呼ぶ）を用いて測定したインサーションゲインのことを擬似インサーションゲインと呼ぶ．

2） 出力（output，一般にアウトプットと呼ぶ）

特定の補聴器から出てくる音の強さを表すもので，利得と同様に測定する対象によって出力にも違いが現れる．2 cc カプラ出力，密閉形擬似耳出力等と呼ぶ．単位は音圧レベルで dB（SPL）で表す．図19 に 2 cc カプラと擬似耳の出力の違いを示した．高音域において擬似耳の出力が大きくなることがみられる．

3） 歪率（distortion）

増幅器である補聴器には歪みがつきものである（図20 参照）．基本的には増幅されて出力された波形に，入力した波形以外の成分がどれだけ含まれているかを百分率で表す．全高調波歪（Total Harmonic Distortion）と混変調歪（Intermodulation Distortion）が知られている．前者は出力波形に第2高調波以上の高調波成分がどれだけ含まれているかを百分率で表したものである．後者は2つの周波数を補聴器に同時に入力して，その差と和の周波数成分やそれらの整数倍の周波数成分が出力にどの程度含まれるかを百分率で表す．通例，全高調波歪率が10パーセントを超えると故障が疑われる．

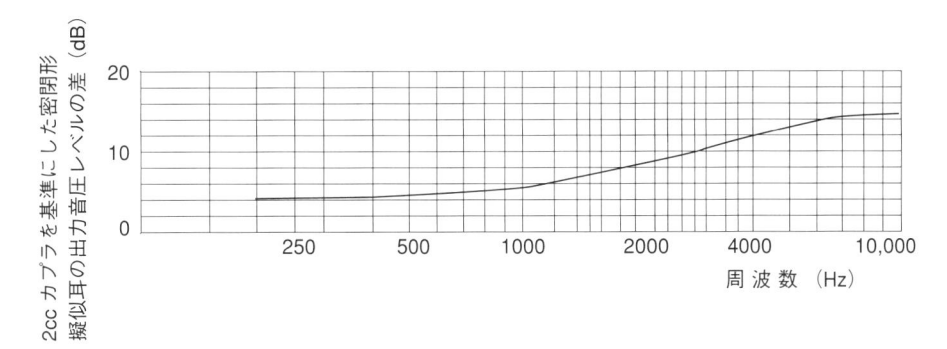

図 19　2 cc カプラと密閉形擬似耳の出力の違い（Lybarger, 1975）[10]

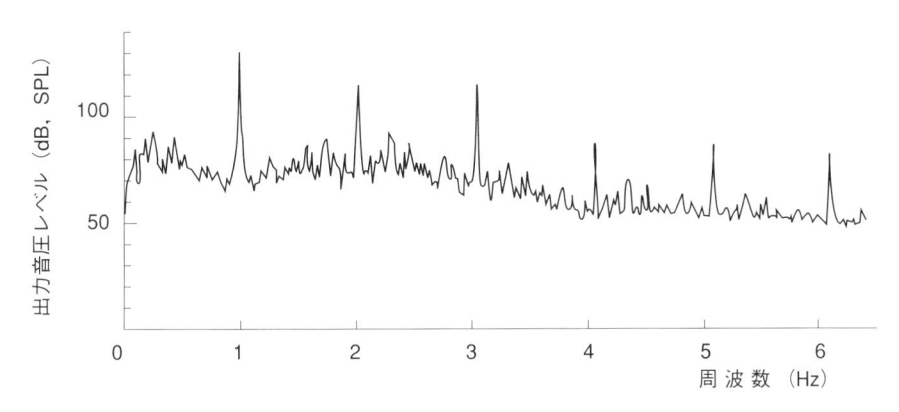

図 20　補聴器の高調波歪（中川, 1989）[11]
補聴器に 1 kHz 60 dB（SPL）の純音を入力して，出力波形を FFT 分析器で周波数分析した．その結果 1 kHz だけではなく，その整数倍の周波数にも大きな出力が現われた．

4）周波数特性（frequency response）

　周波数を横軸にとり，縦軸に測定しようとする補聴器の利得や出力音圧レベルを取って表す．測定の方法はどの周波数についても入力音圧レベルを等しくし，補聴器の利得や出力音圧レベルをプロットすることによって求める．その際，測定に用いたのが 2 cc カプラか密閉形擬似耳かを明記する必要がある．

　これによって周波数ごとの増幅特性や出力特性がわかる．補聴器の周波数特性を専用に測る装置を一般に補聴器特性検査装置と呼ぶ．市販されているほとんどの補聴器特性検査装置は自動で補聴器の周波数特性が測定できるようになっている．すなわちどの周波数もあらかじめ設定した入力音圧レベルになるように作られている．日本工業規格（JIS）補聴器（C5512-1986）[12] では 200 Hz から 8 kHz までの範囲で補聴器の周波数特性を測定することが決められている（測定例は図 12 に示した）．

　図 21 に補聴器特性検査装置の一例を示した．図 21a は音場測定用と音圧測定用の 2 本の

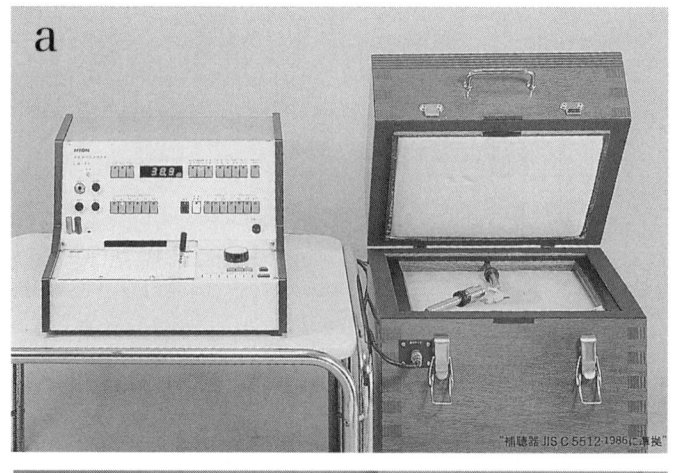

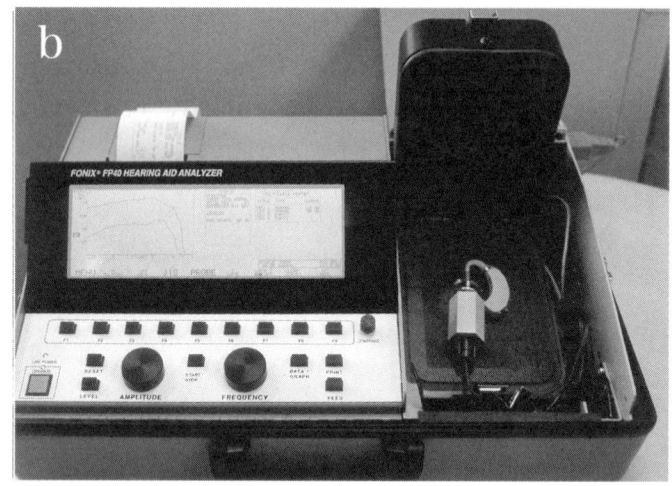

図 21　補聴器特性検査装置の例

マイクロホンを用いて比較法によって補聴器の特性測定を行う．一方，最近はコンピュータ内蔵の補聴器特性検査装置が普及している．図 21b に示した装置は 1 本のマイクロホンでまず音場の測定を行い，そのデータに基づいてスピーカから一定の音を出し，同じマイクロホンで補聴器の測定を行う．

5）入出力特性（input-output characteristics）

図 22 は 1 kHz の純音を用いて，補聴器への入力音圧レベルを横軸に，縦軸に補聴器からの出力音圧レベルをとって，両者の関係を表したものである．補聴器の入出力特性と呼ばれている．この図より入力音圧レベルが 10 dB 変化した時，出力も 10 dB 変化するものと，そうでないものがあることがわかる．リニア（直線的）な増幅をする補聴器は飽和状態に達するまで，入力に与えた変化が出力にもそのまま現れる（補聴器 A）．それに対してノンリニア（非直線的）な増幅をする補聴器はその関係が 1：1 ではなく，入力に与えられた変化が通常圧縮されて出力に現れるのが特徴である（補聴器 B）．後者の補聴器の代表例として K アン

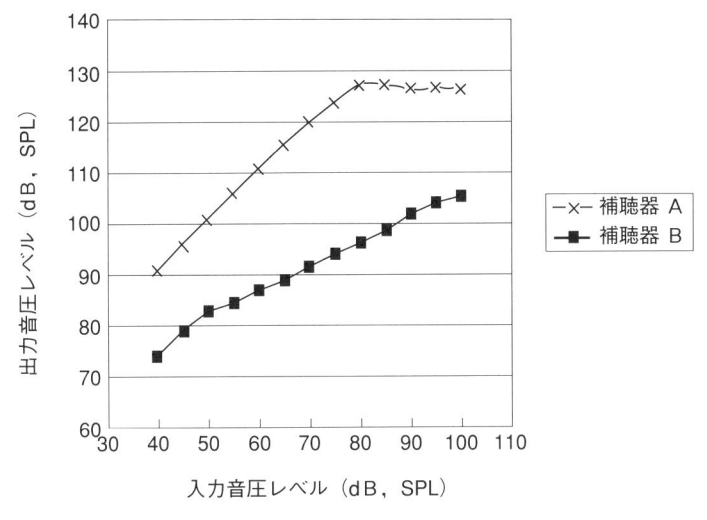

図 22 補聴器の 1 kHz における入出力特性

プ搭載の耳あな形補聴器や耳かけ形補聴器が知られている．出力制限装置の項でも述べたが，ニーポイントとは直線性がなくなった入力音圧レベルをさす．ニーポイントが低い入力音圧レベルにある補聴器をノンリニア補聴器ということもできる．

6) 補聴器の規格とカプラの選択

補聴器の JIS 規格は 1986 年に改訂された．それまでと異なる点は，2cc カプラから密閉形擬似耳に変更されたこと，規準周波数が 1000 Hz から 1600 Hz あるいは 2500 Hz に変更されたこと等である．ただし 2cc カプラは製品管理に使用する目的で規格に残されている．この規格改定の主な目的はヨーロッパを中心とする国際電気標準（IEC）の補聴器規格の改訂にともない，それとの整合性をとることにあった．一方，アメリカ合衆国での補聴器の規格（ANSI S3.22-1996）では 2cc カプラを用いている．

補聴器をフィッティングする際にどのカプラを用いたらよいかについて，JIS では密閉形

補聴器フィッティングへのアプローチ「補聴器の特性測定」

測定しようとする補聴器を利得最大，音質は N（強調していない代表的な状態），出力制限を掛けない状態（開放状態）を規準の状態と呼ぶ．この状態にすることによって補聴器の最大限の代表的な特徴がわかる．

1. 規準の状態にして，60 dB（SPL）と 90 dB（SPL）入力時の周波数特性を求める．
2. その図から 250 Hz～4 kHz までのオクターブ間隔の周波数で，最大音響利得（60 dB 入力時の出力との差）と最大出力音圧レベル（90 dB 入力時の出力音圧レベル）を各々求める．なお JIS（1986）規格では，最大音響利得と最大出力音圧レベルを 1600 Hz，高音域強調の補聴器は 2500 Hz の値で示すことになっている．
3. 利得調整器だけを変化させて，60 dB（SPL）入力時の利得の違い，90 dB（SPL）入力時の出力の違いを各々周波数特性を描いて比較する．
4. 規準の状態に戻す．そして音質調整器だけを変化させて，60 dB（SPL）入力時の出力の変化を周波数特性を描いて比較する．
5. 規準の状態に戻す．そして出力制限装置だけを変化させて，90 dB（SPL）入力時の出力の変化を周波数特性を描いて比較する．

擬似耳を推奨している．しかしいずれのカプラを用いようと，各個人の耳（実耳）の特性とは異なっている点に留意すべきである．むしろ補聴器の性能を確かめるのであれば密閉形擬似耳を用いて，補聴器メーカが提供するカタログの掲載値と比較すればよい．補聴器を実際にフィッティングする際には，どちらのカプラを用いようと実耳とどれだけ異なっているか（Real Ear to Coupler Difference, RECD）を知っていればそれほど大きな問題は生じないものと考えられる．

7) 最新の補聴器分類と新しい特性測定

Kアンプに代表されるように入力音のレベルによって利得を変化させたり，周波数特性そのものを変化させる補聴器が出現している．図23は最新の補聴器の分類を示したものである．自動信号処理補聴器（Automatic Signal Processing, ASP）は，レベルに関係なく周波数特性が固定されているFFR（Fixed Frequency Response）と，レベルによって周波数特性が変化するLDFR（Level Dependent Frequency Response）に大別される．前者については出力コンプレッションタイプのコンプレッションリミッティング（Compression Limiting）と，ニーポイントが低い入力コンプレッションタイプのWDRC（Wide Dynamic Range Compression）がある．一方，後者は三種類に分類される．低いレベルで低音域が増幅されるBILL（Bass Increase at Low Level），逆に高音域が増幅されるTILL（Treble Increase at Low Level），そしてそれらをプログラムによって自由に変えられるPILL（Programmable Increase at Low Level）である．こうした補聴器の生産増加の傾向はデジタル補聴器の出現によって加速化されている．

補聴器の進歩にともない，その特性を測定する側にも変化が生まれつつある．これまで補聴器の特性測定に使用している信号は純音であった．しかし実際に補聴器を通して聞く音は，自然界にある音声を代表とするさまざまな複合音である．アメリカ合衆国では1992年に広帯域雑音を用いて補聴器を測定する方法が規格化（ANSI S3.42-1992）された．その方法は2チャンネルのFFT分析器と，音声の長時間平均スペクトルに近似した広帯域雑音を用いる点が今までと異なっている．FFT分析器のAチャンネルには補聴器への入力音が，Bチャンネルには補聴器からの出力音がそれぞれ入力されてFFT分析される．両者のスペクトルの比を求めることによって補聴器の利得が求められる（図24参照）．補聴器の歪の測定については，両者のコヒーレンス関数を求めることによって行なわれる（図25参照）．

1.5. イヤモールド

補聴器と同様に重要なものがイヤモールドである．図26はイヤモールドの形状の違いを示している．聴力が低下するにつれてスタンダードと呼ばれる耳甲介腔に広がるものを用いる傾向がある．しかし問題なのは外耳道とイヤモールドの外壁（シェル）部分との気密性にあることに留意すべきである．高音急墜型のオージオグラムを持つ難聴者にはオープンイヤ

```
                         自動信号処理
                    ASP (Automatic Sygnal Processing)
                                │
                    ┌───────────┴───────────┐
                    │                       │
            周波数レスポンス固定              │
          FFR (Fixed Frequency Response)    │
                    │                       │
            ┌───────┴───────┐               │
       Compression      Wide Dynamic        │
        Limiting       Range Compression    │
      〈高レベルで利得低下〉  〈低レベルで利得増加〉│
                                            │
                              レベル依存周波数レスポンス
                          LDFR (Level Dependent Frequency Response)
                                            │
                    ┌───────────────────────┼───────────────────────┐
              BILL (BaSS              TILL (Treble            PILL (Program
           Increases at Low Level)  Increases at Low Level)  Increases at Low Level)
           〈低レベルで低域強調〉      〈低レベルで高域強調〉    〈低レベルでプログラムにより強調〉
           〈高レベルで低域減衰〉      〈高レベルで高域減衰〉    〈高レベルで低・高を減衰〉
```

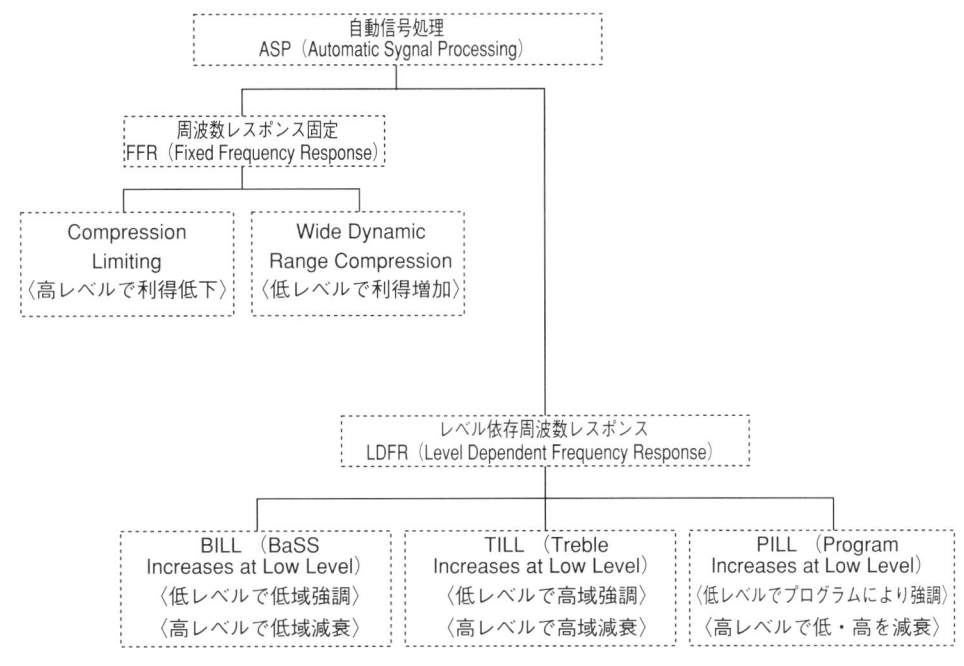

図 23 最新の補聴器 (信号処理補聴器) の分類 (Killion ら, 1990)[13]

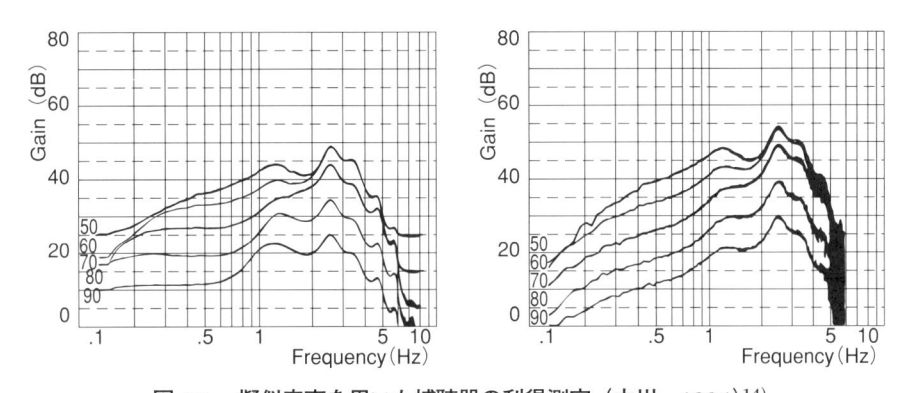

図 24 擬似音声を用いた補聴器の利得測定 (中川, 1994)[14]

左は純音を用いてノンリニア補聴器の利得を測定した．右は音声の長時間平均スペクトルに近似した広帯域雑音を用いて測定した．その結果両者に違いがあることがわかる．各々の図の左側に入力音圧レベルを示した．

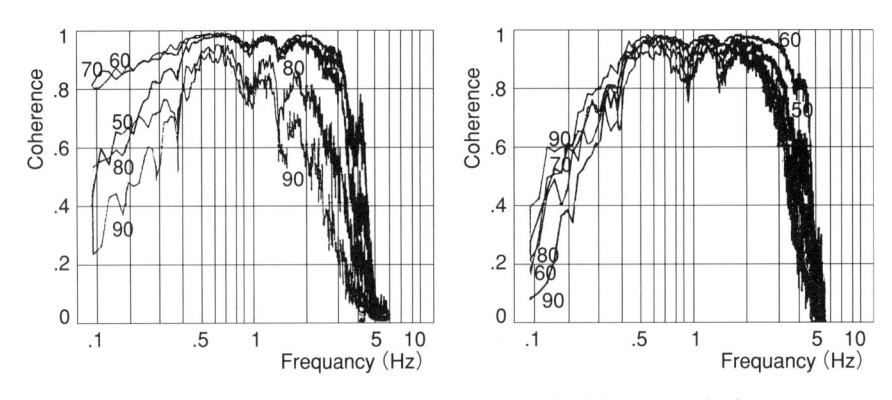

図 25　擬似音声を用いた補聴器の歪測定（中川，1994）[14]
左はリニア補聴器，右はノンリニア補聴器のコヒーレンスを測定した．1 に近くなるほど歪が少ないことを示している．ノンリニア補聴器はどの入力レベルに対してもコヒーレンスの値がほぼ等しいのに対して，リニア補聴器は入力レベルが大きくなるとコヒーレンスの値が小さくなる傾向がわかる．コヒーレンスは全高調波歪に代わり，主観的な音質評価と対応する指標として作られた．どの程度出力信号に入力信号が反映されているかを 1 から 0 の数値で示す．1 は入力信号によって出力信号が完璧に再生された場合を表し，0 は入力信号が完全に劣化してしまっている状態を表している．

モールドと呼ばれる特殊なイヤモールドをフィッティングする場合がある．このイヤモールドは外耳道とイヤモールドに間隙が作られていて，低音の音響成分を減衰させる働きをもっている．

　材質には一般に硬質と軟質がある．後者は前者に比較して音響フィードバックが生じにくいといわれている．また小児の場合や，運動時に耳にけがをする心配がある場合などは，軟質でイヤモールドを製作することが勧められる．手の巧緻性が劣っていてイヤモールドを耳に入れにくい場合や耐久性の点からは硬質の方が優れている．

　耳かけ形補聴器やポケット形補聴器を利用する小児の場合，イヤモールドを作ることが常識化されている．しかし成人の場合，補聴器に付属しているイヤーチップ（耳栓）を利用することが多く，イヤモールドを製作する人が比較的少ない．イヤモールドは補聴器を耳に固定する目的の他に，補聴器によって増幅された音をさらに加工することができる．たとえば，図 27 に示したように，外耳道から鼓膜に向かって直径を広げる（ホーン加工）ことによって 3,000～4,000 Hz 付近の音を増幅することができる．一方，イヤモールドにベントと呼ばれる穴を開けることによって，低い周波数成分を減衰させることができる．図 28 にベントの直径の違いによって低域が減衰する程度を示した（ベント効果）．一般に通気ベントとして用いる場合は直径約 1 mm 程度の穴を空ける．高音急墜型の場合ではさらに直径を大きくするが，あまり大きくし過ぎると音響フィードバックの原因になることがあるので注意が必要である．ベントをあけたことが原因で音響フィードバックが生じた場合は，瞬間接着剤等を用いて穴をふさいでやれば問題は解決する．乳幼児のように外耳道が狭い場合は音道に平行し

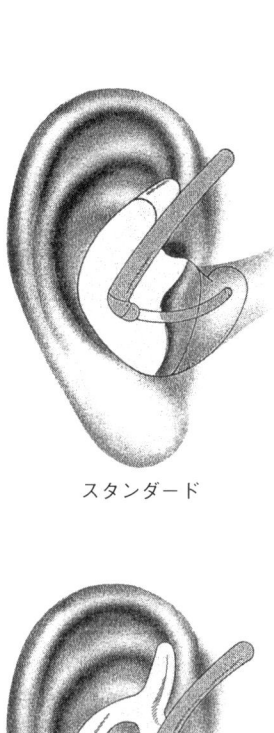

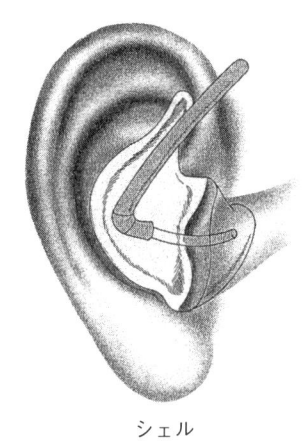

第 2 章 補聴器とフィッティング 89

スタンダード

シェル
スタンダードから耳甲介部分を薄く削ったもので，より軽い．

カナル
外耳道入口〜耳甲介腔のみを占有．小さく目立ちにくい．

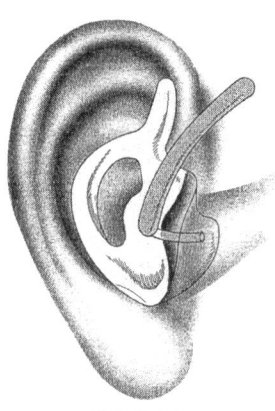

スケルトン
シェルをさらに削りこんで外郭のみ残したもの．

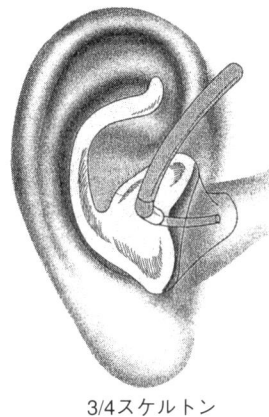

3/4スケルトン
スケルトンの上部をカットしたもの．

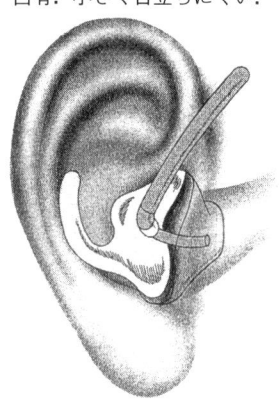

カナルロック
3/4スケルトンをより小さく加工．小さいが安定しやすい．

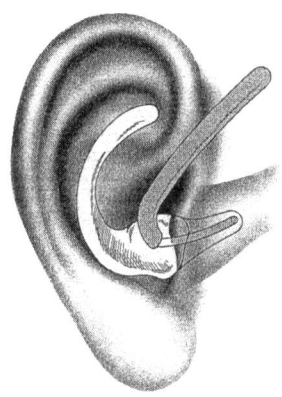

オープンタイプ
外耳道部分は導音チューブ程度に細い．

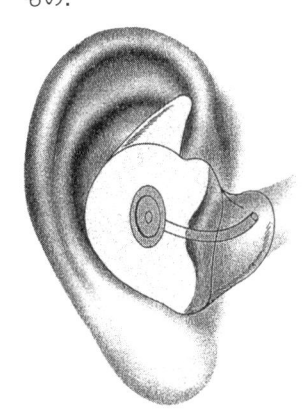

箱形用スタンダード

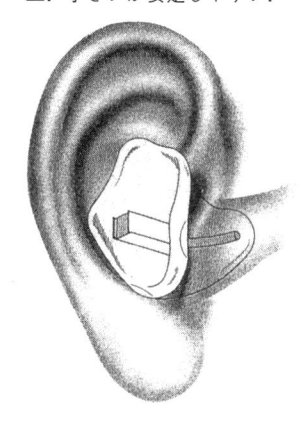

既製の耳あな形用
外部のくぼみに補聴器をはめ込む．

図 26　イヤモールドの種類と形状（杉内，1996）[15]

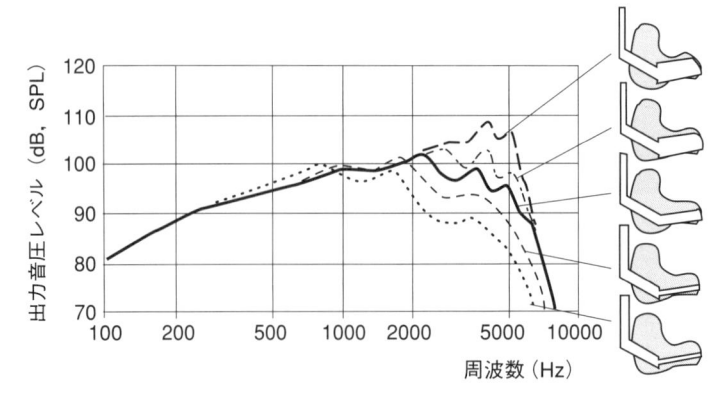

図 27　ホーン効果（Vonlanthen, 1995）[4]

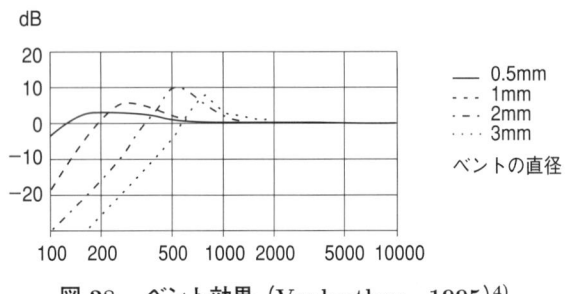

図 28　ベント効果（Vonlanthen, 1995）[4]

てベントを開けることが困難である．その場合は図29に示したような枝分かれベントや外部ベントを開けることができる．小児に多い例であるが，外耳道が狭いために音道を逆ホーン型に作ってしまうケースがある．そうすると高い周波数の出力が押さえられてしまう結果になるので要注意である．

　ホーンやベント加工それに材質や形状について，個人のニーズや聴力に合わせてイヤモールドを製作する時に一緒に注文することが必要である．図30にイヤモールドの注文票の一例を示した．イヤモールド製作の良否によって補聴効果が決定されるといっても過言ではない．イヤモールドが耳に合わなくて音響フィードバックを起こしている補聴器は，本来の補聴器の役割を果たしていないことに注意したい．

2. 補聴器フィッティング

2.1. 補聴器フィッティングと聴覚リハビリテーション

　補聴器のフィッティングを論じる前に，靴のフィッティングを考えてみる．靴がフィットしているとはどういう状態をいうのであろうか．まず長い間履いていても「いたくない」「む

第 2 章　補聴器とフィッティング　91

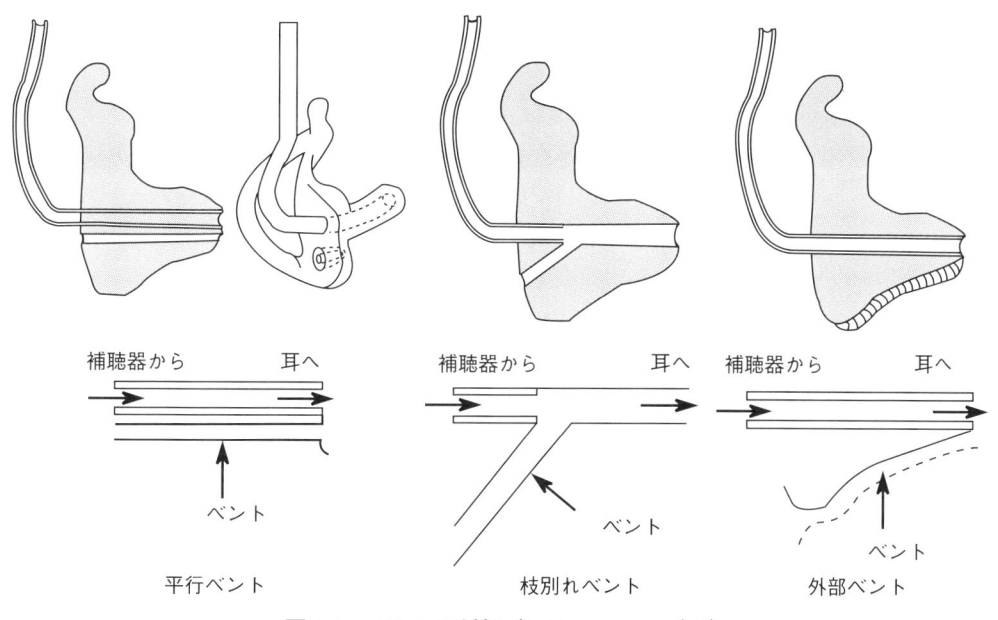

平行ベント　　　　枝別れベント　　　　外部ベント

図 29　ベントの種類（Wilson, 1994）[16]

図 30　イヤモールドの注文票
株式会社日本イヤモールドの許可を得て掲載した．

れない」，そして「軽い」「格好が良い」「丈夫である」「色が気に入っている」それから「着ている服にマッチしている」また「用途にマッチしている」等の答えが返ってきそうである．翻って「補聴器がフィットしているとは」と考えてみると，多くは音声言語によるコミュニケーションに役立つかどうかが一番の関心事になる．そのための要因を分類すると以下のようになる．補聴器を使用する場の影響（距離・残響），視覚的な手がかり，相手の協力性，補聴器を装用している本人の影響（言語や文脈に対する知識，コミュニケーション意欲，聞こえ，衣服・頭等），イヤモールド，そして補聴器の音響特性等が考えられる．

ここで単に補聴器の特性を聞こえの特性であるオージオグラムに合わせるだけの補聴器フィッティングでは，補聴器を人とのコミュニケーションに十分に利用できるとはいい難いことに留意する必要がある．この点が靴のフィッティングと大いに違っている．とくに補聴器を装用する本人が乳幼児の場合は，保護者に対する援助の手だてがあって初めて乳幼児に補聴器がフィットしたといえるのではないだろうか．相手とのコミュニケーションのなかで，聴覚（補聴器）をどう活用していくかのトータルなケアーのことを聴覚リハビリテーションという（図31）．

2.2. 補聴器フィッティング小史

補聴器のフィッティングはハーバードレポートや英国の医学研究協会（Medical Research Council）の報告が出された1940年後半は，どのような難聴者に対しても右上がりの周波数特性が推奨される「一律法」の時代であった．当時の補聴器は真空管を使用しており大きく重かった．それに性能的にも軽度難聴者を対象とした比較的利得や出力の点でも小さいものであった．

1947年のトランジスタの発明により，補聴器もそれ以前と比較して小型化され軽量になって，利得や出力の点でも徐々に改善が加えられた．リニア補聴器が全盛期であった1970年代〜80年代にかけては，オージオグラムによって利得と最大出力を調整する「ハーフゲイン法」，「ポゴ法」，「ポゴII」，「バーガー法」，「NAL法」，「NAL改訂版」等が全盛期を迎える．この時代の補聴器フィッティング法は「聴取閾値法」と名付けることができよう．

そして1990年以降は，聴取閾値上の聴覚特性の1つである「ラウドネスグロウス（音の大きさの広がり）」によって補聴器を調整する方法が，Kアンプに代表されるようにノンリニア

補聴器フィッティングへのアプローチ「イヤモールドの使用上の注意」

体に一番近い位置にあるものだけに，いつも清潔な状態に保つように心がけたい．定期的に掃除する習慣をつける．注意しなければならないのは，人によって材質が合わないとアレルギーを生じる場合がある．また季節にかかわりなく，補聴器のチューブの内と外で温度差が大きいと，内部に水滴がたまりやすくなることである．そうなると増幅音が耳に達しないので，こより等を使って水滴を取り出す必要がある．外耳道の大きさが成長する中学生頃までは，人によって1年に1回程度作り替えることがある．新しく製作しても，合わないですぐ「ピーピー」と音響フィードバック（ハウリング）を起こす場合は，諦めないで止まるまで何回でも修正や作り替えをイヤモールドの製作者に依頼しよう．

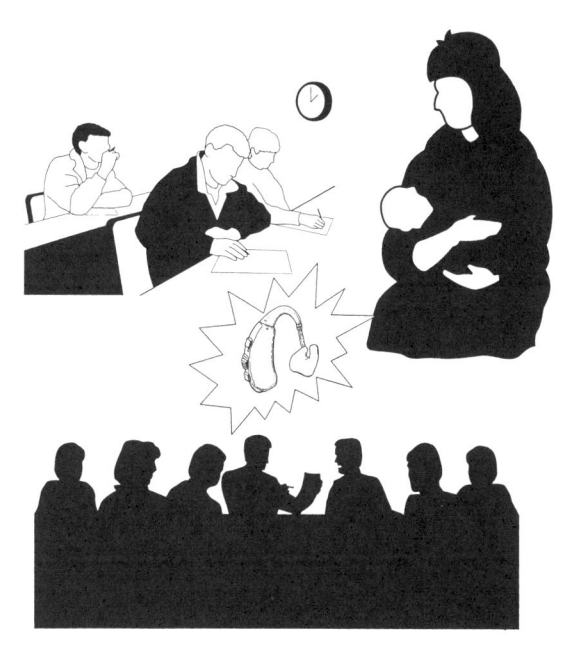

図 31　聴覚リハビリテーションの1つとしての補聴器フィッティング
補聴器のフィッティングを行う場合，補聴器を使用する音場の影響（距離・残響），視覚的な手がかり，相手の協力性，補聴器を装用している本人の影響（言語や文脈に対する知識，コミュニケーション意欲，聞こえ，衣服・頭等），イヤモールド，そして補聴器の音響特性を総合して考える必要がある．

補聴器の出現によって可能になった．今まさに聴取閾値上の聴覚特性によって補聴器を選択する「聴取閾値上法」の時代を付け加えようとしている．その動きは1996年以降の耳かけ形や耳あな形のフルデジタル補聴器の出現によって加速化されている．

2.3. 補聴器フィッティングの基本的な考え方

　補聴器のフィッティング法は2種類に大別される．数種類の補聴器を聞き比べて選択する「比較選択法」と，オージオグラムやラウドネスグロース等の聴覚の諸特性を元にして選択する「規定選択法」である．初めて補聴器を装用する場合は，聴取閾値を基にした規定選択法によって補聴器の特性を調整することが一般的である．一方，2台目，3台目の補聴器に買い替える場合は，比較選択法が有効なフィッティング方法と思われる．しかしいずれの方法をとるにしても，補聴器の利得と出力の調整には「規定選択」的な考え方が参考となる．すなわち比較選択を試みる以前に，周波数ごとの聴力閾値レベルによって，補聴器の利得や出力をある程度設定した数種類の補聴器を用意することが実際的である．
　補聴器フィッティングの基本的な考え方は，なるべく多くの言語音を聴取閾値上の快適レベルで聴取できるように設定することにある．そのために次のようなステップに従って補聴器のフィッティングを進めている．

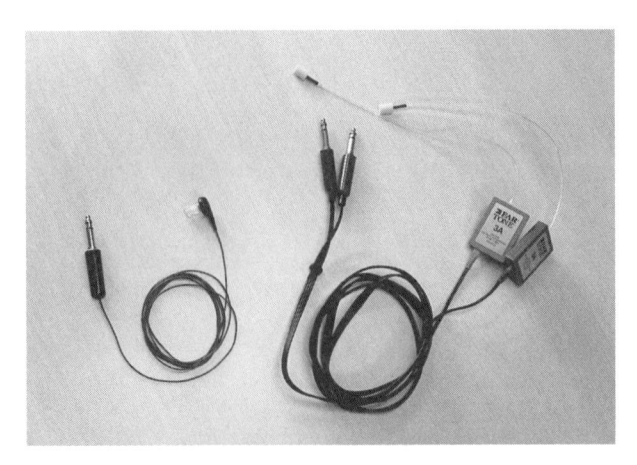

図 32 乳幼児聴力検査で用いる小型レシーバとインサートイヤホン

1) 補聴器フィッティングの流れ

第1ステップ：聴力の的確な把握

　生活のなかでの音に対する反応のチェックの他に，精神年齢の発達に合わせて検査室内の音場における聴性行動反応聴力検査（Behavioral Observation Audiometry, BOA），条件詮索反応（Conditioned Orientation Response, COR）を利用した聴力検査，遊戯聴力検査（Play Audiometry）へと進み，左右耳の聴力を別々に把握する段階へと達する．その方法は標準の受話器を用いたものの他に，図32に示すような，ポケット形補聴器に用いる小型レシーバによる検査，それにインサートイヤホンによる検査がある．どれを選択するかは子どもの発達段階と検査者側の準備性にかかっている．大切なのは繰り返しになるが，なるべく早期に左右耳別に会話音域と呼ばれる500 Hz, 1 kHz, 2 kHz の聴力を求め，オージオグラムを作成することである．音場や小型レシーバ，インサートイヤホンで得られた最小可聴値（dB, SPL）を聴力閾値レベルに換算する場合は表2の値を用いる．

第2ステップ：補聴器装用の必要性についてのアドバイス

　最終的な判断をするのは本人（小児の場合は保護者）であることはいうまでもない．それまでに音声言語の発達や認知発達を促進する教育的見地や，音声コミュニケーションを支援する立場に立って，補聴器装用の必要性の有無をアドバイスする．一概にはいえないが，小児の場合は両耳とも2 kHz や4 kHz の聴力レベルが50 dB 以上低下している場合には必要と考えられる．成人の場合は本人の補聴器装用に対する意志が優先されるが，聴力レベルの平均値が40 dB 程度から必要とされる場合が多い．

第3ステップ：補聴器の機種選択

　乳幼児から小学生までの大方のケースで耳かけ形補聴器を推薦する．耳かけ形補聴器が機種や機能の点でいちばん豊富であることが第1の理由である．第2に補聴器の管理を行いやすい点を指摘しておきたい．しかし小学校中学年以降で，聴力閾値レベルがどの周波数も80 dB

表2 乳幼児の聴力検査で得られた値（dB, SPL）から聴力閾値レベルを求めるための換算値

周波数 (Hz)	音場で得られた最小可聴値 (dB, SPL)	小型レシーバで得られた最小可聴値 (dB, SPL)	インサートイヤホンで得られた値 (HL)
250	12.7	12.2	−5
500	7.5	7.5	0
1000	5.7	4.3	0
2000	2.5	7.9	0
4000	−1.9	1.2	5

音場と小型レシーバの最小可聴値は，Bentlerら（1989）[17]による．使用法は音場や小型レシーバで得られた最小可聴値（前者は音場音圧レベル，後者は2ccカプラ内の音圧レベルで測定する）から表の値を引いたものが聴力閾値レベルとなる．たとえば音場で測定した最小可聴値が1kHzで50dB（SPL）の場合は，44.3dBすなわち四捨五入して44dB（HL）となる．一方，インサートイヤホンで測定した最小可聴値（オージオメータのダイヤル値）は聴力レベルとほぼ等しい値である．ただし250Hzと4kHzについては表の値をオージオメータのダイヤル値から引いたものが聴力閾値レベルに相当する．

以下，自分で快適なレベルにボリュームを合わせることができる可能性のある場合は，カスタムやカナルの「オーダーメード」の耳あな形補聴器を薦める．老人性難聴者を初め，成人の難聴者の多くは耳あな形補聴器を最初から希望する場合が多い．とくに耳かけ形補聴器から耳あな形補聴器に変更した際には，聴力の変動に留意して聴力検査と補聴器の調整を励行する必要がある．発達段階や補聴器の機種のいかんにかかわらず，平均聴力レベルが80dB以下の場合については，ノンリニア補聴器を機種選択の第一候補にする．

第4ステップ：利得の仮設定

耳かけ形補聴器を選択した場合を中心に述べる．耳あな形補聴器については別に項を改める．リニア補聴器を選択した場合，利得設定の方法として，ハーフゲイン法，ポゴ法，ポゴII，バーガー法，NAL法等が知られている．ここでは比較的単純なハーフゲイン法を用いて，250Hz～4kHzのオクターブ周波数における実耳挿入利得を，各々の周波数における聴力閾値レベルの半分に設定する．まず補聴器を規準の状態にする．利得調整器だけを動かして1kHzの利得を合わせる．次に音質調整器を用いて，低音域と高音域の利得を調整する．なお利得の算出は60dB（SPL）入力と補聴器からの出力との差で求められる．

平均聴力レベルの値が110dB以下の場合，耳かけ形補聴器のフックのなかにダンパと呼ばれる音響抵抗を挿入して，1～2kHz付近に現われるピークを原則として取っておく．補聴器装用時に1～2kHz付近のピークが不快に達することが多いからである．逆に平均聴力レベルの値が110dBよりも大きい場合は，このピークを積極的に聞こえに利用している場合が多いので，原則としてダンパは挿入しない．また平均聴力レベルの値が90dB以下の場合は，250Hz, 500Hzの実耳挿入利得を聴力閾値レベルの半分よりも10dBと5dBそれぞれ落とした値にあらかじめ設定する．

実耳挿入利得を測定するためにはプローブチューブマイクロホンを用いて実耳測定（Real Ear Measurement, REMと略す）を行う必要がある．ここではその方法をあえて取らずに，

表 3　補聴器の形式別の実耳挿入利得と 2 cc カプラ利得（Hawkins, 1992）[18]

周波数（Hz）	250	500	1000	2000	3000	4000	6000
耳かけ形（BTE）	−3	−2	−2	−7	−10	−10	0
カスタム（ITE）	0	0	0	−2	−6	0	3
カナル（ITC）	0	0	0	−2	−3	3	7

使用法としては，2 cc カプラ利得を求めたい場合は実耳挿入利得から以下の値を引き，実耳挿入利得を求めたい場合は 2 cc カプラ利得に以下の値を足す．たとえば耳かけ形補聴器で 2 kHz における実耳挿入利得を 50 dB に設定したい場合，2 cc カプラ利得は 57 dB にする必要があることを意味している．

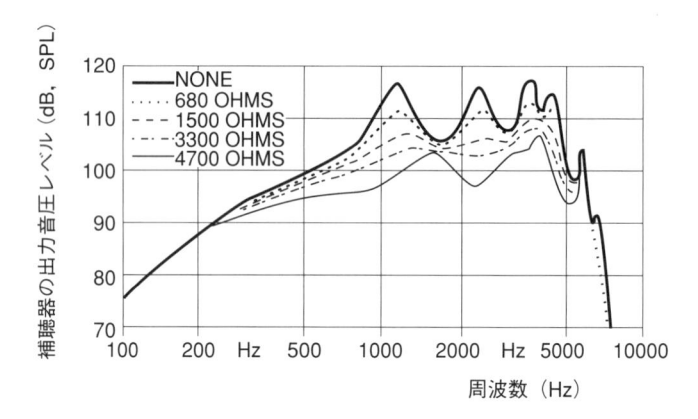

図 33　耳かけ形補聴器のダンパ（音響抵抗）の違いによる周波数特性の変化（Vonlanthen, 1995）[4]

　表 3 の値を用いて実耳挿入利得を実現するために必要とされる 2 cc カプラ利得を求める．なおこの値は成人の平均値であることに留意する．
　図 33 は耳かけ形補聴器のフック内に挿入したダンパ（音響抵抗）の違いによる 1 kHz 以上のピークが減衰する様子を示している．抵抗値が大きくなればなるほど周波数特性が全体的になめらかになっていく様子がみられる．また図 34 はダンパを挿入する位置によっても周波数特性が変化する様子を示している．
　ノンリニア補聴器のための規定選択法として FIG6, VIOLA, DSL i/o 等が知られている．その中から FIG6 を参照してノンリニア補聴器の利得の仮調整を行う方法を紹介する．入力音の強さを 3 段階，40 dB（SPL），65 dB（SPL）それに 95 dB（SPL）に分けて，聴力別に各々の入力音に対する実耳挿入利得を表 4 より算出する．3 つの入力レベルに対して求めた実耳挿入利得が実現されるために必要な 2 cc カプラ利得を表 3 から求め，リニア補聴器と同様に利得調整器と音質調整器を用いて利得の仮設定を行う．

第 5 ステップ：出力の仮設定
　利得の設定ができたら，その状態で 90 dB（SPL）入力時の周波数特性を描きピーク値を求める．そして以下の目安に従い，平均聴力レベルから出力制限装置の設定を行う．平均聴

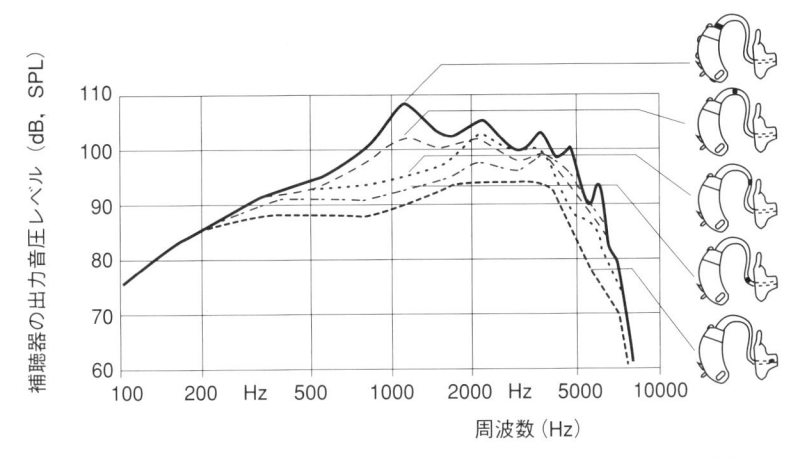

図 34 耳かけ形補聴器のダンパの挿入位置による周波数特性の変化（Vonlanthen, 1995）[4]

表 4 FIG6 の実耳挿入利得の計算法（Traynor, 1997）[19]

入力音圧レベル	聴力レベル（dB）	実耳挿入利得（dB）
小さな音（40 dB, SPL）	0〜15	0
	20〜55	HL − 20
	60〜	HL − 20 − 0.5×(HL − 60)
中間の音（65 dB, SPL）	0〜15	0
	20〜55	0.6×(HL − 20)
	60〜	0.8×HL − 23
大きな音（95 dB, SPL）	0〜35	0
	40〜	$0.1×(HL − 40)^{1.4}$

力レベルが 60 dB（HL）の場合は 2 cc カプラのピーク値が 110 dB（SPL）以上にならないように出力制限をかける．以下 80 dB（HL）の場合は 115 dB（SPL），100 dB（HL）の場合は 130 dB（SPL），120 dB（HL）の場合は 135 dB（SPL）以上にならないように各々出力制限装置を設定する．

耳あな形補聴器の選択

通常補聴器メーカに補聴器装用候補者のオージオグラムとイヤモールドを採取して送付することから始まる．補聴器メーカはオージオグラムに基づいて利得や出力の設定を行う．その際，耳あな形補聴器に付けるさまざまなオプションたとえば利得調整器，音質調整器，出力制限装置の取り付け，ベントの有無，耳垢防止，テレホンコイル等を注文する．図 35 に耳あな形補聴器の注文票の例を参考までに示した．

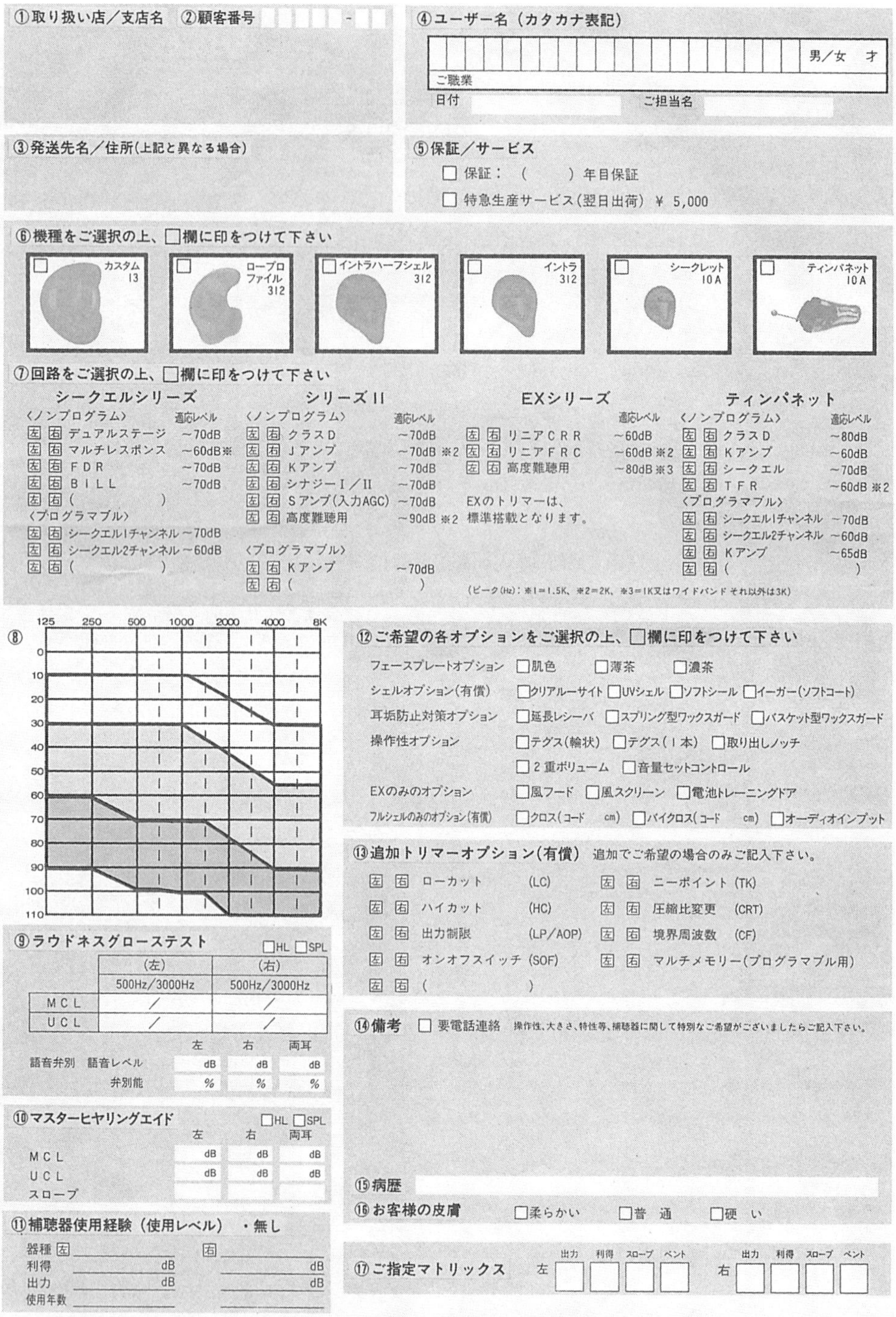

①取り扱い店／支店名　②顧客番号　-

④ユーザー名（カタカナ表記）

男／女　才

ご職業

日付　ご担当名

③発送先名／住所(上記と異なる場合)

⑤保証／サービス

□ 保証：（　）年目保証

□ 特急生産サービス(翌日出荷)　¥ 5,000

⑥機種をご選択の上、□欄に印をつけて下さい

□カスタム 13　□ロープロファイル 312　□イントラハーフシェル 312　□イントラ 312　□シークレット 10A　□ティンパネット 10A

⑦回路をご選択の上、□欄に印をつけて下さい

シークエルシリーズ

〈ノンプログラム〉　適応レベル

左 右 デュアルステージ　～70dB

左 右 マルチレスポンス　～60dB※

左 右 FDR　～70dB

左 右 BILL　～70dB

左 右（　）

〈プログラマブル〉

左 右 シークエル1チャンネル　～70dB

左 右 シークエル2チャンネル　～60dB

左 右（　）

シリーズII

〈ノンプログラム〉　適応レベル

左 右 クラスD　～70dB

左 右 Jアンプ　～70dB ※2

左 右 Kアンプ　～70dB

左 右 シナジーI／II　～70dB

左 右 Sアンプ(入力AGC)　～70dB

左 右 高度難聴用　～90dB ※2

〈プログラマブル〉

左 右 Kアンプ　～70dB

左 右（　）

EXシリーズ

適応レベル

左 右 リニアCRR　～60dB

左 右 リニアFRC　～60dB ※2

左 右 高度難聴用　～80dB ※3

EXのトリマーは、標準搭載となります。

ティンパネット

〈ノンプログラム〉　適応レベル

左 右 クラスD　～80dB

左 右 Kアンプ　～60dB

左 右 シークエル　～70dB

左 右 TFR　～60dB ※2

〈プログラマブル〉

左 右 シークエル1チャンネル　～70dB

左 右 シークエル2チャンネル　～60dB

左 右 Kアンプ　～65dB

左 右（　）

（ピーク(Hz)：※1＝1.5K、※2＝2K、※3＝1K又はワイドバンド それ以外は3K）

⑧

125　250　500　1000　2000　4000　8K

0　10　20　30　40　50　60　70　80　90　100　110

⑨ラウドネスグローステスト　□HL □SPL

	(左) 500Hz/3000Hz	(右) 500Hz/3000Hz
MCL	／	／
UCL	／	／

	左	右	両耳
語音弁別　語音レベル	dB	dB	dB
弁別能	%	%	%

⑩マスターヒヤリングエイド　□HL □SPL

	左	右	両耳
MCL	dB	dB	dB
UCL	dB	dB	dB
スロープ			

⑪補聴器使用経験（使用レベル）・無し

	左	右
器種		
利得	dB	dB
出力	dB	dB
使用年数		

⑫ご希望の各オプションをご選択の上、□欄に印をつけて下さい

フェースプレートオプション　□肌色　□薄茶　□濃茶

シェルオプション(有償)　□クリアルーサイト □UVシェル □ソフトシール □イーガー(ソフトコート)

耳垢防止対策オプション　□延長レシーバ □スプリング型ワックスガード □バスケット型ワックスガード

操作性オプション　□テグス(輪状) □テグス(1本) □取り出しノッチ

□2重ボリューム □音量セットコントロール

EXのみのオプション　□風フード □風スクリーン □電池トレーニングドア

フルシェルのみのオプション(有償)　□クロス(コード　cm) □バイクロス(コード　cm) □オーディオインプット

⑬追加トリマーオプション(有償)　追加でご希望の場合のみご記入下さい。

左 右 ローカット (LC)　左 右 ニーポイント (TK)

左 右 ハイカット (HC)　左 右 圧縮比変更 (CRT)

左 右 出力制限 (LP/AOP)　左 右 境界周波数 (CF)

左 右 オンオフスイッチ (SOF)　左 右 マルチメモリー(プログラマブル用)

左 右（　）

⑭備考　□ 要電話連絡　操作性、大きさ、特性等、補聴器に関して特別なご希望がございましたらご記入下さい。

⑮病歴

⑯お客様の皮膚　□柔らかい　□普通　□硬い

⑰ご指定マトリックス　左 出力 利得 スロープ ベント　右 出力 利得 スロープ ベント

図 35　耳あな形補聴器の注文票の例

スターキ株式会社の許可を得て掲載した.

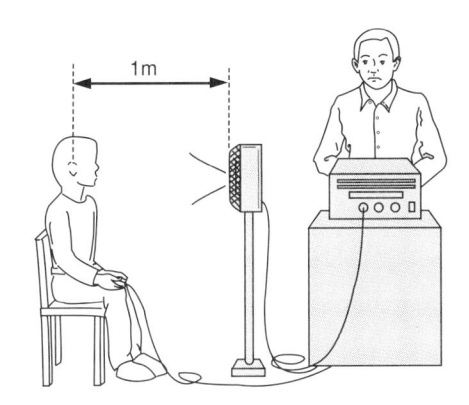

図 36　補聴閾値検査の様子（中川，1996）[20]

2) 補聴器フィッティングの確認

第1ステップ：1～2週間後，装用状態のチェック

　上記のように補聴器を仮調整して1～2週間様子をみる．その間の観点として周囲の音に対する気づきの変化と，自己音声の変化について尋ねる．具体的には，「まわりの音に対する聞えが変化したか」，「どんな音がうるさかったか」，「今まで聞こえなかったどんな音が聞こえるようになったか」，「声の大きさは変化しなかったかどうか」，「声の質が変わったかどうか」，「話しの明瞭性についてはどうか」等を装用者の発達段階と聴能のレベルに従って質問する．乳幼児の場合は保護者に対して，成人の場合は本人に，そして老人の難聴者については一緒に同居している人にも質問する．その際，こちら側は補聴器装用効果に対してあまり過度な期待をかけずに，本人や周囲の人から返ってくる応答に素直に耳を傾けることが大切である．反応を確認していく作業のなかで，本人や周囲が問題としている点を1つひとつ明らかにして可能性と限界について十分説明する．

第2ステップ：聴力の把握

　まず補聴器の再調整をする前に聴力検査を行い，以前測定したデータと比較して聴力に変動がないことを確認する．有意な聴力変動とは，ある特定の周波数において15 dB以上の聴力閾値レベルの低下を意味する．聴力に変動がみられた場合は，基本的には補聴器の装用を停止し，耳鼻科医に診察を依頼する．

第3ステップ：補聴閾値検査の実施

　防音室等の静かな音場において，スピーカから1 m離れた位置に被検者を着席させる（図36参照）．両耳に補聴器を装用している場合は，非検査耳の補聴器のスイッチをオフにして，片耳ずつ検査を行う．音源としては250 Hz～4 kHzのオクターブ間隔のウォーブルトーンあるいはバンドノイズを用いる．各中心周波数で得られた補聴器装用時の最小可聴閾値（オージオメータのダイヤル値ではなく，被検者の頭の中心で測った音場音圧レベルで表す．測定法は図37参照）を補聴閾値と呼ぶ．

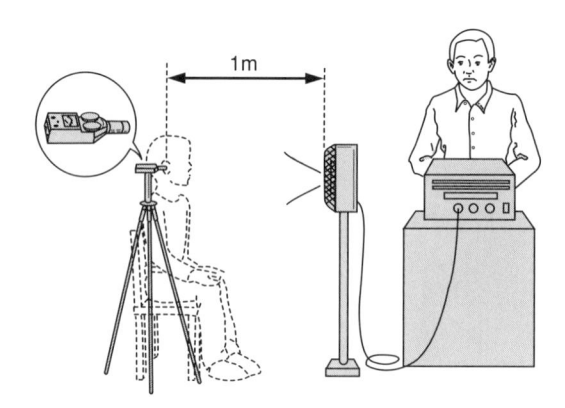

図 37　補聴閾値の測定法（中川，1996）[20]

表 5　日本語音声の長時間平均スペクトル（dB，SPL）．（中川ら，1987）[22]

周波数（Hz）	250	500	1000	2000	4000
通常の呼気努力（普通の声）	54	52	44	40	34
呼気努力を払った場合（大きな声）	57	58	53	50	44

第 4 ステップ：補聴閾値と会話域の比較

得られた補聴閾値と会話域との比較を行う．ここで，参考までに会話域の求め方について述べる．通常，話者から 1 m 前方の位置にマイクロホンを設置して，成人男女 10 名程度が長時間にわたって本を読んだり，会話した音声を 1 分間以上録音する．録音した音声は 3 分の 1 オクターブフィルタを用いて分析し，3 分の 1 オクターブ帯域ごとに得られた平均値，最大値それと最小値の実効値を求める．各周波数ごとの平均値をプロットしたものを音声の長時間平均スペクトル（Long Term Average Speech Spectrum, LTASS）といい，最大値と最小値で表される変化幅全体を会話域という．さまざまな言語間で比較した会話域には有意な違いがないことが報告されている[21]．ただし単語や文章等短い区間で観測した場合，たとえば英語は日本語に比べて子音が強調されているとか，日本語の方が英語に比べて母音が多いとかいわれる．変化幅はどの周波数帯域も 30 dB 程度，200 Hz 付近から始まり，500 Hz 付近にピークがあり，それ以降高音域にいくにつれてオクターブ約 5 dB の割合で徐々に低下する右下がりの特性を持つといわれている．表 5 に日本語音声の長時間平均スペクトルを示した．参考までに図 38 にオージオグラム上に作成した会話域を示した．

第 5 ステップ：補聴器の利得と出力の調整

聴力（オージオグラム上の「聞こえ」を意味する）や聴能（音声の聴取や発声発語にかかわる「聴こえ」で，聴覚情報の分析力と視覚等他の感覚情報との総合力）のいかんにかかわらず，理想は各周波数における補聴閾値が会話域の最小値以下にあるように調整することである．しかし聴力の程度と聴能の発達の程度によって，補聴器の調整を変えた方が現実的である．平均聴力レベルが 90 dB 以下で，発語の明瞭度も良く，聴能の発達も進んでいる場合

は，会話域が全帯域で聴取可能になるように利得を調整する．90 dB～110 dB の場合は，発語明瞭度が比較的よく聴能が発達している場合はできるだけ高音域までの補聴を進める．それ以外の場合は，補聴のポイントを音声の明瞭性から音量感へ移して，500 Hz，1 kHz の低中音域の補聴閾値が会話域をカバーするように利得を調整する．なお調整する際は急に目標値まで変化させるのではなく，子どもの発達段階や聴能の発達段階に応じて，徐々に時間をかけて慎重に行うべきである．また補聴器の調整には利得調整器，音質調整器，それに出力制限装置の他に，1000 Hz 以下の低音域はイヤモールドのベント加工（図 28 参照）によって，1000 Hz～3000 Hz の中音域はフックにダンパを挿入すること（図 33，34 参照）によって，そして 3000 Hz 以上の高音域はイヤモールドをホーン加工すること（図 27 参照）によっても各々調整することができる．

3）補聴器フィッティングの評価

ここでは二種類の評価方法を紹介する．補聴器フィッティング評価ソフトを用いて増幅された会話域を視覚化する方法である．利得を上げることによって聴取閾値上に会話域が増幅される．一方，出力制限装置によってその会話域が聴取不可能になる場合がある．それらをコンピュータの画面上に視覚化することによって，補聴器のフィッティングを評価しようとするものである．

実際の音声を用いて検査をする方法がある．成人の場合もっとも利用されているのが語音明瞭度検査である．明瞭度検査の実施方法と若干の留意点について述べる．音韻の獲得途上にある小児には，語音明瞭度検査を行うことは通常困難であると考えられる．結果の解釈を行う際に，補聴器の調整不良と音韻未習得が原因として混在しているからである．そのような場合，熟知単語を用いて単語了解度を検査する方法がある．ここでは単語の音節パターン検査と識別検査の実施方法について述べる．

可聴閾値上に増幅された会話域

補聴器装用者の可聴範囲にできるだけ多くの言語音を入力させたい．しかも不快レベルに達することなく，快適レベルで聴取できるように補聴器の特性を処方することが補聴器フィッティングの目的であると述べた．図 38 は「補聴器フィッティング評価ソフト」を用いて，増幅された音声が聴取閾値上にどの程度増幅されているかを，オージオグラム上に摸式的に表したものである．同図には出力制限装置によって聴取不可能になった会話域を除外して示し

補聴器フィッティングへのアプローチ「補聴器がやかましい」

「やかましい」という反応には，不快レベルを超える音が入って文字通り「やかましい」場合と，聞えた音・音声が装用者本人の情報にならなくて心理的に「やかましい」場合がある．どちらの場合であるかを的確に見きわめて対処しなければならない．せっかく聴取閾値上に増幅した音声が，出力制限装置をかけ過ぎることによって歪んだり，あるいは聴取できなくなってしまう例がある．一方，出力制限を適切にかけていなかったために「増幅音が響いて」補聴器装用を拒否してしまう例もある．一般的にいって「やかましい」と訴えた場合，出力制限装置の調整よりも利得の調整の方が効果的である．

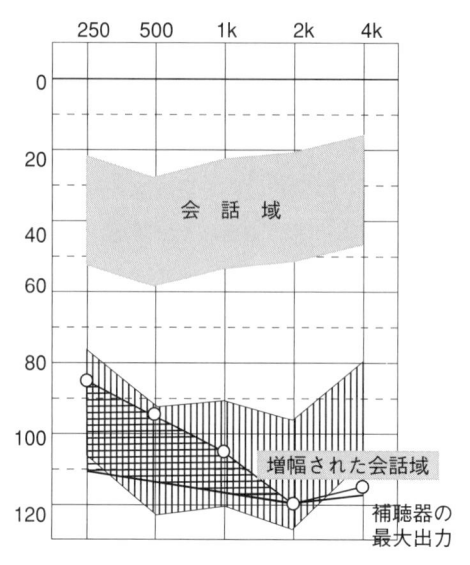

図 38 オージオグラム上に示された会話域と増幅された会話域
縦線の部分は増幅された会話域を示す．そのうち○印で示した最小可聴値以上で，補聴器の最大出力以下の部分（縦線と横線が重なった範囲）が，実際に聴取できる会話域である．

てある．250Hz〜4kHz のオクターブ周波数における聴力閾値レベルと，音場での補聴閾値（音場音圧レベル），それに 2cc カプラを用いて求めた補聴器の 60 dB 入力時の利得と，90 dB 入力時の出力音圧レベルがわかれば同図を描くことができる[23]．

補聴器装用下の語音明瞭度検査

日本聴覚医学会が制定したテープ版や CD 版の 67 語表や 57 語表を用いるのが手軽で便利ある．テープレコーダあるいは CD 装置の出力端子をオージオメータの外部入力端子に接続する．オージオメータの出力先を受話器からスピーカに切り換える．テープレコーダあるいは CD 装置を再生して，各メディアの最初の部分に録音されている較正音（1000 Hz 純音）を出して，オージオメータに付いている VU メータの表示が 0 になるように調整する．オージオメータのダイヤル値を 70 dB あるいは 80 dB にして較正音をスピーカから出す．スピーカの前面 1m の地点に騒音計を三脚等で固定して音圧レベルを測定する．その際，騒音計は C 尺度を使用する．測定値はそのダイヤル値における語音の提示レベル（dB, SPL）に相当する．騒音計のマイクがあった位置に補聴器装用者の頭の中心がくるように椅子の高さを調整して座らせる．通常 1m 先で普通にしゃべった声の大きさは約 65 dB（SPL）といわれている．したがって補聴器装用下における語音の提示レベルもこの程度になるようにオージオメータのダイヤル値を調整する．補聴器を両耳に装用している場合は，非検査耳の補聴器のスイッチをオフにして片耳ずつ検査をする．

表 6　単語の音節パターン検査と識別検査に用いる単語リスト

単語の音節パターン検査	木，目，蚊，手，猫，窓，海，リス，ゴリラ，テレビ，バナナ，眼鏡
三音節単語の識別検査	ゴリラ，テレビ，バナナ，眼鏡，お化け，飛行機，卵，トラック，ウサギ，ネズミ，ピアノ，はさみ

単語の音節パターン検査と識別検査

　小児を対象とした補聴器の評価には，単音節による語音検査を通常行わない．明瞭度検査の結果が極端に低いこと，得られた検査結果の解釈に補聴器の問題だけではなく，被検児の音韻獲得の問題が関係するからである．ここでは幼児にも手軽に実施できる単語を用いた評価法を紹介する．それらは単語の音節パターン検査と識別検査である[23]．単語の音節パターン検査で用いる単語リストは熟知度の高い一音節，二音節，それに三音節の単語各々4個から構成されている．単語の識別検査は12個の熟知度の高い三音節単語である．12個の三音節単語は，前高式，中高式，そして尾高式あるいは平板式のアクセント型を持つ単語が各々4個から構成されている．表6に両検査で用いる単語リストを示した．

　検査の方法はまずパターン検査から始める．被検児が検査する単語について熟知しているかどうかを，聴覚に読話あるいはキューサインを併用して提示し，正しく対応する絵カードを指摘できることを確認する．そして被検児からこちらの口元が見えないように手のひら等で覆うなどして，12個の単語を2回肉声によってランダムに聴覚提示する．提示単語と被検児からの反応単語が同じ音節内であれば正当と見なし，違う音節の単語を反応した場合に誤答とする．たとえば，/き/と聴覚提示したにもかかわらず，/め/を示す単語カードを指しても間違いとはせず，二音節単語の/うみ/や三音節単語の/テレビ/と反応した場合に誤反応とする．単語の音節パターン検査で50%以上の正当率が得られた場合に，三音節単語の識別検査に進む．識別検査もパターン検査と同様に，被検児が12個の単語を熟知しているかどうかを読話あるいはキューサイン等の視覚的な手掛りを併用して確認する．検査は12個の単語をランダムに2回肉声によって聴覚提示する．両検査とも，あらかじめ被検者が反応を選択する範囲を限定する「クローズドセット」で行う．音節パターン検査と識別検査で提示する絵カードをそれぞれ図39と図40に示した．

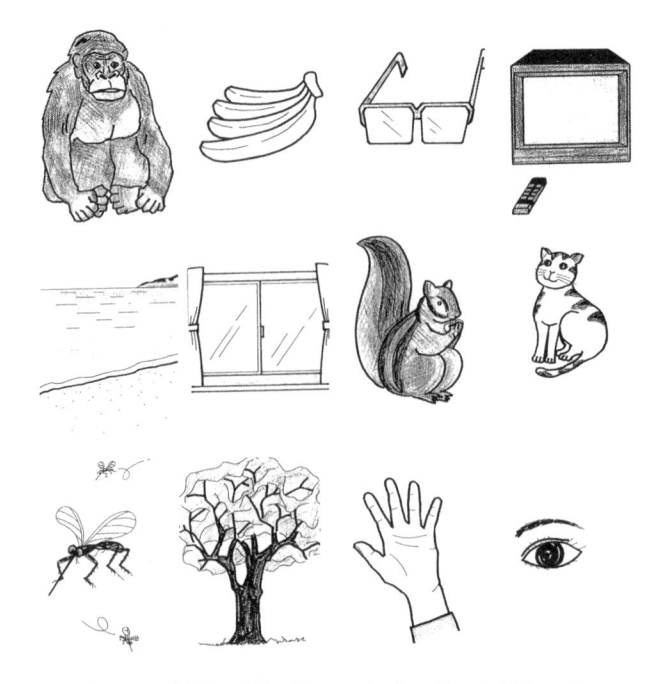

図 39　単語の音節パターン検査に用いる絵カード

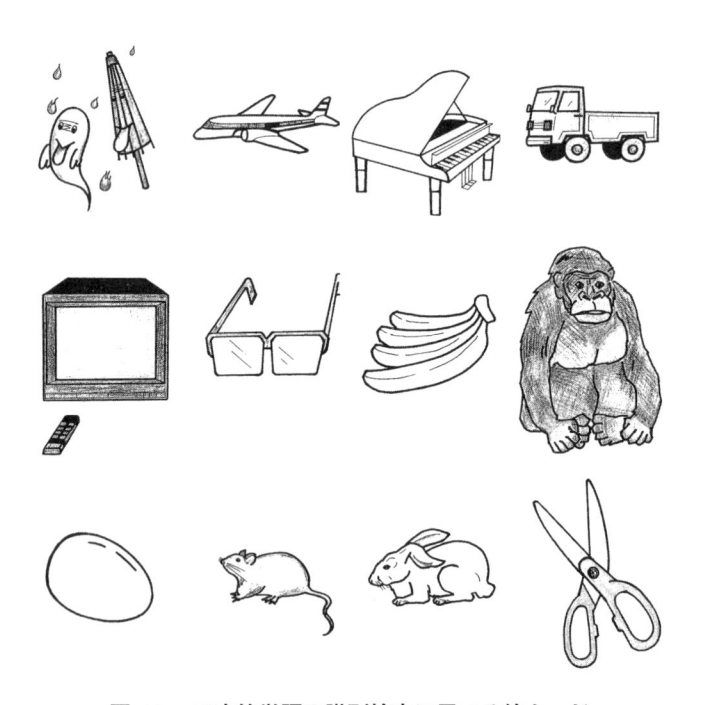

図 40　三音節単語の識別検査に用いる絵カード

引用文献

[1] 全国補聴器販売店協会: 補聴器出荷台数の推移. *Fitting* 14: 15, 2001.
[2] Kirkwood D: With scant 3% annual gain in sales, hearing aid market remains in the doldrums. *The Hearing Journal* 54: 21–32, 2001.
[3] 中川辰雄: 補聴器データベースの開発と補聴器の現状. *Audiology Japan* 40: 553–554, 2000.
[4] Vonlanthen A: Hearing instrument technology for the hearing healthcare professional. Phonak, Switzerland, 1995.
[5] Conger C: Understanding digital technology in hearing instruments. *Hearing Instruments* 41: 21–22, 1990.
[6] Staab W and Lybarger SF: Characteristics and use of hearing aids. Jack Kats ed.: *Handbook of Clinical Audiology*, 4th Edition, Williams & Wilkins, Baltimore. 1994.
[7] American National Standard: ANSI S3.22–1996 Specification of hearing aid characteristics, 1996.
[8] Zemplenyi J, Dirks D and Gilman S: Probe-determined hearing-aid gain compared to functional and coupler gains. *Journal of Speech and Hearing Research* 28: 394–404, 1985.
[9] Dillon H, Murray N: Accuracy of twelve methods for estimating the real ear gain for hearing aids. *Ear and Hearing* 8: 2–11, 1987.
[10] Lybarger SF: Comparison of earmold characteristics measured on the 2-cc coupler, the Zwislocki coupler and real ears. *Scandinavian Audiology Supplement* 5: 65–85, 1975.
[11] 中川辰雄: 補聴器. 今井秀雄編著: 聴覚活用ハンドブック, p.71, 財団法人心身障害児教育財団, 1989.
[12] 日本工業規格：補聴器 JIS C5512–1986, 1986.
[13] Killion M, Staab W, Preves D: Classifying automatic signal processors. *Hearing Instruments* 41: 24–26, 1990.
[14] 中川辰雄: 新型補聴器の特性測定と装用評価の試み. 第17回補聴研究会資料, pp.8–16, 1994.
[15] 杉内智子: イヤモールドの作製とその効果. 小寺一興編著: 補聴器の選択と評価, p.59, メディカルビュー社, 1996.
[16] Wilson P: Training Manual for Professionals in the fields of Hearing Instrument Sciences. pp.21–22, National Institute for Hearing Instruments Studies, Livonia, 1993.
[17] Bentler RA, Pavlovic CV: Transfer functions and correction factors used in hearing aid evaluation and research. *Ear and Hearing* 10: 58–63, 1989.
[18] Hawkins DB: Corrections and transformations relevant to hearing aid selection. Mueller HG, Hawkins D, Northern JL eds.: *Probe Microphone Measurements*. p.266, Singular Publishing Group, San Diego, 1992.
[19] Traynor RM: Prescriptive Procedures. Tobin H. ed.: *Rehabilitation Research and Development Service-Practical Hearing Aid Selection and Fitting*, p.68, Department of Veterans Affairs, Washington DC, 1997.
[20] 中川辰雄: 明瞭度指数を用いたフィッティングと評価. 小寺一興編著: 補聴器の選択と評価, p.105, メディカルビュー社, 1996.
[21] Byrne D, Dillon H, Tran K, Arlinger S, Wilbrham K, Cox R, Hagerman B, Hetu R, Kei J, Lui C, Kiessling J, Kotby MN, Nasser MN, Kholy WAHE, Nakanishi Y, Oyer H, Powell R, Stephens D, Meredith R, Sirimanna T, Tavartkiladze G, Frolenkov GI, Westerman S,

Ludvigsen C: An international comparison of long-term average speech spectra. *Journal of the Acoustical Society of America* 96: 2108–2120, 1994.

[22] 中川辰雄, 大沼直紀: 補聴器の評価に関する研究 —— 音声と教室内の環境音の音響学的分析 ——. 国立特殊教育総合研究所研究紀要 14: 55–62, 1987.

[23] 中川辰雄: 明瞭度指数を用いた聴覚障害児の補聴器フィッティングの評価について. *Audiology Japan* 37: 741–747, 1994.

第3章

高度・重度難聴乳幼児の指導

● 中村　公枝

1. 乳幼児難聴への取り組み

　聴覚障害児への指導や教育は，これまでの歴史が示すように多様であり，いつの時代においても一致した考えや方法があるわけではない．人間の存在そのものが多様であり，不可思議であり，またその時代や社会のシステムや価値観，考え方と不可分な流動的存在でもあるのだから，これは当然のことでもある．

　これまでの30～40年間は，難聴の早期発見，早期療育・教育，聴覚活用，インテグレーションが重要なテーマであった．早期に難聴が発見され，すぐに補聴器装用と指導が開始され，普通学校で教育を受けた高度・重度難聴児は少なくない．指導機関も学校だけではなく，難聴幼児通園施設や病院などの福祉や医療の場へ拡大した．早期療育・教育の充実は学校教育でのインテグレーションを推進し，それは難聴児と健聴児の相互理解を深め，難聴児の進学や職業選択などに新たな可能性を拡げる力となった．しかしながらインテグレーションにおける情報保障などの条件整備は十分ではなく，このような状況では当然のことながら教育の場での学習や発達に問題を抱える子ども達も多く存在している．さらにこのことは，早期教育の現場で，ひとりの子どもとしての存在より"難聴"への対応を優先させる結果を生み，難聴児の健聴社会や文化への過剰適応（健聴児化イコール正常化）の問題を知らず知らずのうちに内包させることにもなった．そしてそれは，難聴者のアイデンティティの問題を生じさせる要因ともなった．

　この30～40年の難聴児の療育・教育の目覚ましい成果とその問題点の顕在化に併せ，時代は今新たな変革の時を迎えている．「手話言語」による聾者としての生き方や文化を求める動きは，自己のアイデンティティの確立や自己実現に悩む若い難聴者の深い共感を得ている．このことは人間として等しく平等であるという基盤のもとで，かつ「聞こえること」と「聞こえにくいこと」の違いを明確に認識し，それに対応した指導が早期から実施されることの重要性を示唆している．一方，人工内耳の精度の向上と普及は重度の難聴乳幼児の聴覚活用の

可能性をさらに拡大している．すなわちこれからの指導はこのような時代的背景のなかで新たな対応が迫られており，今は混迷の時代ともいえる．

とくに高度・重度難聴乳幼児への対応は多様な選択が考えられる．ひとつは手話言語の世界である．日本手話が日本語とは異なるひとつの独立した言語として認識されてきたことによって，手話の利用は旧来の「手話－口話論争」を越えたものになった．しかしながら手話の導入はなされてはいるものの，日本手話による聾学校はまだなく，またたとえ聾学校ができたとしても，健聴者の社会で生活するためには，日本語の習得はやはり欠かせない問題である．また難聴児の親の90％は健聴者であるという事実は，親子の関係やそのコミュニケーションを考えたとき，日本手話の選択はそう容易なことではない．むしろ健聴の親にとっては人工内耳の選択の方が，その技術が向上し，成功した実践例が増加するにつれ，容易になると思われる．しかしながらその際留意しなければならないのは，人工内耳で聞こえやすくなったとしても，難聴は存在しているのであり，「聞こえにくい人」としての生き方を保障した指導方法が必要なことに変わりはないという認識である．

一方これまでの聴覚活用の実践は，100dB以上の重度難聴児でも流暢にスピーチを話し，電話や音楽を楽しむことができることを示した．聴覚活用には個人差があり，その可能性をはっきりと特定することはできないが，これまでの実践は聴覚活用の有効性を具体的に示唆している．これまで培った聴覚活用のためのプログラムや臨床実践は，今後人工内耳を適用した幼児のハビリテーションにおいても役立てていく必要がある．

もうひとつ重要な視点は，子どもの育ちや発達，自己確立や自己実現の道筋への認識である．旧来の言語至上主義への批判は，子どもの学習や発達の「連続性」や「全体性」を無視し，言語一辺倒に陥る弊害に対する警鐘でもある．人間の存在が連続的なものであり，ひとつに統合された全体的なものであることは衆知のことである．しかし臨床の場で実施される検査や評価およびそれに基づく訓練・指導は，分析的・要素的視点のみからのアプローチに偏りがちとなり，ひとりの子どもとしての連続性や全体性への配慮が不足しがちである．そしてこのことが「言語」か「コミュニケーション」か，「指示的」か「非指示的」か，「訓練」か「学習」かといった二者択一的議論を招いているともいえる．人間の発達を常により良くなる方向，つまり向上的にのみ捉えていると，子どもは大人から見るとまだ十分に発達していない不足のある劣った存在になる．しかし子どもは如何に未熟であってもひとりの人間としての統合された全体性を有しており，過去から未来へ一時たりとも分断されることのない連続的な存在でもある．このような視点を単なる抽象論でなく，臨床場面で具体化することが重要な課題でもある．

ここでは高度・重度難聴幼児に対して第一言語として日本語の言語とスピーチの学習を目的としたアプローチについて紹介する．音声言語の学習や認識を進めるためには補聴器や人工内耳による聴覚活用と読話を十分に利用する必要がある．しかしながら言語学習モードをそれだけに限定しているわけではない．むしろことばの学習やコミュニケーションには，ジェスチュア，手話的表現，キュー，文字言語などの視覚的手段を個々の子どもに即して効果的

に利用する必要がある．またこれからの臨床活動においては，難聴乳幼児の発達や母子のコミュニケーションがもっと楽しく，自然なものとなることや，「聞こえにくい，聞こえない世界」への十分な認識や配慮に基づいた指導が考えられねばならない．聴覚的世界を拡げることと，非聴覚的世界を尊重していくことを子どもの発達や学習，日々の生活のなかでどのように共存させていくかはこれからの大きな課題である．また聴覚－口話的アプローチはどのような子どもに適しており，どのように補助手段を利用していくのかを明らかにしていくためにもその理念や手続きについて整理する必要がある．また高度・重度の難聴児はもとより，軽・中等度の難聴児においても手話の学習は必要であり，同障の仲間と手話学習の場の保障は今後の重要な課題である．以上のような認識の基に，高度・重度難聴乳幼児のハビリテーションにおける臨床実践の一端について紹介する．なお，本稿では主に90dB以上の難聴児の指導を目途としており，以下では一括して重度難聴児と表記する．

2. 指導の枠組み

2.1. 基本理念

　乳幼児期の難聴児のハビリテーションを考えるうえでまず重要なことは，ひとりの子どもとしての存在に対する視点である．すなわち，どのような障害を有していても，人間の子どもが乳幼児期に必要とすることは障害のある子どもにとっても同じく必要であり，ひとりの子どもとして，乳幼児期に必要な発達的側面を総合的に捉え，実現していかなければならない．指導者がこのような視点を有しているか否かは，障害児をもった親の，子育てや障害に対する姿勢や考えに多大な影響を与えるものでもある．

　また乳幼児期は，自立した"個"を形成するための基盤をつくる時期であり，対人，対物，対環境との間の種々の相互交渉のなかから，具体的な学習や発達を実現すると同時に，基本的な価値観や行動の枠組みが形成され，刷り込まれていく時期といえる．なかでも重要なのは，人と人との情動的コミュニケーションから生み出される人への基本的信頼感の形成である．前言語レベルでの情動的コミュニケーションを通して，相互に感情や互いの意図を共有しあい，人との相互交渉の楽しさを知り，人への信頼感が形成されていく．

　さらにコミュニケーションは子どもの発達や学習を生み出す"場"でもある．子どもは自分とかかわる人との間でつくられる"場"に主体的に参加し，相互的，共同的活動を通して，さまざまな問題解決の方法を身に付け，ことばを学習していく．このような場で，子どもが何をどれだけ学ぶかは，人，とくに母と子の相互的関係によって影響される．親や指導者は，それぞれの子どもに適した相互交渉の場を作り，子どもの能動的活動を見守り，励まし，時に枠を与え，環境を整える人であり，体験や感情を共有するコミュニケーションパートナーといえる．

難聴はこのようなコミュニケーションの関係を阻害する障害といえる．一般に乳幼児にとって最も重要なコミュニケーションパートナーは母親であるが，母親にとってもコミュニケーション能力を高める最も重要なパートナーはその子どもである．そこでコミュニケーションの重要性を考えるとき親と子を別々に考えるのではなく，親と子の関係性そのものを視座にいれる必要がある．すなわち子どもに必要なかかわりの条件を母親に指導し，具体化を迫るだけではなく，その母子の相互の関係性そのものを捉え，その関係性に応じて必要なコミュニケーションパートナーとしての役割の認識や技能の向上をはからねばならない．

母も子もひとりひとりがそれぞれに個性的な存在であり，その両者の関係性もまた個別的であり個性的である．ハビリテーションや教育のプログラムは，ひとりひとりの子どもやその親の個性やニーズに合わせて段階的に準備されることと，必要な選択の可能性が開かれていることも大切なことである．

もうひとつ重要な視点はライフステージを視野に入れることである．図1は難聴が引き起こす問題を成長に合わせて図式化したものである．Johnson[1]はそれを，*The spiraling effect of deafness*（聴覚障害の連鎖的影響）と呼んでいる．言語やスピーチを習得できたとしても，情報や刺激の入力の問題は解消することはない．むしろ成長に合わせ，コミュニケー

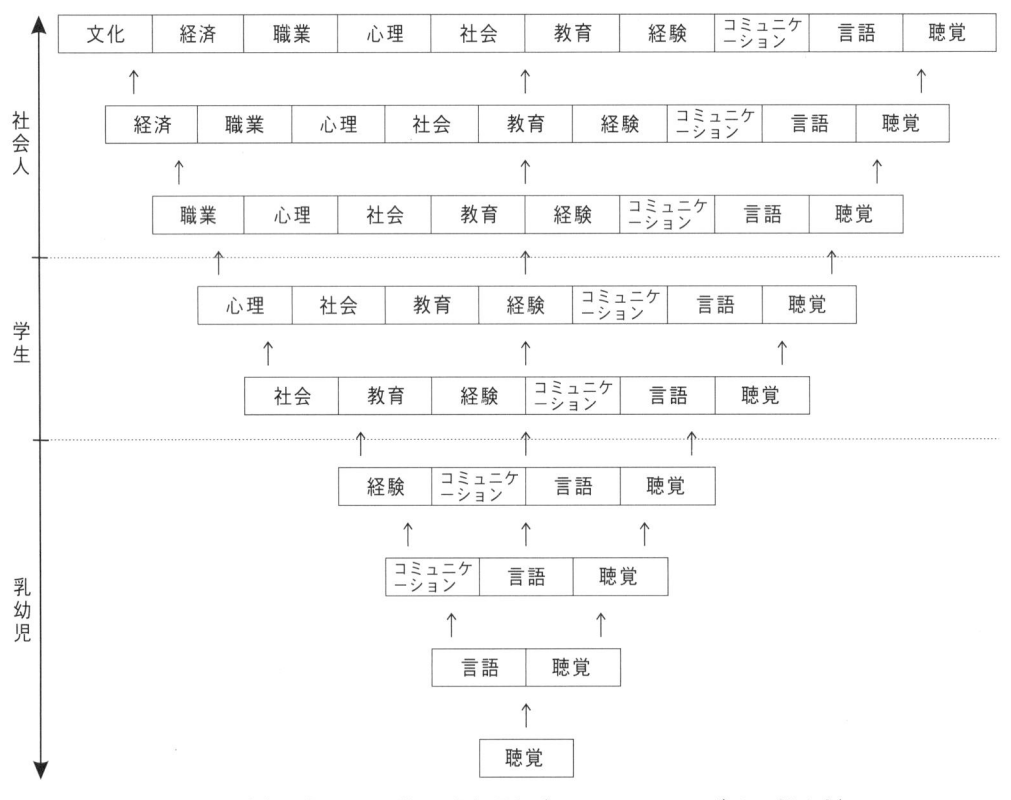

図1　聴覚障害による影響の進行過程（Johnson, 1993[1]を一部改変）

ションの環境は拡大し，複雑化し，難聴者本人にとって「聞こえない，聞き取りにくい」という問題は切実さを増す．それはアイデンティティの問題とも密接に関与してくる．つまりアイデンティティとは決して本人だけの問題ではなく，他者との関係性のなかで確立されるからである．そこで乳幼児期，学童期から長期的視点で問題を捉え，一貫した支援体制を確立する必要があり，乳幼児期においては，それをとくに両親指導のなかに反映させる必要がある．

以上のことから難聴乳幼児のハビリテーションに対する基本的な考えは次のようにまとめられる．

1. 早期発見と早期ハビリテーションの開始
2. 視覚的手段の適切な利用
3. 聴覚活用と適正な聴覚補償方法の選択（補聴器，人工内耳）
4. 家庭，とくに両親への援助と家族指導の充実
5. コミュニケーションを基盤にした言語学習
6. バランスのとれた全体発達の促進
7. 多様性のあるハビリテーションと個別プログラムの実現
8. 母子の関係性に対応した指導の実現
9. ライフステージを視野に入れた支援の実現

2.2. 難聴乳幼児のハビリテーションプログラム

1) 指導目標

補聴器等を用いて聴覚を十分に活用し，読話や他の視覚的手段を併用して音声言語の学習をはかることを目的としたハビリテーションプログラムは，子どもの年齢，聴力，学習力，性格，家庭環境，両親の考えなどに基づいて個別に準備される．ハビリテーションプログラムは，医学的管理，補聴器，両親援助，発達・学習，聴能言語指導，社会適応などの種々の側面があり，医師，補聴器ディーラー，幼稚園の先生などと協力しながら総合的に進めていく．実際の活動の基本は遊びや生活に即した行動であり，母と子ども，先生と子ども，母と子どもと先生とのコミュニケーション活動である．以下に指導目標をあげる．

1. 補聴器の装用を確実にし，自分で装用したり管理できるようにする．
2. コミュニケーションスキル（態度，方法，内容）の向上をはかる．
3. 聴覚的処理能力の向上をはかる（基本的な聴覚的概念の形成，傾聴態度の形成，スピーチの聴知覚能力の向上，聴覚－音声回路の確立）．
4. 言語受容のための入力経路の確立をはかる（聴覚的経路，視覚的経路）．
5. 基礎的言語力の育成をはかる（言語の実用的使用，自然なスピーチパターンの形成，日本語の基本的体系の形成）．
6. 一般的態度，社会生活面での段階的，継続的発達をはかる（発達に即した自律的，自立的行動の育成，家族・地域・幼稚園などへの適応，幅広い関心と知的好奇心の育成，主体的・能動的態度の形成）．

なお，目標3に掲げた「基本的な聴覚的概念」とは，事物や事態のもつ聴覚的意味を指しており，それらによって人は，事物の存在や状態の変化を認識し，自己の行動をコントロールしている．

2) 指導上の留意点

子どもはひとりとして同じ学習や発達状況をたどることはない．指導はひとりひとりの子どもの発達段階，学習の仕方，その子どもにとって有効なコミュニケーション手段，言語学習モードを考えて準備されるべきである．指導にあたっては，①コミュニケーション，②情動・感情，③身体的体験，④プロセス，が重要視されねばならない．図2はこのような視点にたち，コミュニケーションを基盤にした聴能言語学習モデルである．どの側面も下位および初期にあるものは，次にくるものの土台であり，次の段階がそこから生み出されてくることを示している．コミュニケーション活動による相互関係の発達の軸と，言語学習とその関係のなかで使用されるモードを示す軸を中心に，必要とされる学習要件を概略している．〈コミュニケーション〉の項には，コミュニケーションを通して言語学習を進めるために必要な要件を，〈聴能〉の項には，言語学習に聴覚を活用するために必要な要件を，また〈機能〉の項には，言語がその子どもの発達全体に寄与するために必要なコミュニケーション機能の要件を，それぞれ学習段階順に示している．

乳児期初期の情動的なコミュニケーションの成立は，健聴の親にとっては聴覚－音声回路が非常に大きな役割を果たしている．すなわち初期の聴覚－音声回路は，情動の共有をはかり，注意の喚起や維持を容易にし，注意対象の共有や転換，拡大などを促進する．まさに聴覚は注意を喚起し，直接的に感情や状況を感知する感覚といえる．そのため，聴覚に依存している健聴の親と難聴の乳幼児との間では，互いに気持ちを合わせ，同じ強い感情を共有する情動的な相互関係が育ちにくい．

実際に難聴児をもつ健聴の母親は，乳児期の難聴児に対して，おとなしくて手がかからなかった，よく寝ていたという印象をもっていることが多く，強い情動的な愛着関係が双方に十分に形成されていないことがある．難聴が気づかれていないということは，難聴乳幼児にとって必要なコミュニケーション手段が共有されていないということであり，コミュニケーションパートナーとしての大人の役割が十分でないということである．人と人との情動的関係の不十分さは，次の人と物との関係，人と物と人との三項関係の形成へも何らかの歪みをもたらす．たとえば玩具などの操作はよくできるが，他者への注目や関心が十分でなく，人との関係が一方向的であったり，手段－目的的であったり，他者との関係性のなかでの行動の調整能力が不十分であったりする．賞賛を求めて得意そうに親の方をみる，人見知りをする，相手の顔をみながら欲しいものを指差すといった行動の遅れや少なさはそのあらわれでもある．しかし一方では物と状況との関係性の認識は高く，バッグをもつと外出を察知し，たばこを吸うと灰皿をもってきたりする．これらは人の行動への関心のあらわれではあるが，それらが人との間の相互的な伝達的関係の上で成立しているというよりは，むしろ一方向的関

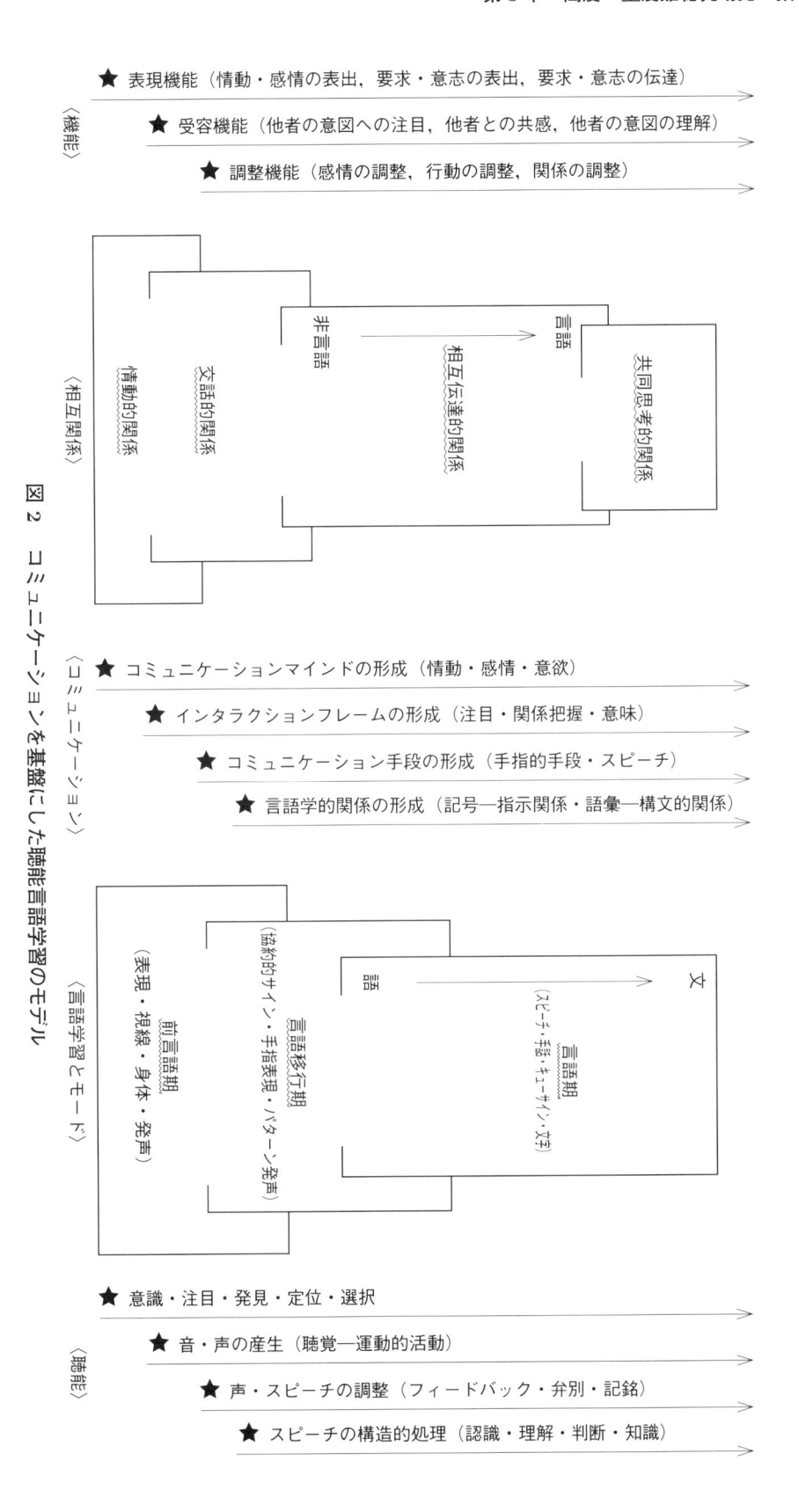

第 3 章　高度・重度難聴乳幼児の指導　113

〈機能〉
★ 表現機能（情動・感情の表出，要求・意志の表出，要求・意志の伝達）
　★ 受容機能（他者の意図への注目，他者との共感，他者の意図の理解）
　　★ 調整機能（感情の調整，行動の調整，関係の調整）

〈相互関係〉

情動的関係／交話的関係／相互伝達的関係／共同思考的関係

非言語 → 言語

〈コミュニケーション〉
★ コミュニケーションマインドの形成（情動・感情・意欲）
　★ インタラクションフレームの形成（注目・関係把握・意味）
　　★ コミュニケーション手段の形成（手指的手段・スピーチ）
　　　★ 言語学的関係の形成（記号―指示関係・語彙―構文的関係）

〈言語学習とモード〉

前言語期（表現・視線・身体・発声）／言語移行期（協約的サイン・手指表現・パターン発声）／言語期（スピーチ・指文字・キューサイン・文字）

前言語 → 文

〈聴能〉
★ 意識・注目・発見・定位・選択
　★ 音・声の産生（聴覚―運動的活動）
　　★ 声・スピーチの調整（フィードバック・弁別・記銘）
　　　★ スピーチの構造的処理（認識・理解・判断・知識）

図 2　コミュニケーションを基盤にした聴能言語学習のモデル

係性の傾向が強いところに問題が存在する．つまりコミュニケーションとは互いに意図の伝達のしあい（やりとり）であり，一方の側からの状況の理解や推察にとどまっていてはならないということである．

このように難聴の存在は生後一年の間にすでに人と人との間の基本的な関係のありように影響を及ぼし，前言語的段階でのコミュニケーション関係の発達を阻害する．もちろんこれらは難聴だけではなく，親や子のそれぞれの個性や環境的条件によりあらわれ方はさまざまである．しかし子どもの発達はコミュニケーションの場でのさまざまな活動によって実現されることを考えると，この前言語的段階でのコミュニケーション関係の問題を十分に検討し，指導する必要がある．

ことばは，ことばとその照合先である対象との関係を定義づける対象照合機能と，ことばと発信者との間を関係づける情動的機能を有している．対象照合機能と情動的機能はどちらもコミュニケーションの基礎であり，前者が認識的・客観的であるのに対し，後者は感情的・主観的機能である（ピエール・ギロー[2]）．しかしこれは二分されるものではない．岡本[3]は，情動性の次に行動性，認識性と順次脱却していくものと捉えずに，情動性の上に行動性，その上に認識性と成層的構造をもった発達の結果としてことばの誕生をとらえるべきと主張している．

ことばは直接的な体験に裏づけられなくとも学習させることはできる．たとえば絵カードや事物とことばを連合し，記憶させていく対連合式のやり方である．しかしそのように学習したことばは，忘れやすくまた実際に使用できなかったり，使用が限定される傾向がある．とくに子どもにとって生活のことばである一次的ことばは，子どもの感情や身体的体験をくぐり抜けていることが必要であり，その上に，ことばによることばの学習が成立し，高度に抽象的な使用が可能になると考えられる．すなわち子どもはことばの記号的意味を状況と切り離して学習するのではなく，ことばが使用される場における感覚的，感情的意味を内包させながら，記号的意味を形成していくところに"母語"としての意味が生じてくる．ひとつひとつのことばは，体験を通してイメージが十分に形成されることによってことばのネットワークが密に広がり，それによって文脈にそった意味理解や洞察が容易になる．殊に難聴児に届くことばは明瞭でないことが多い．不明瞭なことばの認識を助けるには，そのことばについて子どもが十分な興味や関心を持ち，豊かなイメージをもっていることが重要である．その意味でことばの学習には，情動的・身体的体験とそのプロセスが重要となる．

プロセスにはもうひとつ大切な側面がある．学習には「ことがらの学習」と「方法の学習」がある．前者については教えることもできるが，後者は自分のなかに作り上げていくものであり，それは構造化のプロセスともいえる．人はそれぞれ自分のやり方で対象に接近し，試行錯誤を繰り返しながら，事態の関係や機序を理解し，問題解決や処理方法をみつけだしていく．その繰り返しが自分の行動や知識を構造化し，自分なりのやり方や行動への見通しを育て，自信をつけていく．子どもが得心し，分かるようになるためには，子どものペースとやり方に合わせ，ひとつひとつのプロセスを大切に共有し体験していくことが必要であり，そ

うすることによって，ばらばらの体験がひとつの流れのなかに位置づけられ，構造化してくる．そしてここでもまた，コミュニケーションとそのパートナーの重要性が認識される．

すなわち換言すれば子どもの発達とは「プロセス」ともいえる．学習すべきことばやことがらを直接に子どもに教えるのではなく，遊びや種々の体験，コミュニケーションを通して結果としてそこに到るような場面や環境やかかわりの構築が課題である．

3） コミュニケーション手段と言語学習モード

コミュニケーションはことばを学習する場であり，ことばはコミュニケーションを成立させる道具でもある．すなわちコミュニケーションとことばは相互に手段と目的の関係にある．またコミュニケーション手段として何をどのように使うかによって，学習される言語は種々の面で違いが出てくる．

重度難聴児では，①聴覚的学習による聴知覚の進展，②視覚的手段の利用をはかることにより，ことば（音声言語）の学習を進めていく．しかしながらまずはコミュニケーションの成立をはかるために，"今"その子どもにわかる手段を用い，そしてそのなかに次に形成されるべき手段を導入していく．すなわち第一段階では，視線，表情，指差し，身振りなどが分かりやすい手段であり，次に発声，ことば，協約的なサイン，手話などがある．重度難聴児にとっては発声，ことばなどの聴覚的なものは認識されにくい．そこで聴覚−音声的手段と，キュー，指文字，手話などの手指的手段および表情，身体の動きなどを含めた視覚的手段をどのように併用し，繰り返してモデル提示するかが重要であり，専門家としての技量が求められるところでもある．

その際留意すべきことは，聴覚（読話）−音声回路と視覚−手指回路は異なるものであり，ことばを両方で表示したとき，重度難聴児は当然のことながら視覚−手指回路の方が容易に形成されるということである．その結果ことばの聴覚像の形成が不十分となり，口形の模倣はしても発声が十分ともなわなかったりする．聴覚−音声回路とは，聴覚的入力の結果，音声が表出されるのであり，このフィードバック回路の形成が不十分だと，結果として聴覚活用は進展していかない．難聴児の聴覚活用はかなり長期的に進展するものであり，継続的な対応によりその効果も期待できる．そこでひとつひとつのことばや文を繰り返し，長期にわたって聴くことが必要となる．しかし一方ではそればかりに依存していると，子どもの言語学習を遅滞させたり，子どもに過重な負担を強いることもある．そこで言語学習やコミュニケーションの無理のない進展のために手話や手指サイン，文字言語を併用することは有効である．併用の仕方はさまざまだが，重要なことはことばの学習や言語処理の道筋がどのように形成されているかを，モードとの関係で見きわめていくことである．たとえばキューサインはことばの音韻成分の把握には優れているが，韻律的なスピーチパターンには整合しない．キューに合わせて発語するため，「め」「くつ」「パパ」といった1〜2音節語では無理なく併用できても，発話が長くなると平坦になり，プロソディーの情報伝達には適さない．一方手話との併用は，韻律的なスピーチパターンへの影響は少ないが，音韻情報の援助はできない．

しかし音声言語の学習に先行してコミュニケーション手段としての利用価値は高く，手話とスピーチとの併用は，初期言語発達に促進的な効果をもたらすこともある．このような特徴を理解しつつ，どのような処理システムが形成されているのかを絶えず評価しながら刺激の与え方について検討すべきである．利用の仕方は，子どもにより異なり，結論はだせない．いずれにしても聴覚（読話）－音声回路と視覚－手指回路を統合し，相互的なループの形成をはかることが重要であり，その過程をひとりひとりについて確認しながら丹念に指導を積み重ねる必要がある．

4） 子どもの学習と指導方法

Fisher[4]は，統一を欠いた部分的カリキュラムは部分的技能しか生み出さず，技能が般化しないことは聴覚障害児教育の重要な問題であると述べ，統合的な視点のない折衷的アプローチを批判している．またLing[5]は，「聴能は課題練習を中心にした訓練形態のなかでよりも実際場面内での子どもの能力，ニーズ，活動に密接に関連した聴覚経験により，一層向上する」と述べ，子どもにとって意味ある聴覚経験の累積が聴覚活用につながると主張している．とくに幼い子どもにとってはこの統合的視点と日常生活場面での身体的体験に基づく学習の視点は聴能に限らずあらゆる指導の基盤といえる．

乳幼児期の学習方法は年齢，発達，学習内容，学習段階によって異なる．表1は年齢を目安にした学習形態を示しているが，いずれの段階においても共感的対人関係がその基礎にあることが重要である．とくに，0～1歳台では，対人的共感に基づいた同一視的学習や感覚－運動的学習が優位である．共感的学習とは，対人的共感の感情が優先するものであり，学習内容の意識化は低いが，子どもにとっての意味性や機能性は高い．したがってこの段階では子どものペースや興味に同調し，子どもと一体化し，情動に強く働き掛けたり，自発的な探索活動を尊重することが重要である．2～3歳台では，自他の区別が明確化し，自己主張が強まる．自分の意図や意志は強まるが，周囲の状況や他者の意図との調整や協調は困難な時期でもある．この時期は子どもが状況や行動の見通しをもてるようにしていくことが必要であ

表1 年齢による学習方法と活動傾向の目安

年齢	学習・活動の傾向
0～1～2歳	・共感的学習，同一視的学習 ・情動の共有，共感的模倣，子どもの注意対象への同調，交話的関係 ・自発的探索活動，単純な繰り返しへの興味，感覚運動的遊び等
2～3～4歳	・共感的対人関係を基盤にした手段ー目的的学習への移行，習慣的学習 ・日常生活体験の共有，活動のルール化，役割交代，身体技能の拡大 ・自己表現活動，ごっこ遊び，家事の共有，製作活動等
4～5～6歳	・学習目的の認識に基づいた手段ー目的的学習 ・目標の共有と達成の喜び，見通し，競争，協調，知識欲，自己コントロール ・集団活動，創作遊び，ことば遊び，料理，自然，数，文字等

り，日常生活場面での習慣的行動や体験を子どものペースに合わせて積み重ねていくことが重要である．3歳までの子どもは，日常的な行動について驚くほどの観察力を有しているが，それを過ぎると見方が概括化し，雑になっていく．料理，洗濯などの家事も遊びと同様に楽しい学習場面となる最適の時期でもある．4～5歳台になり，十分な自発性が育ってくると，子どもは相手の意図のなかにも自分の興味を見いだし，見通しをもって協調した対応をとれるようになる．また知的好奇心も増し，学習目的の認識に基づいた手段－目的的学習を楽しめるようになる．競争，勝敗，目的達成，駆け引き，協力などさまざまな関係を楽しみながら，学習内容への興味や関心も拡大してくる．このような段階になると，課題学習にも子どもは主体的に楽しんで参加できる．

しかしながら難聴幼児では，子どもの発達段階が必ずしも年齢に相応しないことがある．その場合には，当然のことながら子どものレベルに合わせることと，そのずれに対しての親の理解を促すことが必要である．基本的には子どもは知的好奇心に溢れ，学習意欲も高く，喜んで課題解決を遂行する．しかしながらバウアー[6]が指摘するように，多すぎる学習や，興味や能力に合わない学習は子どもに弊害をもたらす．その子どもの有する学習課題がいかに多くとも，その適正量を決めるのは子どものキャパシティであり，ひいてはその親子であることに留意すべきである．

ことばの学習手順は大まかに言って，①受容・理解，②模倣的使用，③誘導的自発使用，④自発使用の順になる．誘導的自発使用とは，遊びや生活のなかでそのことばを使いやすいような模擬的場面を設定し，発話を促すことであり，ごっこ遊びなどはその典型である．ことばの学習において模倣の持つ意味は大きいが，それが強制されたり，機械的な反復に終始していては効果的ではない．模倣行動は表2に示すように，種々のレベルがある．たとえば補聴器の装用によりフィードバックの回路を強化し，発声を有意味化していくには，情動的なコミュニケーションでの共鳴的，共感的模倣が有用であり，これによって聴覚活用が進み，自然な発声や音声模倣を実現できる．またコミュニケーション場面で相手の発話の確認や了解などのフィードバックに用いられる模倣も自発性，意識性，意味性が高く，有効である．このように共感関係に強く裏打ちされた模倣行動や，自発性，意味性の高い模倣行動は言語学習活動に有効だが，共感性，自発性，意味性の低い模倣行動は，強制され過ぎたり練習が多すぎると，却って子どもとことばとの距離を遠ざけることにもなる．

子どもは本来，主体的に学ぶ力を有している．主体的な学びにおいて重要なのは，子どもみずからの試行錯誤と観察学習である．子どもは自分が興味のある人や事態に対してはきわめて高い注目がみられ，その結果多くの模倣行動が出現する．子どもが注目し，興味をもって観察している時，その対象は子どもにとっては行動のモデルであり，コミュニケーションのモデルであり，ことばのモデルとなる．この観察－モデル学習は乳児から年長児まであらゆる段階で重要であり，コミュニケーションパートナーとなる人は，子どもの主体的な学習活動を引き出すようなコミュニケーションモデルや言語モデルについても絶えず吟味し，適切に提示する必要がある．

表 2　模倣行動の分類

	自動性	自発性	意識性	意味性
共鳴的模倣	○	○		△
共感的模倣	△	○	△	○
確認的模倣		○	○	○
了解的模倣		○	○	○
誘導的模倣			○	△
指示的模倣			○	
機械的模倣	○			

　子どもの学習環境や学習方法について考慮が必要な理由は，それが学習内容だけでなく，子どもの感情や心理面，行動の取り方，人との係わり方，価値観などに影響を与えるからである．幼児は大人からの多様なアプローチに応える力を有しているが，それが可能だからといって，年長児に用いるような学習方法を安易に年少児に使用すべきではない．基本的には子どもの年齢，発達，興味，性格，生活環境などに対応した学習場面が準備されることが必要であり，それは日常生活場面そのものであったり，遊びや設定された課題場面も含まれる．いずれにおいてもその「場」が子どもにとって，有意義なコミュニケーションの場として楽しく機能することが重要である．

3. コミュニケーション指導とことばの学習

3.1. 前言語期のコミュニケーション

　一般に乳児は前言語的段階でコミュニケーションに関する基本的事項，たとえばコミュニケーションの結果や効果，相互性，人との関係性における行動の調整，社会的文脈による調整といった言語習得の基礎となる社会的事項の学習がすすんでいる．このような前言語期の指導は難聴児においても発見年齢にかかわらず重要である．

1）　コミュニケーション関係の評価

　評価はまず母子場面，指導者と子どもの場面をビデオ録画し，そのトランスクリプトを作成する．前言語期のコミュニケーション場面の評価で重要なことは，視線である．どのような行動やことばのやりとりがなされたかだけでなく，子どもと大人の視線がどこに向いていたかを記述することが重要である．行動は認識のあらわれでもあり，わずか10分でも詳細にビデオを起こし，トランスクリプトを作ってみると，両者の関係が明らかになる[7]．表3は評価の視点である．両者の場面をとるのは，母親の行動の問題点を知る目的もあるが，それ以上に指導者とのコミュニケーションから子ども自身のコミュニケーション技能を高め，それによって母親とのコミュニケーションを楽にすることにある．難聴が発見されたばかりの

表3 コミュニケーション行動の評価の視点

子ども	大人
I. 大人との活動 ・遊びの開始 ・大人または大人の興味対象への関心 ・遊びの中での大人とのかかわり ・大人との遊びの成立 ・遊具への関心と操作 II. コミュニケーション態度・意欲 ・大人の活動への注目と注目の維持 ・意図的伝達行動の開始,タイミング,量 ・大人からの視線への気づきと反応 ・表情,身体接触 ・視線の方向 III. コミュニケーション行動の様式・機能 ・身振り,手指的手段の利用 ・身振り,手指的手段の理解 ・情動的,感情的表現の有無,内容,量 ・音声への反応と音声言語の理解 ・発声行動と音声言語の使用 ・コミュニケーション行動の機能 IV. やりとりの態度・行動 ・共感的かかわりの有無 ・相互的関係の形成の可否 ・大人への応答の確認 ・応答がない時の対応	I. 子どもとの活動 ・遊びの開始 ・子どもまたは子どもの興味対象への関心 ・遊びの中での子どもとのかかわり ・子どもとの遊びの成立と発展 II. コミュニケーション態度・意欲 ・子どもの活動への注目と注目の維持 ・意図的伝達行動の開始,タイミング,量 ・子どもからの視線への気づきと反応 ・表情,身体接触の適切性 ・視線の方向 ・子どもとの位置,距離,姿勢 ・子どもの表現の受容―理解の確実性 III. コミュニケーション行動の様式・機能 ・身振り,手指的手段の利用 ・身振り,手指的手段の併用 ・声の大きさ,速さ,プロソディー,繰り返し ・情動的,感情的表現の有無,内容,量 ・語彙選択の適切性(擬音表現,育児語) ・文表現の適切性(長さ,構文) ・コミュニケーション行動の機能 IV. やりとりの態度,行動 ・共感的かかわりの有無 ・相互的関係の形成の可否 ・子どもの表現意図の理解・共有 ・子どもへの応答のタイミング,方法,内容 ・子どもへのフィードバック
VI. コミュニケーションの成立と成立の型 ・成立/不成立 ・成立の型(大人→子ども,子ども→大人) ・やりとりの回数(1回/複数回)	

母親に過重な課題が課せられたり,問題の指摘が多すぎると,さらに母親としての自信をなくすことにもなる.まずは指導者が子どもを引受け,母親の負担を軽減し,母親の状態に応じてアドバイスしていくことも大切である.

2) インタラクション・フレームの形成

子どもは大人との間でさまざまな相互交渉(インタラクション)を繰り返しながら,コミュニケーション技能を高めていく.それは大人が子どもとの関係でとる行動の意味を子どもが発見できるようなインタラクションのループを形成することから始まる.Fogel[8]は,大人と子どもが作り出すインタラクションの構造をインタラクション・フレームと呼んだが,発達初期のインタラクション・フレームの形成では大人の役割が重要である.佐々木[9]は,生後6ヵ月から養育者と子どもとの縦断的観察を行ったZukow & Duncanの研究[10]を紹介し,この時期の母子間交渉においては母親からの働き掛けのほぼ半数が誇張した表情や呼び掛けな

ど注意引きを中心とするインタラクションであったと述べている．

　幼い難聴児とのコミュニケーションの出発もまさしくこの注意喚起による注意の共有にある．健聴の赤ちゃんにおいても，母親は注意を引くために誇張した特別な強い働きかけをする．難聴の乳幼児にあっては，さらにめりはりの利いた表情や身振り，声などによる強い働きかけと，そのタイミングが必要とされる．そして人への注目に引き続いて，特定の「場」での特定の行為や，行為と行為の関係性が形成され，インタラクションのループが生じてくる．初期のコミュニケーション指導とは，まさしくこのようなインタラクション・フレームを形成することといえる．

　インタラクション・フレームのもっとも基礎にあるのは情動的な相互交渉である．鯨岡[11]はそれを「成りこむ」と表現したが，大人側の感情の表現が子どもの情動を共振させるような，注意喚起よりさらに強く豊かな働きかけが必要とされる．子どもとのかかわりを真に楽しみ，一体化し，感情の自己開放がなければ，成りこみは成功しないであろう．成りこみはまずは子どもの行動に同調し，応答的に参加することから始まる．筆者はそれを「応答的介入」と呼んでいる．応答的介入はまずは子どもの行動をよく「観察」し，行動の意図，リズムを把握する．かかわりのきっかけは，子どもの行動の「模倣」から始めるとよい．子どもの行動への直接介入は（たとえば子どもに触る，手を貸す，物を渡すなど），関係ができていないと子どものテリトリー侵害になることがある．むしろ平行的に楽しく子どもの行動をまねる方が子どもの注意を引きやすい．そして子どもの視線が自分に向けられた時にこそしっかりと感情を込めてその行動を反復したり，その行動を喜ぶ表現をすることが「注意喚起」につながる．子どもは大人の行動に興味をもつと，主体的に視線を向けるようになる．視線が向けられた時に，子どもに「わかる」表現で必ず反応を返していくと子どもの「注意の維持」が達成される．次に大人の行動が子どもの行動の何によってひきおこされているかを把握できるように交互的に反応行動を繰り返していく．子どもにこの交互的関係が把握されると，意図的な反応期待行動，大人側の行動の模倣，笑うなどの感情表現が出現し，「共感的プレイ」に発展していく（図3）．具体例を次に示す．

　R児，男，1歳6ヵ月にて100dB以上の難聴が発見される．1歳7ヵ月で補聴器装用開始．装用後1週間．まだ常用はできない．人への注目は低く，車など好きな遊具の操作と部屋の中を動き回って遊ぶことが多い．ひとつの遊びの集中は短い．

段階I，交互的関係の導入，応答的介入

　大きな輪の遊具を持って壁側の椅子に坐る．立とうとするも持っていた輪が椅子に引っ掛かりとれない．R児（C）ひっぱっている（行為A）．2〜3m離れて対面して坐っていた指導者（P）は，R児のまねをしてさらに表情，動作を強調して「ヨイッショ，ヨイッショ」とひっぱる動作をする（反応行動B）．R児，それに気づき指導者を注視．指導者は再度R児を見ながら繰り返し，残念そうな表情をし，「ダメ」といいながら両手を左右に振る．指導者の行動が止むとR児また輪を見て，それをひっぱるが，指導者への関心はなく，とることに集中している．指導者はまた同じようにR児の行為を真似る．R児，ひっぱる途中で指導者

第 3 章　高度・重度難聴乳幼児の指導　　121

図 3　交互的関係（やりとり関係）の学習過程

段階 I：交互的関係の導入
〈応答的介入〉
（注意喚起）――――（注意共有）

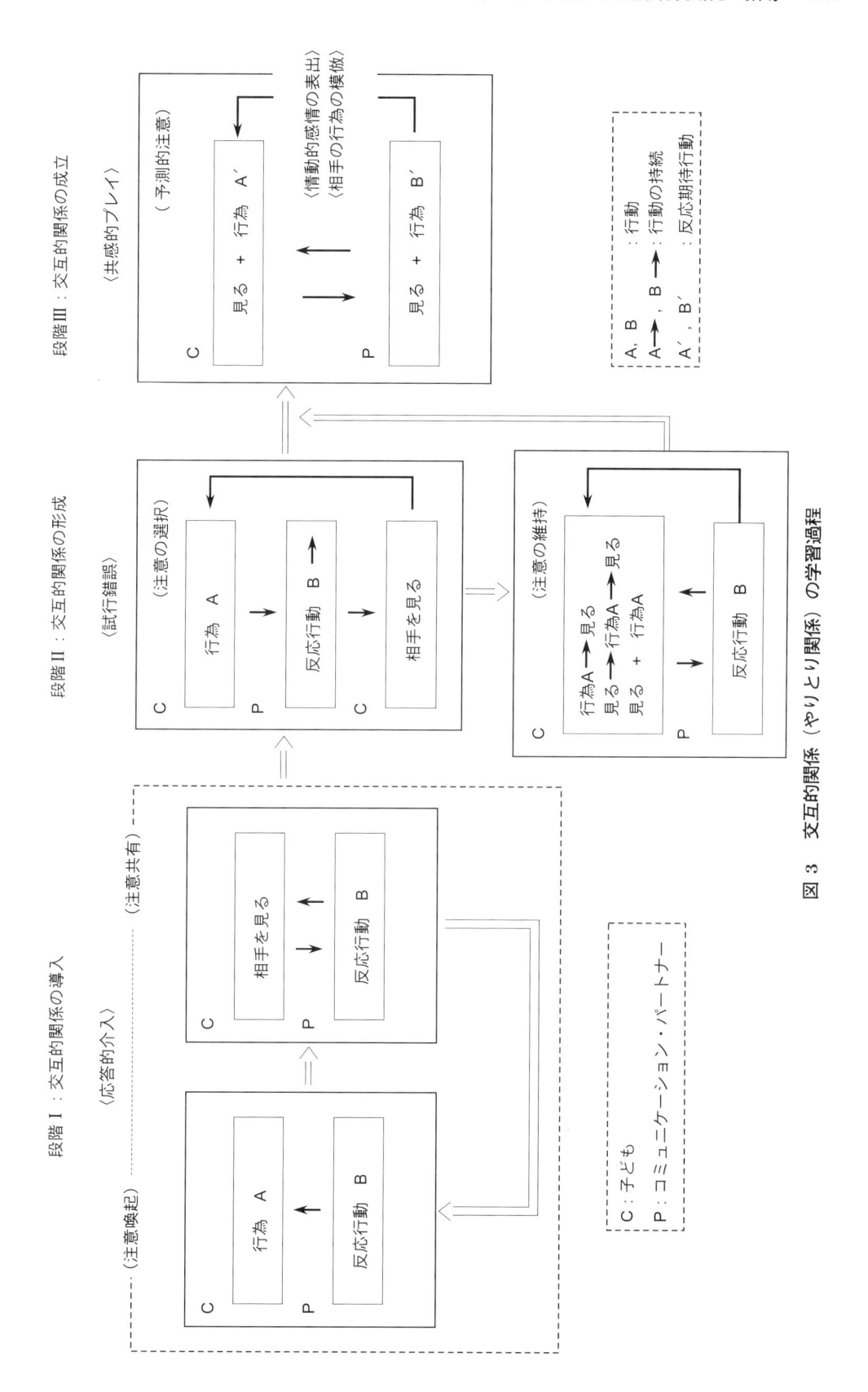

段階 II：交互的関係の形成
〈試行錯誤〉
（注意の選択）
（注意の維持）

段階 III：交互的関係の成立
〈共感的プレイ〉
（予測的注意）
〈情動的感情の表出〉
〈相手の行為の模倣〉

C：子ども
P：コミュニケーション・パートナー

A, B　　：行動
A→, B→　：行動の持続
A′, B′　：反応期待行動

の模倣に気づき，注視．指導者は反応行動をR児に誇張して繰り返す．

段階II，交互的関係の形成，試行錯誤

繰り返しているうちにR児は指導者の反応への関心が高まってき，輪を取る目的でひっぱるより，ひっぱっては指導者を見たり，ひっぱりながら指導者を見たりする．R児のひっぱり行動の意味の変化は，表情に輪がとれないいらだちが消え，ちょっとひっぱっては指導者を見ることからもわかる．指導者はR児の変化を受け，ひっぱった後の残念そうな表情と身振りをさらに強調して見せる．

段階III，交互的関係の成立，共感的プレイ

この関係を繰り返すうちに指導者が誇張して「ダメ」と表現するとR児はおかしそうに笑うようになり，指導者のこの行動を引き出すためにひっぱりの行動をするようになる（反応期待行動）．さらに繰り返すと，R児は誘いかけるように指導者を見ながらひっぱり行動をし，指導者がまねると，指導者より先に顔を歪め，「ダメ」の身振りをする．

「介入」ということばを用いたのは，多くの場合この段階の子どもは他者のかかわりに無関心であったり，拒否的であったりするためである．しかし介入ではあっても，子どもの意図を先取りしたり，中止させたり，訂正させるものであってはならない．ここで重要なのは，感情的にも行動的にも子どもと同じレベルから出発することである．そして子どもの注目に合わせたモデル提示（発展的提案）は，自分の行動と他者の行動とのつながりや行動の展開への認識，興味を育て，その結果子どもはモデル行動の意味を理解し，主体的に真似たり，目的的に使用できるようになる．またそれは豊かな遊びや他者とのかかわりへの期待へと発展していく基盤ともなる．

3） 家族間コミュニケーションと言語学習

人間の子どもは，人間の生活の営みのなかで，基本的な生き方を身につけ，文化や価値観を受け継ぎ，作り上げていく．子どもはお客さまではなく，家族の一員としてその家庭生活に織り込まれていかねばならない．家庭には，大人も子どもも老人も赤ん坊もいる．聞こえる人も聞こえにくい人もいる．難聴児を含め家族を構成するひとりひとりが家族の一員として存在するよう関係の再構築が必要とされる．

まず聞こえにくい子どもにも家族の生活やコミュニケーションが見える必要がある．前言語的段階から，たとえば母親がトイレに行くときも，必ず身振りを併用して知らせるよう習慣化していくと，突然母親がいなくなる不安を避けられる．聞こえる兄弟に対する時も，聞こえる夫婦の間でも，ことばに視覚的手段を併用すれば，難聴児に観察学習の機会が与えられる．通常健聴児は直接に自分に向けられた刺激だけから学習しているのではない．家族間のコミュニケーション手段として音声言語だけでなく手話などの視覚的手段が当たり前に存在するよう幼少児から取り入れていくことで，難聴の子どもが家族のなかで孤立することはずっと軽減するであろう．そしてこのような幅広いコミュニケーションの経験がことばを生み出す背景ともなる．

3.2. 単語期のコミュニケーションとことばの学習

　語彙数の増加にともない，物に名称があることがわかるようになる一方，鍵語や状況に基づく言語理解が進展する時期である．身振りや手話的表現とことばとをしっかりと併用し，子どもの表現手段を増やすことと，音声言語を繰り返し聞かせ，その聴覚的パターンの学習が成立するよう環境を整えることが必要である．なによりも繰り返しの重要な時期であり，体験の繰り返しがことばの繰り返しにつながる繋がる．

1）ことばの出現と学習方法

　インタラクション・フレームに発声が組み込まれてくると，子どもは音声を目的的に使うようになり，発見，注意喚起，失望，要求などが発声の長さ，イントネーションなどで表現される．また「たたく，放る，描く」といった行動や乗り物や動物のまねなどに併せた発声も出現し，初語を迎える．筆者の経験では[7]，学習速度の個人差は非常に大きいが，個人別にみると，どの子どもも最初の10語に最も時間がかかり，それ以後学習に要する時間は急速に短縮される．図4は，表4に示した6名の重度難聴児について，各人の10語を習得するのに要した期間を基準にし，20語から50語までの語彙習得に要した期間の減少を10語ずつの単位でみたものである．6名とも10～20語の習得に要した期間は，初語から10語習得に要した期間の2分の1以下であり，その後も習得のスピードが速まっていくことを示している．そして自発的な使用語が50語くらいを越えると急速に語彙数は増加し，物に名前があることが洞察できるようになる．これは健聴児と同様である．

　Nelson[12]は初期の言語獲得過程を分析し，名詞の割合の高い表示型（referential type）の子どもと，人との関係で用いられる個人－社会語や動詞の多い表現型（expressive type）の子どものいることを示した．筆者の指導した重度難聴児（90～115dB）6例の50語の分析でも，3例が表示型，3例が表現型であった（表4）．これは子どもの発達スタイルの問題としても捉えることができるが，難聴児においては指導方法との関連で検討すべき問題も内包し

表4　重度難聴児の語彙獲得経過とその機能分類

	良耳平均聴力	発見年齢	補聴器装用～初語期間	初語～10語期間	初語～50語期間	50語の機能分類（Nelsonの分類基準による）					$\frac{I}{II+IV}$
						I 名詞類	II 動作語	III 修飾語	IV 個人社会語	V 機能語	
A 女	99dB	1:11	1m	4m	7.5m	70%	20%	6%	4%	0%	2.9 *
B 男	110	1:07	3	8	10	58	18	16	8	0	2.2 *
C 女	115	1:01	4	12	16	70	18	2	10	0	2.5 *
D 女	99	1:01	4	7	8	48	28	8	14	2	1.1
E 男	101	0:08	6	10	12	50	22	10	18	0	1.2
F 男	90	2:01	1	5	9	36	36	16	12	0	0.75
健聴児					4～13	65	13	9	8	4	3.1 *

注：健聴児のデータはNelson[12]による．　　　　　　　　　　　　　　（＊：表示群，無印：表現群）

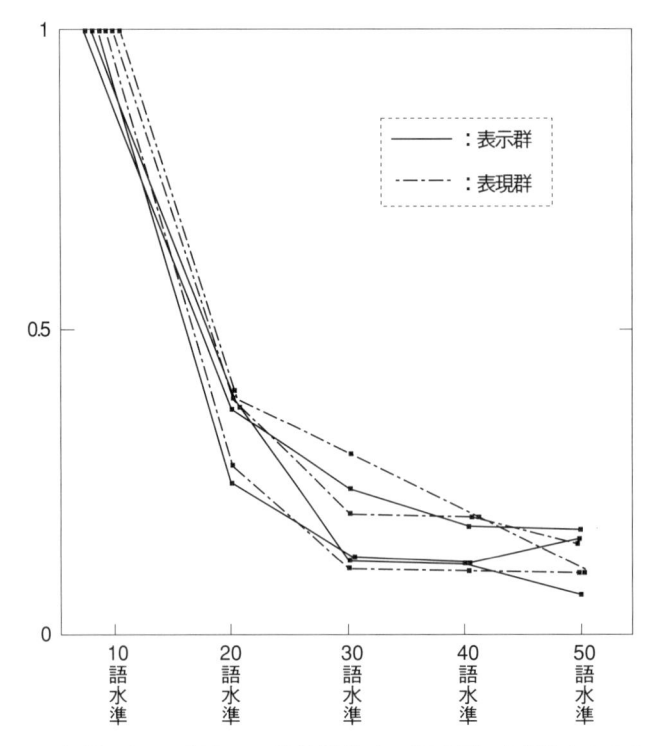

図4 初語から10語までの習得期間（10語水準）を基準としたときの習得期間の変化

ている．たとえば表現群の3例は興味の偏りがあり，興味のない事物名は指示代名詞や指さしで代用することが目立った．そこで表現群の難聴児には，具体的な体験を共有しながら事物についてのイメージを豊かにし，他者の興味対象への関心の拡大をはかることで学習の促進をはかった．一方表示群についてNelson[12]は，初期の言語習得過程における事物名称の習得は重要であり，2歳までの言語発達は表示群の方が良好であったと述べている．難聴例においても表示群の3例は，興味対象が広く，言語学習が容易であった．しかしながら次の症例のような問題もある．

7ヵ月で60dBの両側伝音難聴が発見され，8ヵ月より補聴器を装用し，1年の指導を受けた後来所したY児は，1歳9ヵ月ですでに50語程度の語彙を有していた．しかし発話のほとんどは事物の名称であり，他者とのやりとりには使われていなかった．事物の認識力は高く，実物と半具体物，絵など色や形が異なっていても同定できた．感情表現に乏しく，他者への注目も低い．母親は耳介の形成不全と難聴のショックから外出も憚られ，ことばの遅れを心配し，ことばを教え続けたと話した．語彙の80%は名詞であり，名詞の学習は容易であったと母親は述べた．表示群の問題は，このような機能性に欠ける言語学習に代表されており，このような例はまれではない．

旧来から難聴児指導では絵カードとことばの対連合による言語学習方法があり，Y児の言語学習方法もそれであった．Y児のように表示型の学習スタイルの子どもにとって，とくに

嫌な方法でもなく，興味も示している．このような子どもの場合，言語学習は一見順調に進んでいるようにみえるが，学習したことばの機能は名称の表示に極端に偏っており，コミュニケーション機能はきわめて低い．このまま記号-指示的関係の言語学習が偏って進んでいくと，学齢期に入ってから検査上は言語力はあっても，実際の状況文脈に照合した言語理解力や表現力に欠け，対人関係や適応の問題となって顕在化することがある．

小林[13]は，子どもは事物の名称の産生や理解ができるはるか以前から，「人間は事物に対してどういう行動をすべきか」を着々と学んでおり，この豊かな知識を事物名称の獲得に使用しているのであり，単に事物の形態とことばを結びつけているのではないと指摘している．すなわちことばは，場（状況）と事物と人の行動との関係，場と人と人との関係において機能的な意味をもち，その繰り返しのなかで豊かなイメージがつくられ，概念が形成される．実際にこの一語発話期の子どものことばは，成人の文法では名詞であっても使用のレベルの機能はさまざまな意味を有している．したがってこの時期に重要なことは，語彙獲得のスピードや語彙数だけでなく，コミュニケーション場面でのことばの使用の機能について評価する必要がある．これによって子どもがことばを状況文脈と照合したり，個々のことばの個人的意味（状況によってもたらされる感情的意味や行動的意味）の形成の過程や力を評価することができる．これは将来子どもがどのような言語を習得していくのかと関係する重要な視点である．

たとえばT児（2歳5ヵ月，105dB）の初期言語の機能変化をみると（図5），10語段階では行動調整（類縁性の高い行動にともなう発話で，発話が動作調整したり，動作が発話を促すもの）や交話（内容よりもやりとり行為そのものが中心のもの）的機能が多く，30から50語段階になると，意味伝達や言語学習的機能が増加してくる[14]．またひとつの語彙を状況文脈に応じて，多様に使うようにもなる．T児の50語レベルのある日のプレイ場面の発話を分析してみると，9分の間に「ポッポー」の発話が15回みられたが，その機能をみると車をひっぱるなどの行動に併せた発話である行動調整機能，他者と交互にことばを掛け合う交話的機能，動きだすことを要求する伝達的機能，事物や事物の存在を表示する叙述・発見機能など多様に使われている．また電車に乗せて欲しいという非言語的要求に対して，対話者が「のせて？」と応じると，それをまねながら「ノエテ，ノエテ」と発話している．これは大人の発話を捉え，模倣しながら状況と照合し，ことばを学習していく過程（メタリンガルな学習過程）であり，ことばへの意識の向上が窺える．このように楽しい状況のなかでコミュニケーションを重ねながら，ことばへの意識を高めることが重要である．

2）遊びのフォーマットを作る

昔から子どもの遊びには，「いないいないバア」や「かごめかごめ」等に見るように一定の言語形式にのっとった定型的な遊びがある．役割に応じて言うことばが決まっており，それがやりとりになっているのである．このような定型的な言語的やりとりに基づいた遊びは，子どもが学習すべき言語的要件を集約的に満たしている．すなわち，ある状況下での任意に

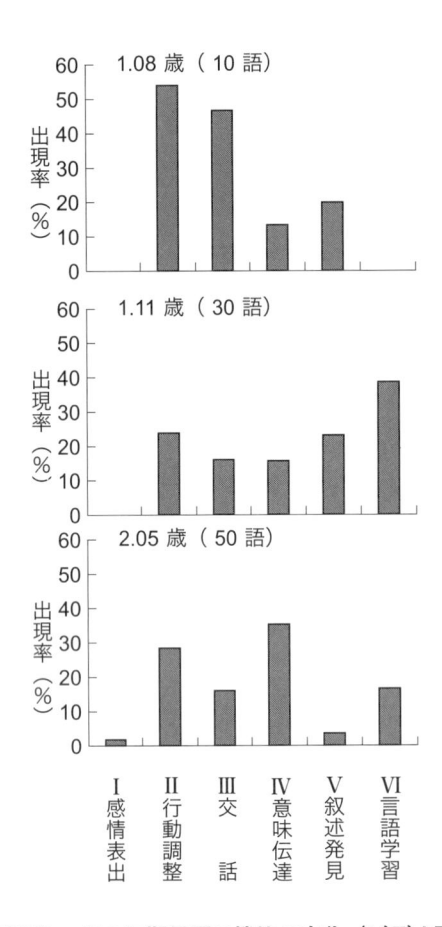

図5 高度難聴T児の初期言語の機能の変化（ビデオ記録の分析）

決められたルール性，一定の順序の系列化，交換可能なやりとり，状況に適した言語形式と意味の連合，繰り返しによるイメージの増強，関係の発展やイメージの発展に合わせた遊びの進展，変化，楽しさなどである．それによって子どもは，パターン化された音体系や言語的ルールによる制約，要求やコミュニケーション意図に対する感受性などを学んでいく．

難聴児の言語学習においても，ちょっとした子どもとのかかわりの場面を一定の遊びの型に構成して切り出し，それを楽しく繰り返すことで効果的な学習ができる．

例：呼び掛けごっこ

H児．2歳2ヵ月．2歳で80dB難聴発見．子どもに追い掛けられて，部屋のアコーディオンカーテンに指導者隠れる．H児はドンドンと叩く．指導者「バアー」といいながら顔を出すとキャッキャッと笑いながら逃げる．指導者また隠れる．H児叩く．指導者「バアー」．H児逃げる．何回か繰り返した後，母が隠れる役．H児と指導者「トントントン，ママー」．母「バアー」．H児と指導者逃げる．ここでことばに合わせ，必ず身振りをつけていくと，子どもは徐々に身振りや発声をまねてきた．次にH児は自分からカーテンに隠れた．「トントントン，Hチャーン」と呼ぶと，「アー」と言って顔を出す．この遊びは，H児の大のお気に入りで，その後はカーテンを叩かずに，少し離れたところから相手を呼ぶように変わった．子

どもは初めは「アー」と呼ぶだけだったが，1〜2ヵ月後にはモデルに合わせ，「ママ」「エッエー」（センセイ）と呼ぶようになった．次には隠れる時に「バイバイ」，交替の時に「コータイ」と言いながら，手の平を相手と打ち合わせるようにパターンが変化してきた．

3）日常生活場面でのコミュニケーションと言語学習

3歳までの子どもは，着替え，食事，入浴，排泄とあらゆることにまだ援助を要したり，時間がかかったりする．このような場面こそ言語学習の最適な場である．母親がその目的遂行のみにとらわれずに，ひとつひとつ時間をかけ，コミュニケーションしながらかかわるよう指導する．また子どもの状況を察して問題解決しないよう注意する必要がある．母親にとっては，「準備」と思われる行動のなかにこそ，良いコミュニケーションのチャンスがある．「ままごとで遊ぶ」「お風呂にはいる」という行為の前のおもちゃを出したり，選んだり，衣服を脱いだりする場面こそは，いつでも繰り返されるやりとり場面である．また2〜3歳児は母親のすることに強い興味を示す．掃除，洗濯，料理などの家事もことばを学習する良い場面である．しかしながら母親が家事を片付けたい気持ちが優先すると，体験とことばを繋げる気持ちが希薄になる．またことばを教えようとする気持ちが強すぎると子どもはいやがってしまう．子どものペースに合わせ，体験を共有することで子どもと母親の共感が広がり，相互的な愛情や信頼が形成され，結果としてことばは意味あるものとして子どもに学習されてくる．

例：C児，2歳3ヵ月，105dB

遊んでいてボールがテーブルの奥に入ってしまいとれない．指導者を見て，ボールの方を指さしながら，「アッアッアー」と強い要求の発声．指導者は指差しながら「トッテー，Cチャン，トッテー」．C児せっつく様に「アッアッアッ」．指導者「トッテー，Cチャン，トッテヨー，トッテー」．するとC児は態度や声の調子を変え，「オッエ，オッエ」（トッテ）と指導者を見て促す．指導者は身振りを加えながら，「ワカッタ，センセイ，トルネ」といってボールを取る．

このようにボール遊びのなかで生じたひとつの場面を捉え，丁寧にやりとりを重ねていくことが，言語学習のセンスを磨いていくことにもつながる．とくにこの段階では，発声だけでも子どもの要求が理解できてしまうため，すぐにそれに応じてしまいがちである．未熟な表現手段に留まることのないよう，次のモデルを適切に準備することも大切である．

3.3. 文への移行期のコミュニケーションとことばの学習

語を羅列的につなげたり，一定のパターン化した形式での表現が活発化してくる．言語理解は主に鍵語やパターン全体に依存している段階である．次の文処理の段階に進むためには，文の構成要素とその配列を認識し，記銘することが必要とされる．語彙数や語彙内容の拡大が望まれる時期である．

1) ことばの聴知覚に関する問題

ことばは，分節的特徴と超分節的特徴をもっている．難聴児のことばの聴知覚は，この二重分化の知覚構造が十分できあがらないことによって問題が生じる．たとえば，主にことばのイントネーションやリズムといった韻律的情報の知覚はできても，音韻の知覚には困難がある．また文レベルでは，その文を構成するすべての要素を正しく知覚できないため，経時的に入力される文の統語構造を瞬時に処理する構造的な知覚処理過程が十分に進展しない．文の操作が可能になるためには，文の構成要素すべての知覚と，文の文法的解剖は不可欠であり，これらはことばの弁別，分解，記銘，統合などの力と強い関連を有している．そこでことばや文の聴覚像が十分に形成されるよう，繰り返し丁寧に聴き，見る（読話）こと，聴覚－音声フィードバックを促すこと，文字などの視覚的補助手段を活用することなどが必要となる．

すなわち，難聴児の言語評価では，そのことばが了解でき，表現できるレベルで終わらせずに，その語や文の聴覚像が十分に形成されているかどうかを評価する必要がある．聴覚像の形成が進むと，視覚的手掛りがなくともことばの了解ができてきたり，音節の構造化や音韻の明瞭化，スピーチパターンの向上など表出面に変化がみられる．そこでそのことばを自発的に使用できるようになってからも丁寧に繰り返し聴き込むことが必要とされる．また文レベルでは，聞き取りにくい助詞や助動詞などの機能語を脱落させて内容語だけから意味を類推する処理パターンを形成しないようにすることも大切である．

文の構造的知覚処理過程の形成のための聴取教材

子どもの聴覚的スキルに合わせた文の長さや構造の言語素材を準備し，文レベルでの聴取能力の向上をはかるとよい．構文構造を捉えやすくするために，同じ構文が繰り返される絵本を作成し（図6），繰り返し読み聞かせたり，聴力によっては録音テープ教材にしてもよい．一般に聴覚活用が進んでくると，単音節レベルよりも単語，文というように言語的手掛りが増えるほど聴取能力が向上する．一方聴覚活用が不十分だと，単音節レベルの聴取能力に比べ単語や文の聴取能力が劣ることがある．

M児（100～105dB，4歳児）に実施したお話の聴取能力の改善過程[15]を復唱によって評価すると，初めは復唱不能や単語のみの復唱が多く，次に文全体のイントネーションの模倣，一部脱落や誤りはあるが文レベルでの復唱と変化し，最後に正しく復唱できるようになった．繰り返し聴取することにより，スピーチの明瞭度も向上し，聴取－復唱の改善のスピードも早まる．また1話目は短い単純な構文にもかかわらず復唱不能が多かったのが，しだいに構文が複雑化しても初回聴取時の復唱不能は減少し，文レベルでの復唱が増加した（図7）．表5は7歳時の本例のスピーチの聴取結果である．聴覚のみの文の正聴取率は40%だが，聞き誤りのうち，構文構造が正しく聴取されていたものを含めた構文の正聴取率は60%となった．また，文の聴取では，とくに読話との併用効果が高いことがわかる．これは100dB以上の難聴児の聴覚活用の可能性を示す一例である．

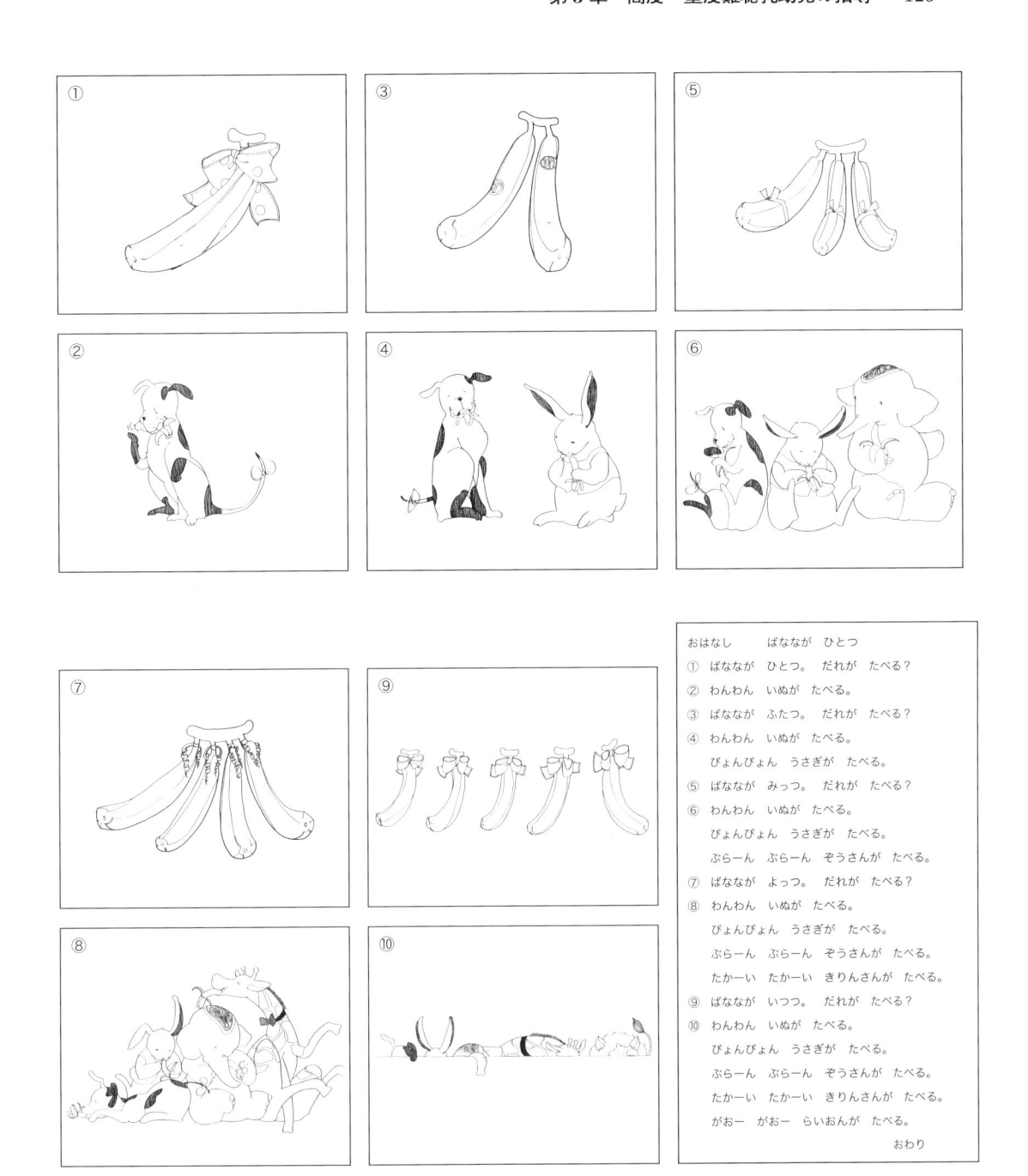

第 3 章　高度・重度難聴乳幼児の指導　　129

```
おはなし　　ばななが　ひとつ
① ばななが　ひとつ。　だれが　たべる？
② わんわん　いぬが　たべる。
③ ばななが　ふたつ。　だれが　たべる？
④ わんわん　いぬが　たべる。
　　ぴょんぴょん　うさぎが　たべる。
⑤ ばななが　みっつ。　だれが　たべる？
⑥ わんわん　いぬが　たべる。
　　ぴょんぴょん　うさぎが　たべる。
　　ぶらーん　ぶらーん　ぞうさんが　たべる。
⑦ ばななが　よっつ。　だれが　たべる？
⑧ わんわん　いぬが　たべる。
　　ぴょんぴょん　うさぎが　たべる。
　　ぶらーん　ぶらーん　ぞうさんが　たべる。
　　たかーい　たかーい　きりんさんが　たべる。
⑨ ばななが　いつつ。　だれが　たべる？
⑩ わんわん　いぬが　たべる。
　　ぴょんぴょん　うさぎが　たべる。
　　ぶらーん　ぶらーん　ぞうさんが　たべる。
　　たかーい　たかーい　きりんさんが　たべる。
　　がおー　がおー　らいおんが　たべる。
　　　　　　　　　　　　　　　　　　おわり
```

図 6　構文学習用の手作り絵本（「ばななが　ひとつ」）

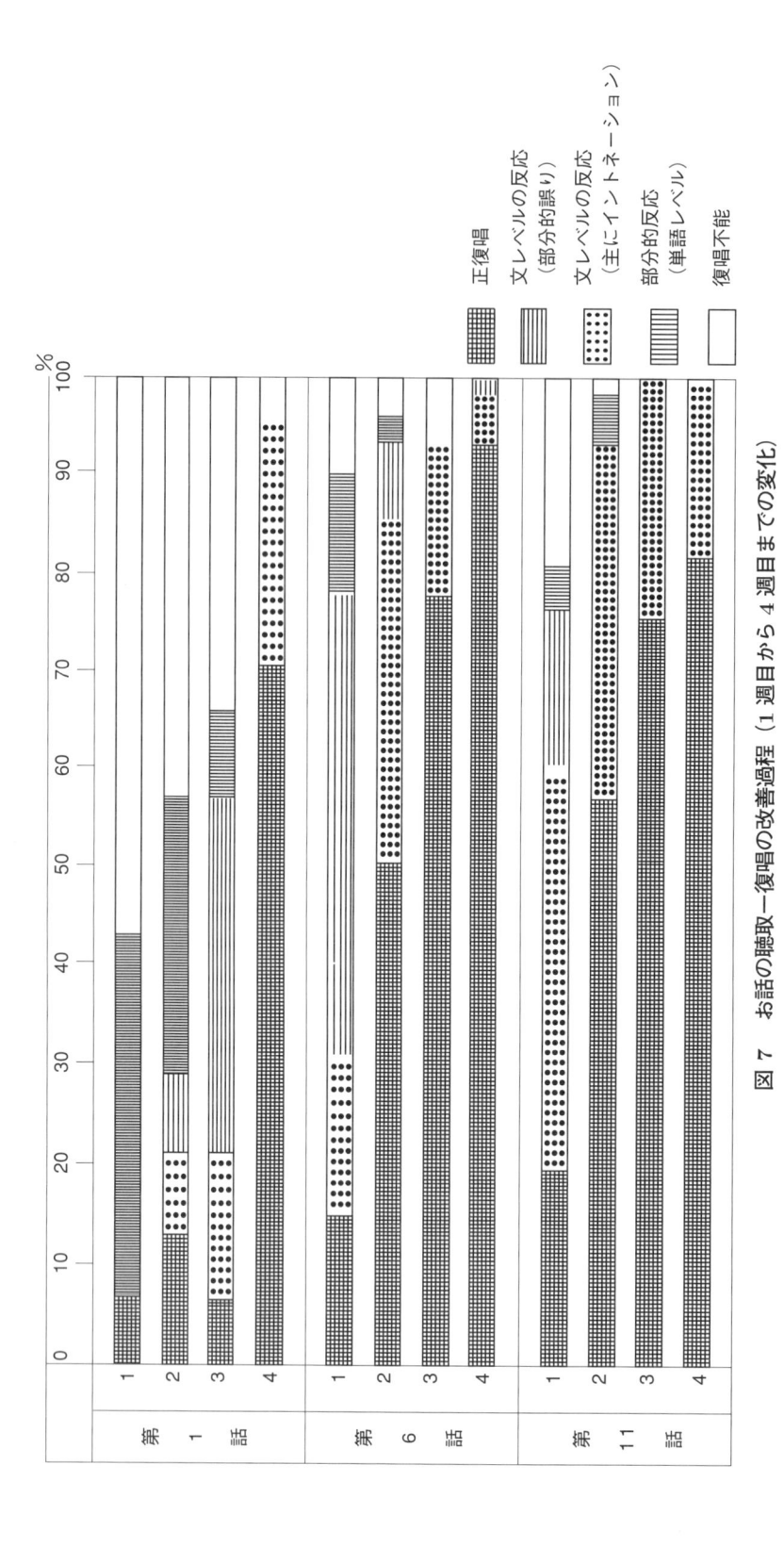

図7 お話の聴取─復唱の改善過程（1週目から4週目までの変化）

凡例：
- 正復唱
- 文レベルの反応（部分的誤り）
- 文レベルの反応（主にイントネーション）
- 部分的反応（単語レベル）
- 復唱不能

表5 M児（7歳7ヵ月）の聴取検査結果（聴力：右耳103dB，左耳107dB）

	単音節（50語）			単語	文（10単文）			
	全体	母音部	子音部	20語	全体	構文正解	聴き誤り	無反応
聴覚（補聴器）	36%	88%	42%	85%	40%	60%	10%	30%
聴覚＋読話（補聴器）	72%	100%	72%	100%	100%	100%	0%	0%
読話	32%	96%	34%	65%	30%	30%	20%	50%

（単音節は57-A語表，単語，文は67-A表使用．肉声，input 70±5 dBSPL）

2） 体験・イメージ・ことばを繋ぐ──点から線へ

　ある4歳の重度難聴児の話である．とうもろこしを食べたがるのでゆでるまで待ってと説明したが納得せず，「それなら食べなさい」と怒ったら本当に食べてしまったと嘆く母親がいた．そこで母親に，皮のついたとうもろこしを買い，皮を剥きゆでるころから子どもと一緒にやるように話したところ，今度はしっかりと待てたという．聴覚に依存し，しかもあらゆるものが機械化され便利になった生活のなかで，視覚に依存している難聴児には，ものごとや事態の推移や変化は掴みにくい．目の前の食べ物が食べられないと言われればいじわるをされているように思えたりする．聞こえる子どもは母親が台所で働く気配を感じ取り，食事の準備を察知できる．難聴児にとって行動や事態を見通す力を育てることは重要なことである．ことばは知っていても，その状況に合わせて意味理解できないと適切に行動できない．形式的な言語力はあっても集団での適応の問題を示す難聴児に多くみられる傾向でもある．たとえば「片づける」ということばはわかっていても，この場で片づける必然性が理解できなければ子どもは自発的に動けない．このような状況や行動を見通す力を育てるには，そのプロセスを子どもとともに身体的・感情的に経験することが必要である．ひとつひとつのプロセスを繰り返し体験することで，状況の展開に合わせたことばの使用や理解が可能になる．

例：S児，3歳，90dB，幼稚園年少組

　3～4歳児，4名のグループ指導場面．自由遊びが終わり，片づけに入る．他の3名はすぐに片づけ始めるも，本児だけはふらふらしている．母親はS児にしつこく片づけるようにいうもちょっと片づけるのみ．グループでの遊びでも自分がやる時は楽しそうに参加するが，他の子どもの時は見ていられず，ふらふらする．このような子どもの場合しつけとしての片づけを強要したり，共同活動を無理強いしても意味がない．子ども自身に，その行動の必然性や意味性が状況文脈との関連で明確に捉えられることが重要である．そこで生活を単純化し，規則的にすること，準備の段階から子どもの認識のペースに合わせて具体的に体験すること，できないことを叱ったり，急かしたりしないこと，活動を共に楽しむことを心掛けた．グループのプログラムはほぼ決まっており，自由遊びの後はおやつとなる．S児は十分遊びを楽しみ，他児への意識が高まり，そしてプログラムの流れが自分の行動の流れとして掴めてくると，「モウ，オワリダヨ」というと，「コンドオヤツ」といって，手早く片づけ，先を

争って手を洗いに行くようになった.

　S児にとっては場面はいつも"今"の断片であった."今"と"次の今"が子どものなかで繋がるには，子どもが場面に主体的に参加し，感情の流れがとぎれないことが必要である．本児のこの傾向は絵本の楽しみ方にも影響を与えている．本児は絵本を文脈に沿って捉える力が弱く，場面毎に漠然と眺めていることが多い．ページとページが繋がらず，絵とことばから展開が予測できないのである．だがこれも子どもの興味や状態に即した絵本の選択，絵のイメージ化を助ける働き掛け（ペープサートの利用，再現遊び，読み聞かせの工夫等）を段階的に用意し，感情的な意味のつながりを形成するように配慮することで改善がみられた．

　ひとつひとつのことばが豊かなイメージをもっていると，ことばとことばのネットワークが密に広がってくる．また行動や状況の見通しが掴めると，状況文脈に基づいて適切にことばを使用したり理解できるようになる．この段階では，さまざまな身体的体験と感情的体験を通して非言語的力を十分育てることと，それをことばと結びつけていくことが大切であり，これは子どもの喜びをともなった主体的な活動となったときに初めて実現されるのである．

　なお非言語的イメージは十分あっても，なかなかことばにならない子どももいる．言語形式の記銘力は非常に個人差が大きく，子どもが十分にその形式を把握し，言語化できるまで繰り返し聴取する必要がある．また一方では音声表出が識別や記銘などのインプットの強化につながることもあるので，積極的に表出を促し，聴覚－音声的フィードバック回路を強化することも有効である．

3.4. 文の形成期のコミュニケーションとことばの学習

　パターン化した表現や単語の羅列的表現がくずれ，助詞の機能的使用がみられてくる．これまでの鍵語や状況依存の理解から，語彙と構文の構造に基づく理解への移行が重要である．ことばによってイメージがつくられ，過去や未来，眼前にないことを話題にすることができるようになり，ことばによって感情や行動をコントロールする力もついてくるようになる．

1）　コミュニケーションを深める

　具体的な体験に併せたコミュニケーションを積み重ねて言語学習する段階から，言語的コミュニケーションを通しての言語学習が増えるにつれことばのやりとりは一層活発化し，複雑化してくる．子どもは相手のことばから自分の内的イメージを作り出し，適切に応答したり，内的世界を拡げたりする．意志，要求，疑問，想像，かけひきなどさまざまな言語表現が可能になるが，それを開くのはコミュニケーションパートナーの力にも拠っている．

コミュニケーションパートナーの役割
1. 子どもの表現意欲を高める

　　子どもの気持ちや心の動きに敏感であること．子どもの表現をしっかり受け止めること．子どもに分かるように伝えられること．自分の考え，気持ちなどを表現すること．

リハビリテーションの多彩な展開と可能性を探る
言語聴覚士・学生のためのテキストのご案内

協同医書出版社

言語聴覚療法臨床マニュアル
改訂第3版

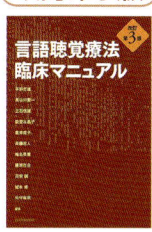

平野哲雄・長谷川賢一・立石恒雄・能登谷晶子・倉井成子・斉藤吉人・椎名英貴・藤原百合・苅安 誠・城本 修・矢守麻奈●編集

言語聴覚士が臨床において必要な知識と技術を網羅した「茶本」を全面的に刷新した改訂第3版．言語聴覚士を目指す学生にとって，資格取得のための重要な一冊であるとともに，臨床現場でも活用できることを考慮しています．各章では，臨床の流れを図で示し，臨床の進め方が手に取るように分かるようになっています．

B5判・568頁・2色刷　定価（本体6,800円+税）
ISBN 978-4-7639-3049-1

失語症の認知神経リハビリテーション　【最新刊】

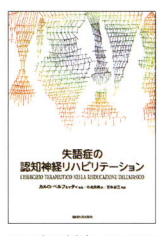

カルロ・ペルフェッティ●編著
小池美納●訳　宮本省三●解説

失語症を失行症と同様に「高次脳機能障害」の別の病態として捉え直し，その分析と具体的な治療方法を解説．絵カードと対話を使った具体的な言語と失行症の訓練方法を解説．

B5変形判・216頁　定価（本体4,000円+税）
ISBN 978-4-7639-3055-2

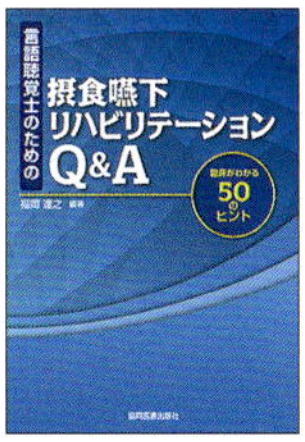

言語聴覚士のための 摂食嚥下リハビリテーションQ&A
臨床がわかる50のヒント

福岡達之●編著　今井教仁・大黒大輔・齋藤翔太・杉下周平・南部智紀・萩野未沙・宮田恵里・渡邉光子●著

摂食嚥下リハビリテーションにおいて，言語聴覚士が問診，検査，評価，訓練を行うために必要なポイントを50のQ&Aにまとめました（意識レベルと呼吸状態はどのようにみる？／見逃してはいけない嚥下障害の症状は？／嚥下造影検査の目的と評価のポイントは？　ほか）．

B5判・180頁・2色刷　定価（本体3,200円+税）
ISBN 978-4-7639-3052-1

脳卒中後のコミュニケーション障害　【改訂第2版】
成人コミュニケーション障害者のリハビリテーション：失語症を中心に

竹内愛子・河内十郎●編集

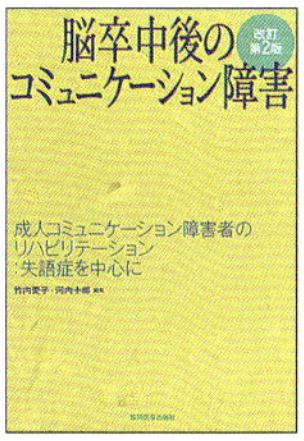

脳卒中後の患者のコミュニケーション障害を正しく理解し，適切な援助を行うための参考書としてわかりやすく解説しています．

B5判・378頁・2色刷
定価（本体5,600円+税）
ISBN 978-4-7639-3047-7

コミュニケーションを学ぶ　【最新刊】
ひとの共生の生物学　森岡 周●著

脳の進化，人と社会，これからのコミュニケーション理解の基本を解説

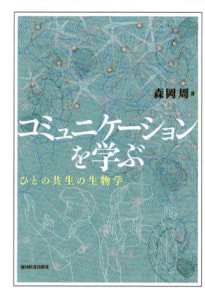

本書は，人間とその社会との成り立ちをコミュニケーションという観点から解説している．さらに本書では，従来のコミュニケーション理解からさらに一歩進み，人間の脳機能の進化が飛躍的に発達させた人間行動の特徴としてコミュニケーションを捉え直し，そのオートポイエティックな働きとして人間の意識や社会づくりを解説している．豊富な図版とともに，基礎的な知識から最先端の知識まで，読者の興味を引きつける幅広い内容のコラムが充実．

A4判・140頁・2色刷　定価（本体3,400円+税）　ISBN 978-4-7639-1083-7

時代の要請に応える新テキストシリーズ
ラーニングシリーズIP
インタープロフェッショナル　【全5巻】
保健・医療・福祉専門職の連携教育・実践

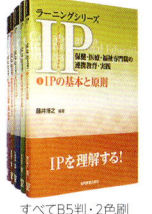

【最新刊】

近年，保健・医療・福祉領域において，さまざまな専門職が互いの専門性について学ぶ「IPE（多職種連携教育）」と「IPC・IPW（多職種連携協働・実践）」の総合的な教科書です．

すべてB5判・2色刷

❶ **IPの基本と原則**　藤井博之●編著
　112頁　定価（本体2,000円+税）　ISBN 978-4-7639-6029-0

❷ **教育現場でIPを実践し学ぶ**　矢谷令子●編著
　132頁　定価（本体2,800円+税）　ISBN 978-4-7639-6030-6

❸ **はじめてのIP**　大嶋伸雄●編著
　連携を学びはじめる人のためのIP入門
　240頁　定価（本体2,600円+税）　ISBN 978-4-7639-6031-3

❹ **臨床現場でIPを実践し学ぶ**　藤井博之●編著
　128頁　定価（本体2,800円+税）　ISBN 978-4-7639-6032-0

❺ **地域における連携・協働 事例集**　吉浦 輪●著
　対人援助の臨床から学ぶIP
　168頁　定価（本体2,400円+税）　ISBN 978-4-7639-6033-7

失語症臨床ガイド
竹内愛子●編集
症状別―理論と42症例による訓練・治療の実際

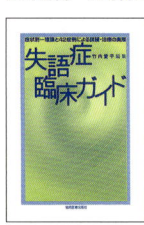

B5判・368頁　定価（本体5,500円+税）
ISBN 978-4-7639-3037-8

失語症臨床において，患者の訓練・治療に必要な知識と方法を提供するガイドブックです．最新の文献に基づいた「概説」と，実際の症例に対しての「症例紹介」が，経験豊富な臨床家によって執筆されています．実習に臨む学生や，臨床経験の浅い言語聴覚士にとって，失語症臨床を考えるための具体的な材料を提供しています．

失語症者の実用コミュニケーション臨床ガイド
竹内愛子●編集

B5判・260頁・2色刷　定価（本体4,500円+税）
ISBN 978-4-7639-3041-5

失語症者にとって，訓練室の中ではなく，実際の場面で本当に役立つコミュニケーション能力を改善するには，どのような訓練を行えばよいのか．その方法を解説しています．

言語障害の研究入門
伊藤元信●著
はじめての研究　そして発表まで

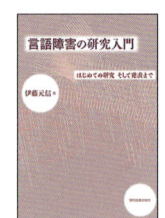

A5判・200頁　定価（本体3,000円+税）
ISBN 978-4-7639-3044-6

はじめて研究に向き合うときの意識の持ち方や研究課題の見つけ方，研究の結実の証となる専門学術誌への論文掲載までをわかりやすく解説した，言語障害研究の入門書．これから言語障害の研究をはじめようとする専門家のみならず，研究について悩みをもつ専門家にも，大きな手助けとなる一冊です．

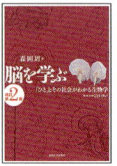

はじめての言語障害学
言語聴覚士への第一歩　伊藤元信●著

A5判・200頁　定価（本体2,800円+税）
ISBN 978-4-7639-3046-0

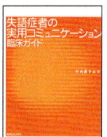

言語聴覚療法の概念から評価・治療までのすべてを読み物としてコンパクトな一冊に網羅．学生から現職者までの広い層に，親しみやすく読んでいただける入門書です．

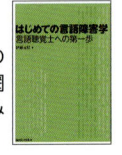

構音訓練に役立つ 音声表記・音素表記 記号の使い方ハンドブック
今村亜子●著

A5判・148頁　定価（本体2,200円+税）
ISBN 978-4-7639-3051-4

[ ]と/ /を正しく使い分けて，構音訓練の記録をつけることができるようになるための必読書です．日々の訓練に役立つ理論と方法を，Q&Aや具体例を交えて解説．

森岡 周の「脳」レクチャー・シリーズ

脳を学ぶ 改訂第2版
森岡 周●著
「ひと」とその社会がわかる生物学

神経科学の基礎から「社会脳（ソーシャルブレイン）」まで，初版のボリュームを倍増させて脳科学学習の全領域をカバーした充実の内容です．

A4判・142頁・2色刷（付録紙工作4色刷）　定価（本体3,400円+税）
ISBN 978-4-7639-1073-8

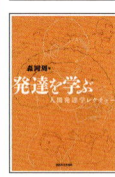

発達を学ぶ
森岡 周●著
人間発達学レクチャー

発達を複数の視点から理解する方法を，わかりやすく解説しています．発達学の教科書で手薄だったブレインサイエンスの理論的根拠も漏れなく解説．

A4判・164頁・2色刷　定価（本体3,400円+税）
ISBN 978-4-7639-1077-0

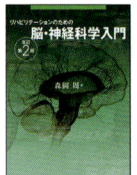

リハビリテーションのための 脳・神経科学入門 改訂第2版
森岡 周●著

リハビリテーション専門家にとって必須の脳・神経科学の知見を紹介した初版を，9割近くの内容を一新して大改訂！

A5判・244頁　定価（本体2,800円+税）
ISBN 978-4-7639-1079-0

この道のりが楽しみ
平澤哲哉●著
大西成明●写真
《訪問》言語聴覚士の仕事

A5判・188頁　定価（本体2,000円+税）
ISBN 978-4-7639-3048-4

早期退院の流れのなか，失語症を抱えた患者さんへの在宅ケアがいっそう重要になっています．在宅ケアに関心のある言語聴覚士の方，必読です．

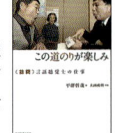

言語聴覚士のための AAC入門
知念洋美●編著

B5判・256頁・2色刷　定価（本体4,000円+税）
ISBN 978-4-7639-3054-5

言語聴覚士に必要なAAC（拡大・代替コミュニケーション）の知識，技術，最新情報を網羅した一冊．AACの定義，構成要素と導入の流れを概観したうえで，臨床でAACを活かすためのヒントを数多く示しています．

書籍のご注文にあたって

- 掲載書籍は全国の医学書専門店，弊社常備特約店で取り扱っております．店頭にない場合は，専門店や特約店に限らず，その他の書店につきましてもご注文いただければお取り寄せが可能です．
- お近くに書店がない場合は，直接弊社へご注文ください．また，弊社ホームページ上からもご注文いただけます．書籍をお送りする方法には，①郵便振替用紙での払込後に郵送，②代金引換の宅配便，がございます．なお，①②とも送料をご負担いただきますので，予めご了承ください．
- 表示の価格は本体価格です．別途，消費税が加算されます．
- 落丁，乱丁などの事故品は，ご購入書店または弊社でお取替えいたします．

ご用命はぜひ当店へ
取り扱い店

■各種お問い合わせはこちらまで

株式会社 協同医書出版社

〒113-0033
東京都文京区本郷 3-21-10

電話　▶03-3818-2361（代表）
FAX　▶03-3818-2368（代表・編集部）
　　　▶03-3818-2847（営業部）
郵便振替　▶00160-1-148631
E-mail　▶kyodo-ed@fd5.so-net.ne.jp（編集部）
　　　　　kyodo-se@fd5.so-net.ne.jp（営業部）
HP　▶http://www.kyodo-isho.co.jp/

質問攻めにしないこと．大人は子どもに質問したりお伺いをたてすぎる．これは子どもを尊重しているようで，受け身にさせることにもなる．大人側の表現能力を高めることが子どもの表現意欲を増すことに繋がる．

2. 言語表現のモデルを与える

子どもの言語レベルを把握し，それに応じた，またはその一歩先のモデルを提示する（言語の最適リード）．

〈例〉（C：難聴児，M：母親）
C：ママハ　ドレガイイ？　→　M：ミミノナガーイノガイイ．
「うさぎがいい」と答えずに特徴で要求を表現している．この後子どもは母親のモデルに倣い，即興のかえるの歌で自分の欲しい人形を要求した．

3. 子どもの言語表現を整理しフィードバックする

子どもの表現を必ず復唱して返す．子どもの表現を尊重しつつ，助詞などの脱落や誤りを直してフィードバックする．しかしこれは言い直しの要求ではない．（訂正的拡大模倣）

〈例〉（C：難聴児，M：母親）
C：オネーチャントジテンシャイッテ，アイスタベタノ
M：オネーチャントジテンシャニノッテイッテ，アイスヲタベタノ．ヨカッタネ．

4. 子どもの思考や言語的世界の構築を助ける

子どもは自分の内的世界を外言化すると同時に外言化しながら内的世界を整理し，構築している．その際子どもはコミュニケーションパートナーを相手に自分の中のもうひとりの自分と対話しながら，思考活動を重ねているともいえる（共同思考活動，岡本[16]）．子どもの言いよどみ，繰り返し，言い直し，話の間などに対応して，適切な関係をとることで子どもは自分の考えや世界を整理していくことができる．また他者の話を過去の情報と照らし合わせて判断したり，推測したり，違いを指摘したり，理解を深めたり，自制することもできるようになる．

例：I児，5歳3ヵ月，男児，90dB，家族の話（T：指導者）

I児　「Hチャンノオジイチャンハイナイノ？」
T　　『うん　いないのよ』
I児　「ドウシタノ？」
T　　『しんじゃったの』
I児　「シンジャッタノ？　ビョウインガオワッテ」
T　　『そう病院が終わってもう死んじゃったの』
I児　「ノンノサン[*1]ニナッチャッタノ？」
T　　『そうのんのさんになっちゃったの』
I児　「カワイソウダネ」

[*1] のんのさん：仏様の意．

T	『そうね，かわいそうね．Rちゃんのうちもおじいちゃん　いないんだよ』
I児	「ドウシタノ？」
T	『死んじゃったの』
I児	「シンジャッタノ．HチャントRチャンハオジイチャンガイナイノ？」
T	『そうHちゃんとRちゃんはおじいちゃんがいないの』
I児	「Mチャンハオジイチャンイル？」
T	『うんいるよ．Mちゃんのうちは，パパとママとおにいちゃんとMちゃんとおじいちゃんとおばあちゃんと6人．HちゃんのうちはパパとママとHちゃんと弟とおばあちゃんと5人．Rちゃんのうちは，パパとママとおねえちゃんとRちゃんとおばあちゃんと5人．Iちゃんのうちは，パパとママとIちゃんと妹とおじいちゃんとおばあちゃんと6人だね』
I児	「Uモ．ネ，ママ，Uモイルヨネ．7ニンダヨ」

　UとはI児が乳児期から世話をしてくれた知人である．一緒に住んでいるわけではないが，家族の話をしているうちに，家族とは自分にとってつながりの深い，大切な人というイメージができ，Uも家族と主張したと思われる．この会話のなかで子どもは家族，病気，死，死後のことなど自分の知識や体験を総動員して考えをめぐらし，何回もことばにしながら整理していく過程が垣間見える．

2）文字言語の導入

　通常健聴児は音声言語の後に文字言語を習得する．しかしながら難聴児においては音声言語を習得するための補助手段としての意味が大きい．難聴児にとって音声言語は健聴児以上にひとつのまとまりとしてパターン化しているため，音節構造の把握や音韻の形成に困難がともなう．日本語の文字は，原則として1文字1音節であるので，音節や音韻の学習に有効である．文字の導入において留意すべき点は，ひとつにはこの1文字1音節の対応関係の認識を十分にはかり，歪んだ聴覚像を文字像と結合することで修正し，弁別的反応を高めることである．しかしもう一方では，ことばは単なる要素の結合ではなく，リズムやアクセントをもったひとつのまとまりである．そこでことばの聴覚像と文字像と発話されたスピーチの相互関係を強化しなければならない．この要素と全体の関係，文字像と聴覚像の関係が十分に形成されたとき，文字の導入は言語学習の補助手段として有効になる．

　なお文字の学習が即書きことばの表現や理解といった文字言語の習得に結びつくわけではないので，幼児期後半から学齢期にかけては文字言語学習の指導プログラムを充実させることも必要である．

4. 両親援助

　難聴が発見されたばかりの親にとっては"障害"は否定的な感情をもたらすものである．しかしながら難聴の子どもを育て，家族のなかに受け入れていくプロセスを通してひとりひとりが自分自身を気づき直し，障害に対する新たな視点が生み出されてくる．さまざまな葛藤のなかから新しい家族の物語がつくられていくとき，障害はその家族にとって新たな意味をもち始めるであろう．以下に両親援助の目標をあげる．
　1．子どもの障害を受容できること
　2．親と子の愛着的絆をつくりあげること
　3．自立的な子育てができること
　4．聞こえることと聞こえないことの認識を深めること
　5．難聴への適切な対応がとれること
　両親援助のプロセスを一例を追いながら次に述べる．

4.1. 難聴と向き合うまで

　子どもが難聴と診断されたときの親の精神的なショックは測り知れない．それは子どもの障害によって親自身が傷ついている状態である．親，とくに母親が難聴と向き合えるようになるためにはまずは親自身の気持ちが癒される必要がある．早期発見，早期指導は重要だが，長期的視点からは親の精神的安定がまずは大切である．
　表6は2歳9ヵ月で95dBの難聴が発見されたA児の母親の記録である．混乱する母親の様子が行間から滲みでている．一般に診断直後の親は，難聴へのショックに加え，自責の念，将来への不安，生活の変化への戸惑い，子どもとのかかわりの苦労，効果や変化への期待と焦り，世間への反発と防衛，他者への依存と現実からの逃避など複雑に揺れ動いている．ときにはこれをきっかけに内在していた本人や家族の問題が噴出することもある．また第一子が難聴の場合，両親は結婚して間もないこともあり，若い夫婦には受け止めきれないこともある．指導者はまずはこのような親の状態をありのまま受け入れ，話を聴くこと，難聴や子どもの状態についての説明，具体的な試みへの励ましなどから開始する．注文を出し過ぎないことと，母親の負担を軽減することも考慮すると良い．母子コミュニケーションは重要であっても，初期には指導者が子どもに十分かかわり，子どものコミュニケーションスキルを向上させ，良い変化を母親に示すことも大切である．
　A児母子では，母親が体調を崩し，入院するなど激しいショックの時期を過ぎ，4ヵ月目位から母親の気持ちに変化がみられた．記録IIにみられるように，9月29日に初めて子どもへの肯定的な記述があった．子どもも母親への愛着が芽生えているが，母親は子どもの対応

表 6　重度難聴児 A 児の母親の記録

〈記録 I〉
13（水）（2；9）
　補聴器を入れてもすぐに取ってしまう。補聴器がきたらよく聞こえるので喜んで着けてくれるのかと思っていたので、想像とは大分 A の行動が違ったのでとまどってしまう。
7. 26（木）（2；11）
　順番に遊ぶというのがわからなくてどう教えたらよいのでしょう。喧嘩の原因がかなりこのことなので、早くわかるようになってもらいたいと思います。
8. 19（日）（3；0）
　今日はお誕生日です。ろうそくを消して「フー」と言えばそれなりに行動するのですが、早く話ができればいいなと涙の出る思いがしました。
〈記録 II〉
9. 29（土）（3；1）
　先生に教えていただいたように A 専用の洗濯バケツと干すものを用意して、一緒に洗濯して干しました。とても喜んで干していました。同じことをするのがとても嬉しいらしく、きれいに干してくれてびっくりです。
11. 19（月）（3；3）
　ここのところとても甘ったれになってしまい、少し手を焼いています。厳しくした方がよいのか、甘ったれさせてあげなくてはいけないのか、どうしたらよいのかわかりません。
〈記録 III〉
6. 21（金）（3；10）
　今日も朝から雨降りで、姉の幼稚園へ送りにいくとき、A が一番に玄関から外に出て「あめ」と大きな声で言いました。昨日雨水で遊んだのが楽しかったのか、とても雨が印象に強く残っているみたいです。午後から曇りになったので、一緒に駄菓子屋に行ってお菓子を買って、その後公園に行きました。ブランコを 3 人でこぎっこしたり、滑り台で追いかけっこをしながらすべったりして遊んできました。ただひたすら遊んだ一日でした。
6. 30（月）（3；10）
　今日で 6 月も終わりなのでカレンダーをはがし、そのはがした紙を子どもたちが欲しがったのであげたところ、絵に沿って切り始めました。しばらくそれで遊んでいたのですが飽きたらしく少し破きはじめました。私も一緒になって破きはじめ、その後みんなで破き、雨のように降らせて遊びました。思い切ってやったせいか、後片づけもみんなでゴミ箱に捨てることができました。
〈記録 IV〉
9. 8（日）（4；0）
　今日は買い物へ行った時に A がどうしても栗が欲しくて、あまり食べたいと言うので買って帰ってきました。栗を一緒に洗い、鍋に入れました。鍋に入れたものの A は早く食べたくて鍋の側で待っていました。私が固いかどうかひとつ取り出して、A と姉と 3 人で固さをみました。まだ少し固く、「かたいね」と言ってまた蓋をしました。その 20 分後にできあがり、とても喜んで食べました。
9. 10（火）（4；1）
　今日はパパが会社の裏の林から栗をイガイガのついたまま採ってきてくれました。A は驚いて最初は近づくこともできませんでした。日曜日にゆでた栗がまだ残っていて、それと比べて生のは食べられないことと大きい栗や小さい栗があることなどを話しました。栗のイガが緑と茶色だったので、色が違うと緑の部分を指さして言うので、「みどり」と言うと、意外とすんなり「みどり」と言えました。一生懸命教えてもなかなか緑はわからず、青だと言っていたのですが、ちょっとした拍子にわかるものなのですね。

表6 続き

> 〈記録Ｖ〉
> 8.14（金）（4；11）
> 　今日は先生のところにパパと姉も一緒に行くことができて本当によかったなと思いました。主人もＡに対してなるべく大きな声ではっきりとしゃべるように努力してくれているのが目にみえてわかり、これがいつまでも続いてくれたらと思います。姉もガラリと変わり、Ａに対して優しくなってくれてびっくりです。やはりいつもおばあちゃんの所に置いていかれることで何かひっかかるものがあったのでしょうか。そんなことは一度も言ったことはないのですが。それと先生と遊べたこともとても楽しかったらしく、学校の一行日記に書いていました。
> 9.26（火）（6；1）
> 　お姉ちゃんの学校の運動会でＡも参加しました。Ａは「一番になる」と言ってはりきって行き、ヨーイドンのピストルを持っている先生を一生懸命見て、出遅れないようにしていたのですが、幼稚園生と言うことで、小さくて、Ａには聞こえそうにない音で、出遅れてしまいました。ちょっぴり残念そうな顔のＡでした。私はその時、あんな変な音、Ａには聞こえないじゃないかと思ってしまったのですが、でも難聴の子をもっているからであって、普通は大きい音で怖くなくてよかったねと思うのだろうなと思い、ここが私の悪いところなんだろうと気がつきました。聞こえなかったね、残念、と明るくいこうと強く思いました。走る姿はカッコイイじゃないかと。

について指示や援助を期待し，指導者への依存を高めている．まだ言われたからやっているのであって，子どもにまっすぐ向き合えないまま1年が経過した．筆者は母親の中途半端な子どもへのかかわりを指摘し，"今，このこと"に気持ちを集中して子どもとともに遊びきることの必要を話した．母親は素直にそのアドバイスに従った（記録Ⅲ）．その結果子どもは乱暴な行動が減り，母親とよく視線が合い，共に遊ぶことを心から楽しみ，片付けまでも一緒にするようになった．自分の変化が子どもの変化を呼んだという実感と，かかわりのなかで母親自身が子どもの良い点に気づいたことが自信となり，母親はしっかりとＡ児に向かい合うようになった．

4.2. コミュニケーションの成立とことばの習得をめざして

　ここでの両親援助の目標は，子どもとのかかわりを楽しみ，子どもとコミュニケーションできること，コミュニケーションを通して，子どもの興味，気持ち，行動の取り方，感じ方，学習の仕方などを知っていくことである．遊ぶということは，親自身も楽しくなければならない．まずは手段に拘らず，相手に合わせ，自分の心を開き，情動を刺激しあうことである．Ａ児の母親の記録Ⅲにみられる「ひたすら遊んだ」という表現にはそんな様子が窺える．
　コミュニケーション技能には，①意図や感情を読み取り，理解する力，②受け取ったことを伝え返す力，③自分の意志や感情や要求を相手に伝える力，④関係のなかで必要なことばの学習課題を発見し，コミュニケーションに取り入れる力などが求められる．これは，＜見

る，真似をする，感じる，反応する，繰り返す，提案する＞などの具体的なコミュニケーションのやりとりの意識化でもある．また日常生活場面でのかかわり方，生活の仕方，楽しみ方の指導も重要である．具体的なアドバイスや家庭訪問など各家庭や母親の個性に対応した取組みが要求されるところである．A児の例でも具体的な体験を繰り返すうちに，子どもへの愛情，信頼，個性の認識，自分自身の気持ちの切り替えなど母親は自立的な対応が可能になっている（記録IV，V）．

4.3. 子どもの育ちへの支援

　家庭とは，「安心と安全の基地」「個の存在の絶対性の認識の場」「他者との共存の認識の場」「文化の伝承の場」「自己確立の場」である．その結果，人は自分の考えや判断，ことばを持ち，自分の存在を肯定でき，さらに自分の存在を他者とのつながりでとらえることができるようになる．これは障害の有無には関係ない．難聴児の誕生は健聴者の家庭においては大きなショックではあるが，自分達のコミュニケーションや家族について考える転機ともなる．A児の母親はまずはA児自身との関係に悩み，その関係が少しずつ好転してきた頃，今度は姉の問題が噴出した．母親は自分の思いや期待を押し付けて姉を育ててきたことに気づき，A児にしたようにもう一度姉に向かいなおした．A児の家庭ではいつの頃からか，「いただきます」をいう人をじゃんけんで決めたり，家族一緒に床を並べて寝る日があったり，家族ボウリング，家族キャンプ，お誕生会など楽しい行事が続いている．無理せずに楽しむこと，丹念に繰り返すこと，ひとりだけが苦労しないことを心掛けることが楽しさを継続させ，子ども達の主体性を育てる力になっている．幼稚園への入園の頃は周囲の人の無理解を責めていた母親は，必要な説明をきちんとすること，逃げずに話し合うことの大切さに気づき，相手の立場に心を馳せることができるようになった．子どもの成長はまっすぐには伸びていかない．そんな時，家族を支えるのは専門家の大きな役割である．家族のひとりひとりが難聴についての認識をどのように育てていくことができるかということが，難聴児自身の障害認識にも結びつくといえる．

　難聴児とその家族ひとりひとりの障害認識を確かなものにしていくには，同じ障害をもつ仲間との交流が必要である．親には親の，兄弟には兄弟の，本人には本人の仲間である．とくにインテグレーションする場合には，健聴児へのインテグレーションが難聴児からのセグレゲーションにならないよう，また難聴のモデルを見ながら成長していけるよう，同障の人との交流の場を幼い時から確保していくことが大切である．親の会などを通して家族ぐるみの交流などはその良い機会でもある．

5. まとめ

　難聴児をとりまく問題や課題は無数にある．ここではその一部を述べたにすぎない．とくにこれからは生涯支援，情報保障，ハビリテーションや教育方法の選択，障害認識などの問題を視野にいれた取組みが幼小児期から必要とされるであろう．とくに今後は一対一のコミュニケーションから複数間のコミュニケーションの問題へのアプローチが必要であり，まずは家族間コミュニケーションの問題の解決が急務である．さらに手話言語，人工内耳などについても音声言語の獲得というだけの視点を離れ，聴覚障害児の生き方という広い視点からの臨床の積み重ねが，今後の指針を明示すると思われる．時代が求める多様な生き方と多様な選択の可能性に応える時であろう．

引用文献

[1] Johnson CD: Management of hearing in the educational setting. Alpiner J, et al eds: Rehabilitative Audiology, Lippincott Williams & Wilkins, 1993.
[2] ピエール・ギロー（佐藤信夫訳）：記号学──意味作用とコミュニケーション，白水社，1988.
[3] 岡本夏木：子どもとことば．岩波新書，1982.
[4] Fisher E（コール，E 編著，今井秀雄編）：第 4 章，聴覚障害幼児の統合的聴覚学習．聴覚学習，p.134，コレール社，1990.
[5] Ling D, Ling AH: Aural Habilation. The Alexander Graham Bell Association for the Deaf, 1978.
[6] バウアー，TGR（岡本夏木，野村庄吾，岩田純一，伊藤典子共訳）：乳児期──可能性を生きる．ミネルヴァ書房，1980.
[7] 中村公枝：第 7 章，難聴乳幼児の治療教育．田中美郷編：難聴幼児指導の手引き，平成 2–4 年度厚生省心身障害研究報告書，1993.
[8] Fogel A: Developing through relationships: Origin of communication, self, culture. University of Chicago Press, 1993.
[9] 佐々木正人：第 10 章「ことばの獲得」を包囲していること．小林春美，佐々木正人編：子どもたちの言語獲得，p.252，大修館書店，1997.
[10] Zukow P, Duncan KR: An ecological approach to the emergence of the lexicon, V. John-Steiner et al eds: *Interactionist approaches to language and literacy*, Cambridge Universtity Press, 1994.
[11] 鯨岡　峻：関わり手にとっての関係の見方──教師は子どもとのコミュニケーション的関係をどう記述するか──．平成 6 年度特殊教育シンポジウム報告書，コミュニケーション障害への援助，pp.1–7，国立特殊教育総合研究所，1995.
[12] Nelson K: Structure and strategy in learning to talk, Monographs of the Society for Research in Child Development, 38, 1973.
[13] 小林春美：第 4 章，語彙の獲得．小林春美，佐々木正人編：子どもたちの言語獲得，p.106，大修館書店，1997.

[14] 西澤弘行, 中村公枝, 廣田栄子, 鷲尾純一, 内山 勉: 難聴児における初期言語の評価法の検討 3. 音声言語医学 38: 114–115, 1997.

[15] 中村公枝: 一高度難聴児の聴能訓練効果について. 国立身体障害者リハビリテーションセンター研究紀要第 1 号, 1981.

[16] 岡本夏木: ことばと発達. 岩波新書, 1985.

第4章

軽度・中等度難聴のある子どもの指導

● 舞薗 恭子

1. 軽度・中等度難聴の障害について

1.1. 軽度・中等度難聴とは

　この章では軽度・中等度の難聴のある子どもについて述べるが，はじめに，ここでいう軽度・中等度難聴の聴力障害の程度について記しておきたい．

　聴力障害の程度は WHO によれば，

軽度（Mild）		26～40dB
中等度（Moderate）		41～55dB
準重度（Moderately severe）		56～70dB
重度（Severe）		71～90dB
最重度（Profound）		90dB 以上

となっている．

　この章では，これにもとづきながらも，大きく軽度・中等度と述べる場合は，中等度に準重度を加えて中等度として述べるものである．なお本章では，学童期の子どもを中心に述べることとする．

1.2. 軽度，中等度難聴のある子どもの全体的な特徴

　一般的に軽度や中等度の難聴のある子どもは，重度の難聴のある子どもに比べると障害も軽く，補聴器を着ければ言語も発達していくと思われがちである．日常生活上の身近な人との会話ではさほど不自由がないことが多いので，コミュニケーション能力や言語発達の遅れに気づかれることが遅くなりがちである．たいていは小学校入学後に教科学習の遅れや適応上の問題が出てきてあらためて問題視されることが多いように思われる．また問題が出ても

その本質が難聴によるものという理解がされにくく，性格や情緒，知能によると思われがちでもある．一見音声言語による情報が入っているようで，確実に受信すること発信することができていない場合が多いのである．

　また社会や学校生活への適応の困難さも理解されにくい．筆者の担当している子どもたちが普段生活している通常学級の担任からの相談で目立つのは「聞こえないふりをしている」ということである．一方，子どもの側からの訴えで多いのは，担任に「今はこんなによく聞こえるのに，どうしてさっきは聞こえないふりをしたの？」と言われて困るというのである．この場合の「今」は授業中の比較的静かな場面で，「さっき」は休み時間や騒がしい場面だった可能性が高いことが想像できる．軽度や中等度の難聴があると，場所や場面によって聞こえたり聞こえなかったりすることが理解されにくく，勝手耳ととられやすいのである．

　このような周囲の理解不足や，本人の聞こえたり聞こえなかったりすることによる失敗経験の積み重ねから自尊の心が育ちにくく，自信が持てないなど心理面や行動面にも影響がでてきてしまいがちである．

　また発音についても，浮動的な誤り音が多く，正しく言えたり言えなかったりするため，発音の異常が見逃されやすい傾向もある．

　また補聴器の必要性についても保護者をはじめとする周囲の理解が得られにくく，また本人にも必要感が薄い場合が多い．保護者に対しては丁寧なカウンセリングやガイダンスを行うとともに，本人に対しては聞くことへの関心・意欲を育てながら，スモールステップによる補聴器適合と活用指導を行うことが要求される．

1.3. 難聴が子どもに及ぼす影響とそれに対する配慮

　次に難聴の程度によって，難聴が子どもに及ぼすコミュニケーションおよび行動・心理面への影響と，配慮事項について述べる．

　ここで述べる難聴の程度は，500～4,000Hzでの平均聴力レベルとする．

1）　正常と難聴の境界（聴力の程度　15dB～25dB）

コミュニケーションへの影響

　普通の会話は問題ないが，小声による会話や離れたところの会話を聞き取ることが困難になる．騒音のあるところでの聞き取りに影響が出る場合がある．

行動・心理面への影響

　学校の休み時間など騒音のある場所や複数での話し合いで子ども同士のペースの速いやりとりが理解できない場合がある．聞き違っても本人には難聴の自覚がないため社会適応に対する影響がでることがある．

配慮事項

　教室の座席の位置についての配慮が必要である．教室で騒がしい場合や広い体育館などでは近くに寄って話しかける配慮も必要になることが多い．

　滲出性中耳炎の既往症がある場合，季節によって聞こえが変化することが多いので，医学的な管理を継続するとともに，情緒面や行動と中耳炎の進行との関係について担任によく理解してもらう必要がある．また伝音難聴の変動時に限って一時的に低出力の補聴器か，FMマイクの使用が望ましいこともある．

2）軽度難聴（聴力の程度　26〜40dB）

コミュニケーションへの影響

　会話を聞き逃したり聞き間違ったりすることが度々起こるようになる．小さい声や後からの話し掛けが聞きとれないことがある．高音急墜型の難聴では，サ行音，チ，ツ音などの子音を聞き逃したり，聞き違えたりする．発音への影響も出ることがある．

行動・心理面への影響

　「自分に都合の良いことしか聞こえない」とか「注意が散漫」等と取られることがあるために，自尊の心が育ちにくくなる．騒音の影響を受けやすくなるため，場面や周囲の状況によって学習態度や行動が変ったりする．部分的に聞こえないことを推理して聞くことが多くなるため，友人関係でトラブルが起きやすくなる．周囲の人には，トラブルの原因が難聴のためというより，性格や情緒の問題として捉えられやすい．また親子関係にも影響が出てくることがある．

配慮事項

　教室では，学習面だけでなく，行動や友人関係，学級適応についても経過観察が必要になる．座席の配慮が必要になるが，聞こえやすさだけではなく，先生の表情が見やすい光源への配慮や，クラス全体の動きが見やすい位置などへの配慮も必要になる．

　難聴児の指導機関で，聴力だけでなく発音や言語発達およびコミュニケーションの様子について経過観察を行うことが望ましい．聴能を高める指導を行うとともに，補聴器が必要かどうかの評価を細かく行い，試用して評価を行うことも必要になる．

　保護者をはじめ，担任，周囲の人に難聴を理解してもらうガイダンスを行う必要がある．本人に対しても難聴を理解，自尊の態度への援助を行うようにする．

3）中等度難聴（聴力の程度　41〜55dB）

コミュニケーションへの影響

　知っていることばや理解できる構文レベルの話しであれば，2m以内くらいの距離での一対一の会話は理解できることが多い．しかし，新しい語彙や複雑な構文が入ってくると，正しく聞き取ったり，理解することは困難な場合が多い．構文，語彙などの言語発達の遅れと発音の未熟や歪み，声質の歪み等もおこりやすい．

行動・心理面への影響

大人との一対一の会話にはそれほどの不自由さはみられなくても，同年齢の友人たちとのコミュニケーションではうまくいかないことが多くなり，交友関係が難しくなる．補聴器の装用が必要になるが，補聴器を着けると健聴者と同じに聞こえると思われやすく，学習の遅れや交友関係のつまずきを難聴のせいではなく，能力や情緒の問題と捉えられやすくなる．また補聴器を用いることで，能力の低い子とみなされてしまう場合や，本人や保護者の側でも能力が低いと思い込む場合が出てくることがあり，自尊の心に影響が出る場合が多くなる．

配慮事項

難聴児の指導機関で聴覚，言語の評価と指導および経過観察を受けることが必要である．補聴器やFM補聴システムが必要になる．会話のやりとりの態度と能力，発音，言語理解と表現（読書力や作文も含めた）の発達についての評価と，経過観察を行う必要がある．補聴器のフィッティングと活用指導，聴能を高める聴覚学習と発音学習が必要になる．

ただし高音急墜など聴力型によって，また聞き誤りや発音への影響があまりみられない場合は，聴能を高める指導を行い，FM補聴システムの試用などを行いながら補聴器の必要性について検討する．

保護者をはじめ，担任，周囲の人に難聴や補聴器について理解を図るガイダンスを行う必要がある．本人に対しては自信を育て，自尊の心を育てる援助を行う．

4） 準重度難聴（聴力の程度　56〜70dB）

コミュニケーションへの影響

補聴器がないと，普通の声の会話は，ほとんど聞き取ることはできない．聞き取れているように見える場合でも，聞き逃しや聞き誤りが非常に目立ち，推理して聞いていることが多い．言語力全体の遅れが目立つようになり，発音・発語の明瞭度の低下，声質の歪みがみられるようになる．

行動・心理面への影響

補聴器の装用が必要になるが，軽度の場合と同じく，補聴器を着けると健聴者と同じに聞こえると思われやすく，学習の遅れや交友関係のつまずきを難聴のせいではなく，能力や情緒の問題と捉えられやすくなる．また情報不足による自己認識の甘さや社会性の未熟さが目立つようになり，本人は周囲からの疎外感を持つようになることも多い．自尊心に影響が出ることが多く，日常的な細やかな配慮が必要になる．

指導の必要性と配慮事項

常時補聴器を着けることは不可欠になる．FM補聴システムも必要になる．

難聴児の指導機関で聴覚，言語能力全体の評価と特別な指導を受けることが必要である．補聴器のフィッティングと活用指導，聴覚学習と言語指導，発音指導などが必要になる．言語指導では，とくに子どもの経験に基づいた言語の基礎を広げながら，学習のための書きことばにつなげるための援助が必要になる．

保護者をはじめ，担任，周囲の人に難聴や補聴器を理解してもらうガイダンスを行う必要がある．本人に対しては，自尊の心を育てる援助を行うとともに，難聴に対する理解を促進することが必要になる．

2. 指導にあたっての評価

2.1. 評価と指導の流れ

図1は，難聴児の指導の流れを簡単に表したものである．

流れとしては，初回面接もしくは教育相談では，主訴にもとづいて情報収集を行い，子どもの実態を総合的に評価することである．そこから長期目標や短期目標および発達を支えるための指導援助のポイントをさぐることになる．そして長期目標と短期目標の設定を行い，保護者との同意の元に指導を開始する．

また長期，短期目標ともに目標行動を設定し，指導期間についても短期目標の達成期間および長期目標の達成期間の両方を設定しておくようにする．

また指導を進めるにあたっては，本人や保護者への指導援助の他に子どもの生活や学習の場面にかかわる周囲の人と協力関係をつくること，また子どもの生活や学習の環境の調査，改善を行うことによって，子どもの聴覚言語の発達を支えるようにする．

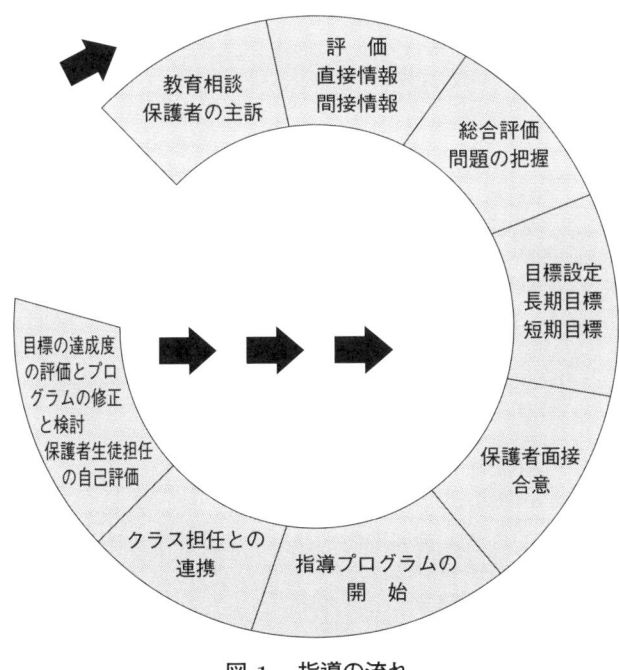

図1　指導の流れ

また短期目標として設定した期間の中ほど，もしくは一定期間指導を行った後に，再評価を行い，目標と指導方法の修正を行うようにする．

2.2. 主な評価の観点

1) 評価の項目について

指導を始めるにあたっては，相談に訪れた子どもの実態について，直接情報と間接情報の両面から情報収集し，保護者の主訴と合わせて総合評価を行い，指導プログラムを作成することになる．

表1は，評価の項目とそのための情報収集の方法について整理したものである．直接的な情報収集としては，行動観察を重視したい．またその際は，保護者との面接による情報や学校（幼稚園）からの観察結果である調査書からの情報と照合したり，確かめたりすることが大切になる．保護者の面接では，まず生活のなかで困っていることや子どもに対する接し方などについて，また障害についての理解や受容状況についても，よく聴くことが大切になる．ここでは，評価の項目と観点，そして評価の際の留意点について述べる．

2) 行動観察による評価

行動観察による評価は，遊びの場面，課題（学習）場面，検査の場面等で行う．遊びの場面は，子ども一人での自由遊びの場面と，人といっしょの遊びの場面の両方で行動観察を行

表1 難聴児の評価の枠組み

情報源		方法 行動観察による評価	検査による評価
直接情報	児童	・対人コミュニケーションへのかかわり方 ・聴覚の活用状況——受容，表出，聴覚フィードバックなど ・補聴器の活用状況 ・コミュニケーションの発達傾向 ・発声・発音の状況と聴覚的な刺激性の有無とその程度 ・社会性や自尊の心の発達 ・障害の受容（理解）状況 ・知的能力および学力主体的な学習への取組み含む ・運動機能	・聴力検査（純音．語音） ・補聴器の適合検査 　特性検査 ・構音検査（単語，音節，文章） ・言語能力検査（WISC III，ITPA，読書力検査，絵画語彙検査等） ・視知覚検査 ・その他（K-ABC, 性格検査）
	保護者	・保護者の子どもへのかかわり方	
間接情報	保護者	主訴，生育歴，身体発育，言語発達，親子関係などの聞き取り	・親子関係調査
	学校，友達	学校適応調査など	
	医療関係	耳鼻科，歯科口腔外科，器質的な疾患の有無	
	幼児機関	指導経過報告書	

うようにする．また場所としては，プレールームと教室の両方で行うようにする．

表1にあげたような項目について行動観察をしながら，評価を行うことになるが，軽度・中等度の難聴児の評価を行うポイントとしては，生活やコミュニケーション，学習のなかでどのように聴覚の障害が影響を与えているのか，またそのためにどのような援助や指導が必要か，さらに補聴器の必要の有無や使用している場合はその管理活用の状況などを評価することが必要になる．また子どもの不自由さに対して保護者はどのように配慮や援助しているか，幼稚園や学校ではどのような配慮や援助が行われているか等も観察・評価を行いたい．

ここでは，それぞれの評価の観点を述べるとともに，それらの観点から出てきた評価をどう指導プログラムにつなげていくかについて述べてみたい．

(1) 補聴器の活用状況について

使いこなしの発達状況

補聴器の活用状況には，補聴器の適合状況も含まれるのだが，この点に関しては別の章に取り上げてあるので，ここでは，補聴器の使いこなしや主体的な活用についてのみ述べたい．

表2は，補聴器の使いこなし方の発達傾向について表したものである[1]．プログラマブルやデジタル補聴器が普及してきている現在では，該当しない項目も出てきているが，基本的な活用や使いこなしがどの程度できているかを評価するのには役に立つと思われる．

評価のポイント

主に主体的な活用状況について評価を行い，その他の評価との関連もみることになる．

装着習慣に関しては，補聴器を嫌がらずに着けているか，また着けている時間はどのくらいか，自分から装着する習慣は定着しているかについて観察する．また主体的な管理・保守に関しては，補聴器を外した時の管理の仕方を中心に，イヤモールドの清掃，電池の取り替えはどのように行っているか，また汗に対する対策，故障への対処の仕方についても観察を行う．

また聴覚の活用と関連してくる項目としては，音やことばの聞こえ方についての確認をどう行っているか，自分で音量調節ができるか，場面に応じてスイッチを切り替えたり，音量を変えたりできるかについて観察したい．

また補聴システムや関連機器の使い方については，電話の使用，FM補聴システムの使用，テレビ，ステレオの聴取援助システムを活用しているかいついてもチェックしたい．

(2) コミュニケーション行動にみられる聴覚障害の状態と聴覚活用の発達傾向について

難聴がたとえ軽度でもコミュニケーションに与える影響は大きい．対人コミュニケーション行動や会話のやりとり，受容理解，表出表現，発声発音の状況のなかで聴覚障害がどのような影響を与えているかを把握することが必要になる．

表3～6はその評価の項目例である[1]．段階的に統制されてはいないのでチェックリストとしては不十分であるが，観察の観点としては役立てることができる．

また表7は，学童期の聴覚活用の発達傾向をあげてみたものである[2]．これらは「聴く・話す」を中心としたコミュニケーションの態度と能力について，6歳後半から8歳までのⅠ期

表 2　補聴器の活用状況の発達傾向

第一段階	第二段階	第三段階
(1) 電池 ・電池が切れたことに気づく ・電池が切れたことに気づき，取り替えてもらおうとする ・寝る前に電池をはずす ・電池チェッカーで電池があるかないか確かめる	・自分の HA の電池がだいたい何日ぐらいでなくなるか知っている	・予備の電池を必ず持っている
(2) 本体 ・落とさない（なくさない）よう気をつける ・汚い手でさわらない ・置き場所を決めて，そこに置く ・濡らさないよう気をつける ・濡れた時，汚れた時は，すぐによく拭く ・使わない時は乾燥剤を入れた箱に入れておく	・HA ノートを書く ・毎日の VOL 電池を取り替えた日，イヤモールドを洗った日，故障等がわかる（VOL がついている場合）	・HA ノートがなくても自己管理する ・HA のしくみ，特徴について理解し管理する
(3) VOL 調整 ・つける時は耳にかけてからスイッチを入れ，VOL 調整をする ・VOL を下げスイッチを切ってから HA をはずす ・両耳の場合，一方のスイッチを切って利き耳から先に VOL 調整をする．各々やってから両耳で VOL が適当かどうか確かめる ・VOL の自己調整・ことば（オハヨー，コンニチハーなど）を言う，さしすせそ，かきくけこなど聞き取りにくい音でチェックする	・場面に応じて VOL 調整ができる	・自分の補聴器の特徴と限界を知って，場面と状況に応じて，自分の位置などを変えることができる
(4) イヤモールド，チューブなど ・イヤモールドをきちんと耳介にいれる ・チューブのところを持たない ・はずすとき引っぱらない	・イヤモールドの汚れに気づき，自分で洗い管理する ・イヤモールドにつまった耳垢，チューブの水滴などに気づき処理して使う ・チューブの切れ，割れに気づく	
(5) 故障 ・ハウリングに気づく ・普段と異なることに気づく	・故障が発見できる ・本体の異常 ・電池があるのに音が出ない ・ノイズが入る ・音切れがある	・音の異常に気づく（音量，音質の変化に気づく）
(6) FM 補聴システム，その他 ・ことばの教室の中で FM 補聴システムの装用練習をして慣れる ・家庭で FM	・在籍学級で FM 補聴システムが使える ・外部指向性マイクが使える	・時，場所，状況に応じて種々の聴取援助システムやアクセサリーなどを使い，管理することができる．テレビエイド，テレホンコイル，テレホンアダプター，ループコイル

備考　デジタル補聴器および耳穴式補聴器の場合は異なる項目があることに留意する

表3 コミュニケーションにおける聴覚活用の評価項目＜受容・理解＞

評価項目		
聞く態度　聞き取る力	聞き方	1　一回で聞き取ることが多い 2　他の行動をしながら聞き取る 3　時に聞き返すことがある 4　相手の話を確かめようと聞き返す 5　聞き返すことが多い
	聞き取れないときの様子	1　もう一度言ってほしいという 2　近づいて聞こうとする 3　大きい声で言ってほしいという 4　エッエッと何回も聞き返す 5　適当に反応する（うんうんとうなずく，笑っている等） 6　無視する
	声の大きさ （1m以内の会話で）	1　小さめの声でも聞き取れる 2　普通の声でも聞き取れる 3　大きい声なら聞き取れる
	距離 （静かな場所で）	1　5～6m離れた場所でことばを聞き取る 2　2～3m離れた場所でことばを聞き取る 3　すぐ近くでことばを聞き取る
	騒音下で （TV，ラジオがかかっている場所で）	1　5～6m離れた場所で会話ができる 2　2～3m離れた場所で会話ができる 3　すぐ近くで会話ができる
	話しかけの方向	1　話しかけられた方向をみる 2　後からの話しかけに反応する
	聴取記憶	1　与えられた状況の中で，文の中の5～6要素を聞き取れる 2　与えられた状況の中で，文の中の3～4要素を聞き取れる 3　話の要素はわかる 4　日常的な簡単な指示がわかる
理解力	話しかけへの応答 （主にことば）	1　ゲーム等のルールがことばの説明だけでわかる 2　生活から離れた話題にも関心をもって聞き取ることができる 3　二人以上の人の会話を聞き，その主旨について質問したり，質問に答えたりする 4　新しい話題でも大体の内容が理解できる 5　ある程度長い文章を聞いて要点を理解できる 6　あらすじを理解できる 7　助詞や動詞の語尾変化まで聞き取れる 8　身近な話題ならことばだけで理解できる 9　具体物や身振りがあれば理解できる
	指示の理解	1　意味がわかり指示に従える 2　身振りや指さしを入れるとわかる 3　指示された内容を取り違えることがある
	質問への対応のしかた	1　質問された内容について詳しく答える 2　選択肢を与えられると答える 3　質問を復唱してから答える 4　YES／NOであれば答えられる 5　わかっても，わからなくてもウンウンとだけ答える 6　反応なし 7　質問応答不可（自分の好きな話題だけ話す）
	機器を通して	1　よく知っている物語ならば音楽や擬音付きでも聞き取ることができる 2　身近な文や簡単な話ならばテープから聴取できる 3　簡単な物語の朗読テープを聞きながら文章をなぞることができる

表 4　コミュニケーションにおける聴覚活用の評価項目＜表出＞

声の様子	声の質	・自然な声である ・頭声である ・こもったような声である ・嗄声等，声の異常がみられる ・喉に力が入ったような声である
	声の大きさ	・状況に応じて声の大きさを変えられる ・声のコントロールができない ・大きい声で話す ・小さい声で話す ・声が出ない，もしくは出にくい
	声の高さ	・ピッチが高い ・ピッチが低い ・ピッチが急激に変化する ・自然なピッチである
ことばの明瞭度	会話明瞭度	・よくわかる ・大体わかる ・手掛かりがあればわかる ・何を話しているのかわからない
	発音の様子	・とくに構音の誤りはない ・復唱すると，発音が明瞭になる ・一定の構音の誤りがある ・構音の誤りに浮動性がある ・母音ははっきり発音できる ・発音が明瞭になる ・声門破裂音化，鼻音化，口蓋化，吸破音，側音化などがみられる
	口唇や舌の動き	・口唇や舌の動きがスムーズである ・舌が前に出てきやすい ・舌尖の動きが悪い ・口がいつも開いている
	話し方の様子	・ことばのリズム，イントネーション，アクセント等が不自然である ・発話が一本調子で，抑揚が乏しい
	話すことばの速さ（発話速度）	・話し方のスピードが自然である ・話し方が遅い ・話し方が速い
歌	歌を歌うときの様子	・リズム，音程ともに合っている ・音程が合わない時がある ・リズムはほぼ正しくとれる ・リズムもほとんどとれない
発話の様子	語彙数	・理解，表現語彙とも年齢並である ・理解語彙が少ない ・理解語彙に比べて表現語彙が低い
	文の構成	・1～2 語文 ・3～4 語文もしくはそれ以上で話す ・構文の誤りに気づいて直すことができる ・構文に誤りがみられるが，気づかない
	話す意欲	・積極的にことばで話そうとする ・聞かれたことには，答えようとする ・話す意欲が低い ・話す意欲がない

表5　コミュニケーションにおける聴覚活用の評価項目＜やりとり＞

人への関心	自発的な態度	1　自分から話題を提供しやりとりができる 2　話しかけに応じてやりとりができる 3　聞かれたことには答える 4　一方的な話ならできる 5　話しかけても応じない　備考
	会話の様子	1　楽しんで会話をする 2　わからない内容を聞き返したり，質問したりして会話を続ける 3　話をわかろうとして，注意して見たり聞いたりする 4　話しかければ会話をする 5　話しかけても顔を見ない
伝えようとする意欲	主体的な会話	1　自分の気持ちを伝えようとしたり，相手の気持ちもわかろうとする 2　気持ちをわかってもらうように，話し方を工夫する 3　自分の気持ちを相手に伝えようとする
会話の内容	話題の広がり	1　なじみのない話題でも会話ができる 2　経験したことや考えていることを話題にして会話ができる 3　絵や本を見ながら会話ができる 4　身近なことがらや日常的なことがらについて会話ができる 5　自分が関心を持っていることなら会話ができる
	電話でのやりとり	1　電話での会話ができる 2　身近な人との簡単な会話ができる 3　家族とのパターン化した会話ができる 4　電話に出るが会話はできない 5　電話に出るのをいやがる

※「会話」を音声言語を主としたやりとりと考える．

表6　コミュニケーションにおける聴覚活用の評価項目＜フィードバック＞

声	1. 場所・話題に応じて声をコントロールしながら話せる 2. 促されると話しかけに応じてやりとりができる 3. 声の大きさが場に合わないことに気がつかない
語調	1. 自然なリズム・イントネーション・アクセントで話すことができる 2. リズム・イントネーション・アクセントを自分で気づき直せる 3. リズム・イントネーション・アクセントを促されると直せる 4. リズム・イントネーション・アクセントの誤りに気づかない
発音	1. 自分の誤音に自分で気づき直すことができる 2. 自分の誤音に自分で気づく 3. 自分の誤音を促されると模倣しようとする 4. 発音の誤りに気がつかない
文の復唱	1. 5～6文節の文を復唱できる 2. 2～3文節の文を復唱できる 3. 単語の復唱ができる

と，9歳から10歳までのⅡ期での発達傾向を見たものである．Ⅱ期までとしたのは，9～10歳レベルの態度と能力があれば，聴覚を活用して人との会話や話のなかから情報を受容が可能になると考えたからである．援助と配慮の項目は指導の例であり，このような支援や配慮があって子どもたちの聴覚活用が進むと考えられる．表中の○は態度で，●は能力を表しているが，評価にあたっては，両方をみていくことが望ましい．

表7 コミュニケーションにおける聴覚活用の発達傾向（○態度，●能力）

（文部省：聴覚障害教育の手引——聴覚を活用する指導——．聴覚の発達傾向から一部アレンジ）

		発達の傾向	援助と配慮の概要
会話・やりとり	I期 1・2年程度（6〜8歳）	●自発的なひとつの話題で会話のやりとりが長く続くようになる ○少し長い話でも相手の話をよく聞こうとする ●身近な話題では，ことばだけで説明したり理解できるが，馴染みのない話題では，視覚的補助（身振りや絵等）が必要なことがある ○相手の話がわかりにくい場合「〜といったの？」等と確認しようとする ●なぞなぞやクイズをやりとりして楽しむ ●子ども同士の小グループ（3人くらい）の話し合いに参加できる ●親しい人と電話での簡単なやりとりができ，喜んで電話をかけようとする（周りの人の手助けが必要なこともある） ●第3者同士の会話を聞き付けて会話に加わってくることが増える ●具体的経験内容や近似経験による内容のやりとりができる	・何回も名前をよんだりせず，何気なく話しかける ・指示や命令形の話しかけはできるだけ止めるようにする ・子ども自身による気づきを重視して，それを促進するようにし，自己獲得能力を育てる ・聞かれたことにはすぐ答えるのでなく，いっしょに考える姿勢にもっていくようにする ・「合ってる？」「なんて言ったの？」等とすぐきいてくる場合は「合ってるの？」と子どものことばをそのまま返してやり，自分なりに考える習慣を育てる ・両親に良き協力者になってもらい，日常生活のことばと学習の言語を結び付けながら，ことばでのやりとりをしてもらう ・子どもと簡単な台本を用意したりして，離れた人との電話での楽しい経験を積むようにする
	II期 3・4年程度（9〜10歳）	●会話のテンポが速くなる ●初めて会った人ともスムーズに会話ができる ●馴染みのない話題に対してもことばだけで会話が成立する ●ことばをことばで説明したり，理解できる ●単に繰り返して「えっ？」などと聞き返すことがなくなる ○話を良く理解しようとして，部分的に聞き返して確かめたりする ●会話文の細かい部分，動詞の変化や助詞の違いなどが聞き取れるようになる ○ユーモアのセンスが出てくる ●敬語が使えるようになる ●相手の感情や気持ちを考えながら会話できる ○数人もしくはそれ以上での話し合いに積極的に参加しようとする ●電話でのやりとりで，自分の聞き取れることばを用いて相手に確認したり，工夫をしようとする ●疑似経験やテレビ，新聞等から分かったことについて話し合える	・子どもがことばで反論や文句を言えるようになったら，対等な話し方をしていくようにする ・子どものコミュニケーションのレベルよりも，少し上のレベルで会話するようにして，いろいろな表現や構文に気づかせるようにする ・子どもの気づきを大切にして，ほめるようにする ・テレビのニュースや新聞，人から聞いたことなどを取り上げて，話し合う機会を多く持つようにする
聴覚音声のフィードバック	I期	●3〜4文節文を自発的に正しく模倣ができる ●自分で場所，場面に応じて声のコントロールができる ●単語レベルで，音像とスピーチ，音像と文字像がそれぞれ一致することで，文字が聴覚音声フィードバックの促進を助けるようになる ●簡単な短い文レベルでは正しく聞き書きができる	・復唱は，聴覚音声フィードバックの面だけでなく，子ども自身が聴取内容を確認する手段として，また相手の表現形式を取り込み再生するプロセスとしても大切にする ・子どもが自発的に復唱したら，指導者は再度復唱して聞かせるようにし，聴覚音声フィードバックへの動機づけを強化する．強要はしないようにする ・話かけの声やスピードは，はじめは子どもに合わせるようにするが，しだいに普通の話し方に変えていくようにする
	II期	○自分の声やことばを聞きながら話そうとし，ことばの言い間違いや発音の誤りに自分で気づいて直そうとする ●5文節以上の文を聞いて，正しく復唱できる	・子どものことばや話し方がおかしい場合，指導者ははじめの音やヒントを出すようにするが，復唱は徐々に減らしていくようにする
聞く・受容・理解	I期	●絵やスライドなど視覚的な補助をともなう物語文を，聞いて（読話も併用して）楽しむことができる ●話を聞いた後で，簡単な質問に答えることができる ●録音テープやテープ学習器等，機器を通した音声を（ことば）を聞いて，簡単なゲームができる ●自分の聞き誤りやすいことばに時々気づくようになる ●音，音声への反応も豊かになり，より小さい音，ことばに反応するようになる	・子どもの好きな本を，読み聞かせをする ・横にならんで，できるだけ口を見せずに文字をなぞることで音声ー文字ーイメージが自然に結びつくようにする ・本は，子ども自身の読書レベルより，ほんの少し上のレベルの本へと変えていくようにするが，あくまで子どもに好きな本を選択させるようにする ・聴覚のみで，簡単なことばや音を聞き取るゲームやクイズ，活動等を，毎指導時に行うように工夫する
	II期	●考えながら聞き，相手の話のわからないところは「〜ということですか」などと内容を確かめながら聞こうとする ●文の細かいところ，助詞なども正確に聞き取れるようになる ●絵の手掛かりのない物語文を聞き取って，ほぼ理解できる ●ある程度長い文章を聞き取って，要点を話したり書いたりできる ●テープから，身近な文や簡単な話を聴取できる ●聞き取れない部分を文の前後等で類推できることが増える ●算数の文章題などの少し長い文章を，耳のみで聞き取って正しく復唱したり，書いたりできる ●ことばでの複雑な指示も良く聞いて理解し，行動できる ●大勢に向かって話し掛けられたり言われたことばをほぼ聞き取って理解できる	・自然な話し掛けを，できるだけ1回で聞き取れるように子ども自身にも目標を持つようにさせる ・子どもの発達に即して段階的に学習を進めるようにする ・家庭学習は，子どもと話し合って計画を立てるようにし，学習の結果は子どもに自己評価を促して，主体的に自分の課題に取り組むようにする ・聞き取りの学習の成果が生活のなかにどのように反映されているかを，時々子どもや保護者にフィードバックして，聴覚活用の意欲や自己評価の態度を育てる

第4章 軽度・中等度難聴のある子どもの指導 153

表7 続き

話す・表現	I期	●自発語が増え，行動や感情を極自然に言語化して表現することが増える ○聞かれたことには「わからない」と言わずに，わかるところまででも言おうとする態度がみられる ○相手に分かりやすい話し方をしようとする態度が芽生える ●ことばだけで言おうと努力するが，まだ身振りや絵，文字を書いて説明することがある ●誤りやすい発音の傾向を自覚するようになり，浮動的な発音の誤りがほとんどなくなる ○周りの人のヒントで自分の発音の誤りに気づいて直そうとする態度が出る	・子どもの自発的な表現をもとに，拡充し（広げ）たり正しい表現にして返すようにする ・発音はできるだけ注意せずに，本人の言ったように復唱して聞かせ，誤りに気づかせるようにする ・テレビや新聞，雑誌，本などから，いろいろな言い方や表現の仕方など，子どもが関心を持って獲得するように支援する
	II期	●相手の語気や話し方に応じて，表現の仕方やことばを言い換えたりすることができる ○「わからない」「忘れた」「習ってない」等と言わなくなる ○話を聞いたり，文を読んで分かったことを，ことばで説明できるようになる ○発音の取りだし学習に積極的に取り組み，改善された発音はしっかり定着する ○自分の発音の誤りを自分で気づいて直そうとする ●自分の誤りやすい発音を自分で気を付けて，正しく話すようになる	・子どもの話し方が不十分な場合，どういう表現が自分の言い方に適切かを，教師といっしょに考えたり，教師のヒントから考えたりする ・ことば以外の手段も加えて説明した場合は，ことばで補うようにし，できるだけことばで言うことを促していく ・子どもが自分の発音の誤りやすい音に気づき直そうとするのを待って，発音の取りだし学習を行うようにする ・道路案内遊びや地図を用いて，自分よく知っている所を相手に分かるように説明したりする機会をつくる
集団の中での聞く話す 生活の中で	II期	●一般学級の担任の，ことばを主にした指示や簡単な話を理解できるようになる ●担任が直接話掛けたことに答えたり，担任に自発的に話掛けたりする ○発表する友達のほうを見て聞く態度が出てくる ○聞き取れないときは友達の行動を見たり，わからないところをきいたりする（友達の手助けを必要とすることがある） ●みんなに合わせて簡単な楽器の演奏できるようになる（リコーダー，ピアニカ等） ○好きなテレビ番組の主題歌やはやりの歌を覚えて歌おうとする	・少し大きな集団のなかで，説明を聞いてから活動したり，ゲームをしたりして，集団のなかでの指示や話を聞く自信を育てるようにする ・自分でできることは待ってでもやるようにする ・一般学級の担任とことばの教室の担任が十分に連絡を取るようにする ・音楽は嫌いにさせないようにし，子もの好きな歌や踊りなどから，徐々に広げていくよにする ・CDやカセットで好きな曲を繰り返しきいたり，歌ったりする機会を，家庭でも多く持ってもらうようにする
		●担任がクラス全体に話しかけたこともほぼ同時に理解できる ○わからないときは，自分から教師や友達に聞くようになる ●友達の発表したことを積極的に聞き，聞き取れるようになる ○友達の手助けがあまりいらなくなる ●集団のなかでのコミュニケーションがスムーズになり，集団に働きかけたり，みずからも影響を受けたりする ●教科学習（授業）をほぼ同時進行的に理解できるようになる ○自分の好きな曲を自分の聴力や補聴に合わせて工夫して聞いて楽しむことができる ●みんなに合わせながら歌を歌える	・周囲からの手助けは徐々に減らしていくようにする．本人が求めた場合は手助けをする ・本人が少し努力すればできる学習課題を徐々に増やして達成感が持てるようにする ・小集団のなかで，スピーチを聞き合って，質問を出したり質問に答えたりしながら，話のポイントを一回で取れる機会を多くしていくようにする ・コンサートや音楽劇等を観る機会をつくるようにする

これらの評価項目のなかから評価のポイントとなるものをピックアップしてみたのが次の項目である．

対人コミュニケーション関係 人とのかかわりのなかで，自発的な行動やことばが多く，能動的であるかどうか．また自尊の心が育っていて，精神的に落ち着いて人と接することができるかどうか．また人の助言を受け入れようとする態度があるかどうか等について観察したい．

受聴の様子 普通の声での話しかけに対する反応，聞き取り方の様子を聞き誤り方も含めて観察する．また話し手の声の大きさ，距離，方向による反応の違いがあるかどうか，話を聞く手段は聴覚中心か，読話併用か，身振り表情に頼っているか等も含めて評価する．また話が聞き取れないときの対処の仕方についても，聞きのがしに気づくか，聞き取れない時の聞き返し方はどうか，相手に近づいて「もう一回言って」と言う等ができるかもみたい．ま

た音の大きさの感覚の段階を細かく認知し，5段階以上（例；聞こえない・小さい・ちょうど良く聞こえる・大きい・うるさい等）で反応できるかどうかもその他の評価との関連性を見ていく上で大切になってくる．

表出の様子　話す声の質，大きさ，高さなど声に歪みや不自然さはないか，発話明瞭度・発音に置換や歪みなどがあるかどうかについて観察する．また相手にわかるように発音や話し方に気をつけて話そうとしているかについて観察する．

フィードバックの様子　やりとりのなかで，相手の言ったことばを自分の話に取り入れようとするか，語法や発音の誤りに気づいて直そうとするか，また話し手の正しい言い方を模倣（復唱）しようとする態度があるかどうかについて観察する．また相手の話にわからない部分がある場合も，わかるところまで答えようとする態度が育っているかどうか（「うんうん」「わからない」「忘れた」「知らない」等と応答しない）について，相手の言ったことに，よく考えて適切に答えているかどうかについても観たい．

音と文字との関連　文字が入っている子どもについては，文字像と音像，そしてイメージ（意味）がどの程度結びついているか，いくつかの身近な単語を聞いて正しく書けるか，また短い文を聞いて書けるかどうか，どのくらいの文節数だと正しく復唱したり，書き取ったりできるかも含めて評価したい．単語については，音数やパターンのちがう単語を30個程度は実施してみたい．

読む・書くの様子　文字が入っており，読みの段階に入りかけている子どもの場合は，本に興味，関心があるか，どんな本か，自分で読もうとするか，読んでもらう方を喜ぶかについて観察したい．また書くことでは，日記など生活文をどの程度書けるか，自分の表記・表現の誤りにどの程度気づけるかについて観察したい．

3） 面接や質問紙による情報収集と評価

(1) 保護者の子どもへの理解とかかわり方について評価する

面接時のききとりでは，生育歴や診断治療歴，教育歴，言語発達状況についてだけでなく，親子関係や家庭でのコミュニケーションの状況，保護者の子どもの障害について理解や受容の状況について情報収集する．家庭での子どもの適応状況や保護者の接し方についても情報収集を行う．また親子同席の面接や遊びも行い，行動観察も行うようにする．

情報収集や観察評価のポイントは以下のようになる．

対人および親子関係　保護者は子どもの好きなこと，関心のあることを知っていて，子どもの好きな遊びに付き合って，楽しく遊ぶことができるかどうか，また子どもの側は，子どもの方から保護者に働きかけて来ることが多いかどうか，子どもは保護者の顔色を見て，行動していないかどうか等についてきくようにする．

障害の理解　保護者は子どもの障害について理解し，受容しているかどうかについて，子どもの行動特徴と難聴とのかかわりについてどの程度理解しているか，また難聴や言語能力および学力との関係についても理解できていて，ことさらに勉強に子どもを追い込んだりし

ていないかどうか等について．

コミュニケーションへの援助の様子　子どもが聞き取れなかったり，聞き間違いをした場合，どういう援助をしているか，また聞こえにくいからといって，大声で話しかけたり，同じことばを何回も繰り返して言っていないか，指差しや直接子どもの体に触ることで，合図や指示をしていないかについて聞き取りと観察を行う．また保護者が子どもの発音の歪みに気がついているかどうか，話した内容が子どもに理解されたかどうか確かめる手だてを持っているかどうかもその後の指導の進め方に関連してくる．

補聴器活用への援助の様子　子どもが補聴器をチェックする前後に，保護者が音の確かめをしているかどうか，また補聴器を外した後の管理や，電池の管理を子どもといっしょにしているか，さらに故障の発見と対処の仕方を知っているかについても聞き取る．

(2) 在籍学級での適応および学力の評価

子どもたちが普段生活している通常学級での様子について，質問紙により集団のなかでの，適応状態やコミュニケーション態度，学習能力についての情報を得るとともに，直接学校訪問を行い，学習や活動への参加態度について行動観察も行う．また担任との面接による情報収集も行う．

また子どもの評価とともに，教室の音響環境，担任の子どもへのかかわり方も評価する必要がある．

4) 検査による評価

(1) 聴覚－音声にかかわる検査

●聴力検査

気導・骨導閾値検査，不快レベル（UCL）や快適レベル（MCL），語音検査，騒音のなかでの聞こえ方検査，インピーダンスオージオメトリーを行うようにする．

学童期の子どもの場合，音が聞こえている間は手をあげるもしくはボタンを押すなどの指導を行い，正確に反応する態度を育成するようにする．また反応表現と感覚レベルとをできるだけ近づけるようなラウドネスに対する指導援助を行いながら，検査の経過をみていくことが大切である．

また補聴器が必要かどうかの検討を行う場合，語音聴力検査の語音閾値や語音弁別能力による評価が重要になる．また静かな場所での語音の検査と騒音のなかでの語音の検査との比較からも補聴器の必要性を検討することができる．

●補聴器装用時の閾値検査

補聴器を装用しての閾値検査は，軽度や中等度の場合，測定場所の条件によってデータに影響を受けやすいので注意を要する．

●補聴器の特性検査

児童の装用している補聴器の特性を測定して，Gainや最大出力が適正かどうかについて評価する．またFM補聴システムについても特性を評価し，個人補聴器の聞こえに近

づけるようにする．ただし音源とマイクまでの距離が個人補聴器とFM補聴システムでは大きく異なることに著しい配慮が必要である．

(2) **発声・発音検査**

発声・発音については，一般的には構音検査を用いるようにするが，自発の発声発音についての評価を行うとともに，復唱による発声発音の変化を比較して，聴覚的な被刺激性がどの程度あるかどうかについて評価しておくことが，その後の指導プログラム作成上，重要になってくる．

(3) **言語発達に関する検査**

言語発達に関する検査としては，WISC III 個人知能検査，ITPA 言語学習能力検査，K-ABC 心理教育アセスメントテスト，読書力検査（幼児児童・低学年用・高学年用）絵画語彙検査などがある．

WISC III 個人知能検査では，動作性と言語性のIQの差をみられるだけでなく，言語理解，知覚統合，注意記憶，処理速度の4種類の群指数の傾向からも評価を深めることができる．ITPA では，聴覚音声回路と視覚運動回路との比較だけでなく，表現と理解のバランスもみることができる．

これらは難聴児のためのテストではないが，読書力検査以外は文字などによる提示は行わず，できるだけ普通の条件でテストを行うようにする．行動観察と合わせて評価し，指導の必要性や手がかりを得るようにする．

5) その他の評価および評価の留意点

- どのような場面で，どのような聞き誤りや聞きのがし，勘違いがみられるか，また聞こえない，聞こえにくい場合の反応対処行動についても観察する．
- 家庭や学校（幼稚園）でも，観察の観点を示して観察してもらうようにする．
- 子どものいる音響環境に対する評価が大切．
- 本人の自分の難聴に対する気づきや理解の程度，対処の仕方などを細かく観察する．
- 周囲の人の難聴に対する理解や接し方についての評価も大切である．
- 一見会話に不自由しない子どもでも，言語発達の評価と経過観察が必要である．その際は理解と表現，音声による受容と視覚による受容（文字等）のバランス，新しいことばの受容状況などもみる．

3. 軽度・中等度難聴児の指導プログラム

3.1. 指導の方針と概要

　指導においては，その子どもが本来持っている長所や個性を生かし，子どもの興味や関心に沿いながら，生活のなかでコミュニケーションに活かす聴覚活用能力をしっかり育てること，また，人とのやりとりのなかから言語情報の受信や発信が主体的にできるようにしていくことを重視したい．また学童期においては，指導者がリードして教えるのではなく，子どもの自己評価や自己学習力を育てて，子ども自身が学び続けていく姿勢を育てることも大切にしたい．

　指導と援助は大きくは次の5つになるといえる．

1) 聴覚の検査や管理に関する指導と援助

　定期的または必要に応じて聴力検査を行い，聴力の評価に努めるとともに残された聴力の保持に努める．とくに両耳の聴力に差のあるケースや，家族にも難聴児者がある場合は，細かい聴力管理が必要となる．また補聴器の調整を変更したり，機種を変更した場合などは，必ず数日後と2週間後，さらに1ヵ月後など間隔をおいて検査することが望ましい．

　また8歳くらいになったら，子どもにも検査のたびにオージオグラムを見せるようにしていくことで，自分の聴力に関心を持つようになってくる．このことは後に子ども自身が聞こえについて理解したり，自己管理しようとしたりする意欲につながってくる．

　聴力の管理においては医師との連携は重要である．日頃より子どもの担当医師とは情報を交換し，聴力悪化や耳鼻咽喉科的疾患に備えておくことが大切である．

2) 補聴器の適合と活用に関する援助と指導

　軽度の難聴の場合，まず補聴器が必要かどうかの検討も含めて，観察や検査を行い，補聴器の装用を試みたりすることが必要になる．またすでに装用しているケースの場合は，より細かくラウドネス反応がとれるように指導しながら，補聴器の適正化を図ることや，場面やニーズに応じて子ども自身が補聴器やその周辺機器を使いこなせるように援助していく．またFM補聴システム等の適合を行うとともに，通常学級における活用への支援や環境の調整を行う．

　補聴器の活用についての援助と指導は，学童期以降の主体的な補聴器の管理や活用，障害の理解につながってくるため，幼児期後期から小学校低学年時に保護者と協力して丁寧に行うことが大切である．

3) 聴覚活用の態度と能力を育て，コミュニケーション能力，言語発達を促進する指導と援助

　主体的な聴覚活用を促進して聴覚フィードバックの力をしっかりつけるようにすることが大切である．聞くことと話すことをしっかり結び付けるようにすることで，自分の声やことばを聞きながら話す態度と力をつけるようにする．また音韻と文字との一致も図っていくようにし，聴覚からの言語情報をより正しく確実に受容できるように育てることが大切である．

　発音指導についても補聴器装着後すぐに改善指導を始めるのではなく，聴覚と音声をしっかり結びつけながら聴覚フィードバック力をつけていくことを優先したい．子どもが自分の発音の誤りに気づくようになってくるのを待って，改善指導に進めるのが望ましい．聴覚フィードバックの力が育ってくることによって，まず浮動的な構音の誤りが改善されるので，発音の誤り音がいくつかの構音に絞られてきてから指導する方がよい．一般的には，軽度難聴の場合は聴覚フィードバック力がついてくることで，ほとんどの発音は改善されることが多い．また中等度の難聴の場合や高音障害型の難聴の場合は，サ行音やチ，ツ音が残ることが多い．

　言語発達の促進についても，軽度や中等度の難聴の場合，語彙や言語理解力や表現力を教え込もうとせずに，聴能を高める聴覚学習を生活のなかで進めながら「聞く・話す・読む・書く」をつなげる指導を行うことで，自己学習力を育てることを大切にしたい．もちろん読み聞かせから読書への意欲づくりを行ったり，コンピュータなど視覚的な情報・知識の吸収を促すことも並行して行うことも必要になる．

　構文や語法については，主体的な聴覚活用を進めることで，自分の構文や語法の誤りに気づくようになってくるのを待って，より細かく具体的な構文指導にもっていくことが望ましい．

4) 自尊の心を育て，社会性を育てる援助

　もうひとつの指導の柱は，自尊の心を育て，自己の個性や長所に気づかせながら，社会への適応を図っていくことである．軽度，中等度の難聴児の場合，聞こえたり聞こえなかったりすることから，生活のなかで失敗経験や不全感を積み重ねて，受け身になっていたり，自信がなかったり，自尊の心が育っていないことが少なくない．障害があっても子ども達が自己の長所や個性に気づき，のびのびと生活できることや，将来自己実現を図っていくために，単に聞こえや補聴器，発音，言語の指導のみにならないようにすることに配慮したい．

　とくに保護者へのガイダンスでは，指導に一緒に参加してもらって，子どもの自発的行動や発話を待つことや，自己決定の促進，自尊の心の育て方などへの援助やガイダンスを丁寧に行うことが大切である．

5) 周囲の理解を図る援助

　さらに忘れてならないのは，子どもを取り巻く周囲の人達に軽度や中等度の難聴について理解してもらうためのサポートを丁寧に行うことである．一見言語発達やコミュニケーショ

ンに問題がないと思われるごく軽度の難聴の場合でも，環境調整と難聴の理解を図るサポートは必ず必要と考える．

学校や幼稚園の担任を中心として学校全体の理解を図ったり，家庭の保護者への援助とガイダンスはもちろんのこと，同居の祖父母等家族全体の理解を図ったり，地域の図書館や地区センターなどの関係者の理解を図ることも必要になる．

3.2. プログラム実施上の留意点

指導者はまず受容の態度を大切にし，子どもがのびのびと行動したり，発言したりできる環境づくりをしながら，子どもとの信頼関係を築くようにする．また子どもの自発性を重視し，表現活動を活発にしながらプログラムを進め，子ども自身による気づきを大切にし，それを強化促進するように努める．

また保護者に良き協力者になってもらい，日常生活のなかでのコミュニケーションの態度や能力の育成や，言語発達の支えについて共に行うようにする．しかし，実施にあたっては，面接で各家庭の事情や保護者の意見に耳を傾けながら，保護者が無理なく行えるような助言やガイダンスを行うことが肝要である．

3.3. 指導プログラムの実際

1) 補聴器活用指導

補聴器の活用指導は，単に子どもが補聴器を自分で管理できればよいというのではない．より主体的聴覚活用を進めるうえで，どんな場面でも常に自分の快適レベルに補聴器をセットし使いこなせるようにしたい．そのために，補聴器活用状況の評価と活用指導プログラムが必要になる．

プログラムの目的は，子どもが主体的に補聴器を管理活用できるようにするとともに，音や音声言語へのラウドネス反応（最小可聴値，快適レベル，不快レベル等）が確実にできるようにし，適性音量を自分で決められるように指導するものである．またラウドネス反応が確実にできるようになることで，補聴器の適合をより的確なものにすることも可能になる．

(1) 補聴器の適合評価と補聴器の調整および機種の変更

指導開始後しばらくは行動観察のなかで，補聴器の活用状態の評価を行うようにする（評価の項目を参照）．次に音場検査で補聴閾値，数字の聴取テスト，単語，単音の弁別検査などを実施しで，補聴器の適合状況をざっと把握する．最近のデジタル補聴器の場合は，補聴閾値の測定は行わずに，数字やことばによる検査やチェックリストなどを用いるようにすることが望ましい．

ほぼ適合している場合は，補聴器の調整はしばらくそのままで，活用指導プログラムを進めるようにする．活用のステップが進み，より小さい音への反応や快適レベルの反応が確実

になったり，不快閾値が変化してきこえのダイナミックレンジがはっきりしてきたら，補聴器を再調整し，行動観察しながら微調整をしていくようにする．

(2) 補聴器の主体的活用指導プログラム

補聴器の活用指導の内容は，ふたつに分けられる．ひとつは子どもが補聴器を自分の身体の一部のように使いこなしていくための自己管理への援助と指導であり，もうひとつは音や音声の大きさのラウドネス反応が確実にできるようにしていくための援助と指導である．このふたつは両方が関連し合って発達していく傾向にあり，自己の聴力悪化に早めに気づくようになるなど，聴力の自己管理とも密接に関連してくるように思われる．生活のなかで基本的な態度や意欲を育てて，個別指導のなかでより確実にしていく援助や指導を行いたい．軽度や中等度の難聴の場合，幼児期後半では，電池を替えたり，音の大きさも「よく聞こえる，小さい，うるさい」など反応できるようになってくる．しかし「うるさい」という反応ひとつとっても，音の大きさの概念としっかり結びついた反応であるかどうかは個人差が大きく，個々の環境や聴覚活用の発達状況によって大きく異なってくることを経験している．ある子どもはちょうどいい音量から少し大きい音を「うるさい」と反応していたり，ある子どもは頭が痛くなるような音を「うるさい」と反応したりすることもあるのである．

図2は，補聴器の活用指導の流れを示したものである．

補聴器活用は，聴覚活用指導の一端に位置づけ，子ども任せにせず，保護者の協力を得ながら発達を援助したい．

ステップ1 いままでの使用状態で，電池を替えた日やイヤモールドを洗った日を保護者に補聴器ノートに記録してもらい，活用状況を把握する．ボリュームのつい

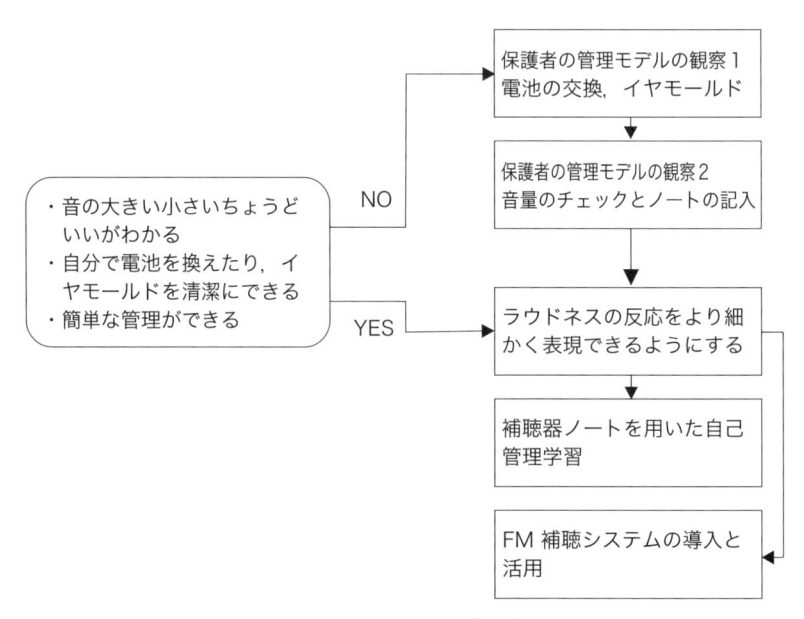

図2 補聴器活用指導の流れ

ている補聴器の場合は，使用のボリュームも記録してもらう．

ステップ2 毎朝保護者が子どもといっしょにチェックする．保護者が子どもの前で補聴器をつけて普通の声の大きさで話しながら補聴器の聞こえをチェックする．次に子どもが補聴器をつけてチェックする．ボリュームがついている補聴器の場合は，「聞こえない，小さい，ちょうどいい，大きい，うるさい」と言いながら，指導者の指示したボリュームにセットする．チェックした結果をステップ1と同様に補聴器ノートに記録する．ここでは，電池の交換などはすべて子どもの前で保護者にやってもらうようにする．またこの段階で保護者に補聴器の一番良い状態の音を覚えてもらうようにする．

ステップ3 ラウドネスの反応カード（図3）を指差しながら，ちょうどいいところにボリュームをセットする．保護者は子どもの前で，補聴器ノートにボリューム等を記録する．指定されたボリュームがある場合は，子どもの反応と実際のボリュームの両方を書くようにする．

補聴器にボリュームがついていない場合や，ついていても圧縮がかかっているタイプの補聴器の場合は，指導場面でオージオメーターのノイズ音や，子どものよく知っていることばをレシーバーやスピーカーで聞かせて，音や音声のラウドネス反応を引き出して行くようにする．ラウドネスの反応カードは子どもといっしょに作成し，家庭でも，それを用いて学習してきてもらう．

ステップ4 子どもが自分からやろうと動き出すのを待って，子どもがステップ3にそって先にチェックし，保護者が聞こえ方を確認する方法へ進める．補聴器ノートにボリュームと電池を替えた日を子どもが記録する．生活のなかでの聞こ

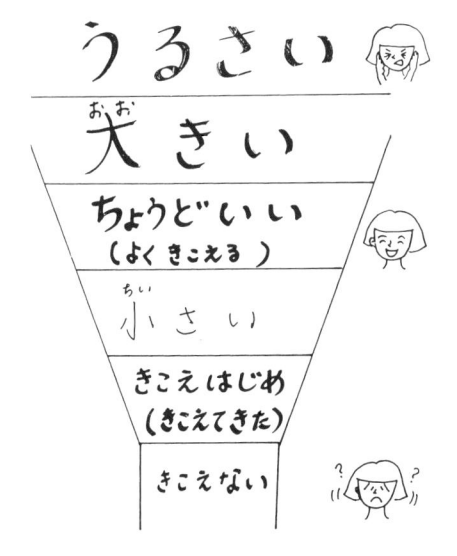

図3 ラウドネスの反応カード例

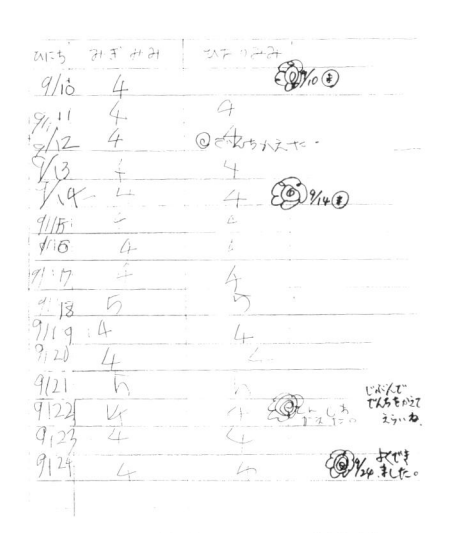

図4 補聴器ノートの記入例
（小学1年生）

えの変化やメモを保護者に書いてもらうようにする．

ステップ5 子どもが自分から管理，活用するように誘導していく．イヤモルドの清掃，電池の交換を徐々に子どもに任せていく．保護者は子どもの後で確かめて，ほめるようにする．補聴器ノートも子どもに任せていくようにし，保護者の記録ノートと分けるようにする．

ステップ6 子ども自身が自分のことばで快適レベルにセットでき，チェックしたり記録するようにする．電池を自分から携帯しておいて聞こえなくなったら取り替えたり，補聴器の聞こえの異常を発見できるようにする．

これらの指導は6歳から8歳くらいまでの，半年から1年間くらいでできるようにする．

指導者は，毎回の指導のはじめに子どもと保護者の前で補聴器をチェックするようにして，活用段階の評価と指導，保護者への助言を行う．またこれは補聴器が大切なものであることを観察学習させることにもつながってくる．

補聴器ノート（記入例：図4）は，常に補聴器がベストな状況で活用されるように活用状況をモニターするために，また子ども自身が主体的に補聴器を使いこなせるようにするために有効である．2～3年活用状況をモニターしたら，補聴器ノートは終了とする場合が多いが，FM補聴器の装用時間や場面，場所を記録してもらったり，聴覚疲労が出やすいケースでは補聴器をはずした時間や場面を記録してもらったりする等で，補聴器ノートを再開する場合もある．

2） 聴覚フィードバック回路を育て，コミュニケーション能力，言語発達を促進する聴覚活用プログラム

軽・中等度の難聴児の場合，子どもの話す意欲を聞く意欲につなげながら主体的に聞こうとする傾聴態度を生活のなかでしっかり育てることが大切である．その上で具体的な取り出し指導による聴覚活用を進めるようにする．聴覚の活用がどの程度進んだかは，常にコミュニケーションのなかで確かめるようにする．また評価のところであげた表7聴覚活用の発達傾向の項目を用いて，子どもの聴覚活用の傾向がどのような段階にあるかを把握して，次の段階に向けて配慮や指導を実施していくことが大切になってくる．

(1) 聴覚活用プログラム全体の流れ

聴覚の活用は主体的，能動的な態度があってこそ育つと考えられる．またそれらは自尊の心や自発性や自己主張にもとづく自己評価の基礎的な態度や，人とのやりとりに対する意欲によって支えられて育っていくと考える．

そこで，図5のように，子どものなかに聴覚フィードバック回路を中心とする聴覚活用の基礎的態度や意欲，例としては人の助言を受け入れる態度や新しい情報を受容しようとする態度と能力の基礎が育っているか等を指標にして，指導プログラム全体の流れを計画するとわかりやすい．これらの指標はプログラム全体の流れを計画するためであり，より細かい指導計画には，評価の項（147頁）で述べたような評価のポイントを参照してほしい．

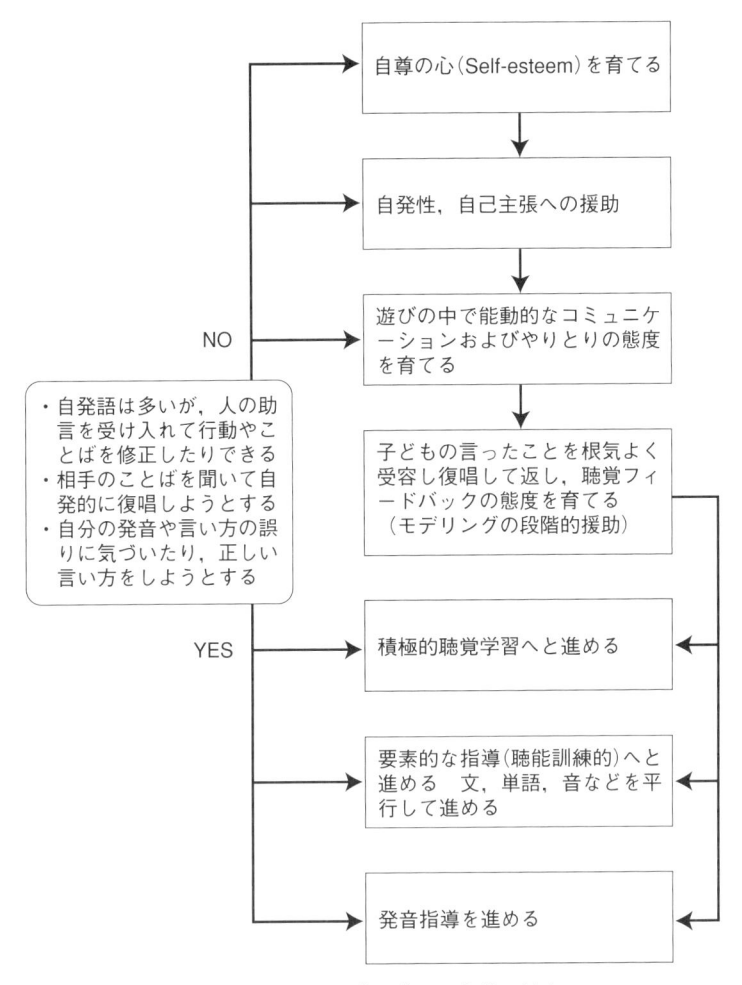

第4章 軽度・中等度難聴のある子どもの指導

```
                    ┌─────────────────────┐
                    │ 自尊の心（Self-esteem）│
              ┌────→│ を育てる              │
              │     └──────────┬──────────┘
              │                ↓
              │     ┌─────────────────────┐
              │     │ 自発性，自己主張への  │
              │     │ 援助                 │
              │     └──────────┬──────────┘
              │                ↓
       NO     │     ┌─────────────────────┐
              │     │ 遊びの中で能動的なコ │
              ├────→│ ミュニケーションおよ │
              │     │ びやりとりの態度を育 │
              │     │ てる                 │
              │     └──────────┬──────────┘
              │                ↓
┌──────────────┐ │     ┌─────────────────────┐
│・自発語は多いが，│ │     │子どもの言ったことを  │
│ 人の助言を受け入│ │     │根気よく受容し復唱し  │
│ れて行動やことば│ │     │て返し，聴覚フィード  │←─┐
│ を修正したりでき│ │     │バックの態度を育てる  │  │
│ る             │ │     │（モデリングの段階的援│  │
│・相手のことばを │ │     │助）                  │  │
│ 聞いて自発的に │ │     └──────────┬──────────┘  │
│ 復唱しようとする│ │                ↓              │
│・自分の発音や言 │ │     ┌─────────────────────┐  │
│ い方の誤りに気 │ │     │ 積極的聴覚学習へと    │  │
│ づいたり，正しい│ │YES  │ 進める                │←─┤
│ 言い方をしよう │ ├────→└──────────┬──────────┘  │
│ とする         │ │                ↓              │
└──────────────┘ │     ┌─────────────────────┐  │
                  │     │ 要素的な指導（聴能訓  │  │
                  │     │ 練的）へと進める 文， │←─┤
                  │     │ 単語，音などを平行し  │  │
                  │     │ て進める              │  │
                  │     └──────────┬──────────┘  │
                  │                ↓              │
                  │     ┌─────────────────────┐  │
                  │     │ 発音指導を進める      │←─┘
                  │     └─────────────────────┘
```

図5 聴覚活用プログラム全体の流れ

　これらの基礎的な態度が育っていない場合は，子どもの動き出しに添いながら子どもの自発性や自己主張を促進しながら遊びのなかで能動的なやりとりができるように援助する必要がある．やりとりが少し成立するようになったらモデリングの段階的援助と平行して行うようにする．

　また流れの中の方向は必ずしも一方通行ではなく，個々の子どもの発達にそって行きつ戻りつしながら発達を支えるものである．

(2) 聴覚フィードバック回路を育てるプログラム ── モデリングの活用 ──

　ことばや音の情報を聴覚から取り込み，コミュニケーションに活かしていくためには，聴覚フィードバックの回路を形成することが必要であるが，そのためには，モデリングを活用した段階的な援助と指導が有効と考える．

モデリング・分析的観察学習について

　ここで少しモデリング理論の特徴と，なぜモデリングを活用した指導を有効と考えるかという理由にふれておきたい．

強化理論（オペラント条件づけなど）

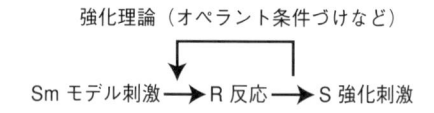

Sm モデル刺激 ⟶ R 反応 ⟶ S 強化刺激

社会的学習理論

As 予期的 ⟶ A 注意 ⟶ Sm モデル刺激 ⟶ { s 象徴的記号化 / c 認知的体制化 / r リハーサル } ⟶ R 反応
強化刺激

図 6

　モデリングは分析的観察学習とか模倣学習ともいわれている．社会的学習理論（Bandura）によれば，模倣学習はモデル事象の弁別的観察とそれにともなう認知的活動によって外的強化なしに生じ得るとしている[3]．

　しかし単にモデリング刺激を提示しただけでは模倣学習を起こすのに十分ではなく，刺激のすべてが必ず観察されるわけではない．このため注意反応をコントロールする要因を含む理論が要請される．何が観察され何が見落とされるかに影響するさまざまな要因がある．そのひとつは強化を予期するという要因である．あるモデルと同じ行為をして価値の高い報酬を受けたり罰を回避できることがわかると，そのような機能的価値のある行動をとるモデルにますます注目するようになる．このように強化には誘因的動機づけ効果があり，観察反応を方向づけたり促進することによって，模倣学習の経過に間接的に影響する．また強化的結果を予期すると，そのような利用価値の高い示範反応をコーディングしたりリハーサルする活動が動機づけられ，その結果，観察学習から得た記憶の保持を強めることができる．モデリングについてのいろいろな理論は，強化が習得過程で何らかの役割をとるとみる点では一致しているから，むしろ違いは強化が観察学習にどのような方法で影響するかその考え方の違いである．図6で図解したように，論争点は強化が逆向的に働いて先行反応および刺激と先行反応の連合を強めるとみるのか，それとも強化は注意過程，統合過程，リハーサル過程への影響によって学習を促進するとみるのかという点にある．

　社会学習理論では強化は必要条件であるというよりも促進条件とみなされる．というのは，注意活動を選択的に行わせている要因は強化以外にも考えられるからである．観察事象に際立った物理的特徴がある時や，以前の経験から感情的に好きになっていたり特徴に気づきやすくなっていると，そのような事象はよく学習される．強化の期待が観察学習に最も大きな影響を及ぼすと思われる事態は，人が何に注意を向けそしてその行動をどのくらい長く熱心に観察するかを自分で選択できる，自己調整的観察学習の事態であろう．オペラント条件付けも社会的学習理論も共に，一致行動の遂行はその結果によって強く影響されると仮定しているが，社会的学習理論は，行動は外界に起こる結果を直接体験する場合にのみ制御されるというふうには考えず，代理強化と自己強化によっても行動が制御されるという面を重視する．

　また社会学習理論はモデリングの影響が主にその情報的機能によって起こること，また観

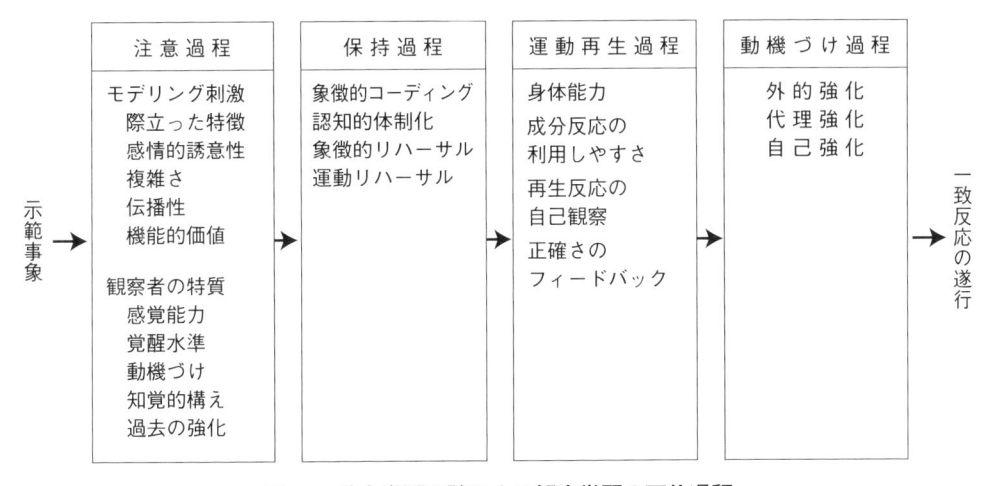

注意過程	保持過程	運動再生過程	動機づけ過程
モデリング刺激 際立った特徴 感情的誘意性 複雑さ 伝播性 機能的価値 観察者の特質 感覚能力 覚醒水準 動機づけ 知覚的構え 過去の強化	象徴的コーディング 認知的体制化 象徴的リハーサル 運動リハーサル	身体能力 成分反応の 利用しやすさ 再生反応の 自己観察 正確さの フィードバック	外的強化 代理強化 自己強化

示範事象 → → → → 一致反応の遂行

図7　社会学習理論による観察学習の下位過程

察によって習得するのは，特定の刺激―反応の連合ではなく，むしろ示範事象の象徴的表象であることを仮定している．このような考え方に立って，モデリング現象を支配する過程として相互関連のある4つの重要な下位過程が仮定される．図7は，下位過程とそれを決定する要因をまとめたものである．単に模倣行動を起こすことだけに興味があるのなら下位過程は無視され，目標とする反応を反復提示し，再生するように教示し，促し，正しい模倣が起こった時に報酬を与えればよいことになるので，注意したい．

モデリングを活用した指導プログラムの実際

　ここで筆者が述べるモデリングを活用した段階的な指導は，社会学習理論そのものではない．しかし，単なる反復模倣ではなく，子どもの自己評価と自己強化によって，注意過程，統合過程，リハーサル過程に影響を与え，聴覚フィードバックの動機づけを行い，学習を促進することを意図するものである．段階的なステップにそって行うのは，子どもの発達にそったモデル刺激を与えることで，子どもの注意が向きやすくなることと，さらに子どもが無理なく主体的に学習する過程を大切にすることで，確実な効果が予想されるからである．またこの指導方法の重要なポイントは，復唱するという示範反応の外顕的リハーサルによって観察学習の水準が高められるところにある．さらに外顕的なリハーサルから内潜的リハーサルも促していくことにより，正確にフィードバックする過程へと進むことができるからである．

　子どもの音声モデルを取り込む基礎的能力をコミュニケーションのやりとりのなかで観察評価し，ほほどのあたりの段階に当たるかをみて，そこからプログラムを進めるようにする．

　図8は，聴覚フィードバック回路を育てるモデリングの活用プログラムである．

　ステップ1では，子どものことばや声を指導者（以下T）が単に模倣するのではなく，共感的であることが重要になる．音声だけでなく，動作や表情，感情的な表現についても動作模倣しながら子どもの言いたいイメージを大切にするようにする．

```
┌─────────────────┐
│ ステップ1        │
│ 子どものことばを  │
│ 大人が受容し復    │
│ 唱して返す       │
└────────┬────────┘
         ↓
┌─────────────────┐
│ ステップ2        │
│ 子どものことばを  │
│ 大人が正しいこ    │
│ とばにして返す    │
└────────┬────────┘
```
子どもはたまに自分から復唱・模倣しようとする

```
         ↓
┌─────────────────┐       ┌──────────────────┐
│ ステップ3        │──────→│ 積極的聴覚学習へ進める │
│ 大人が正しく返した │       └──────────────────┘
│ ことばを子どもが   │
│ 自発的に復唱したら │
│ ほめる            │
└────────┬────────┘
```
子どもは時々自分から復唱する

```
         ↓
┌─────────────────┐       ┌──────────────────┐
│ ステップ4        │──────→│ 要素的な聴能訓練へと進める│
│ ステップ3を繰り返し、│     │ 文，単語，単音などを並行して│
│ 子どもが自発的に   │       └──────────────────┘
│ 正しく復唱するのを │
│ 待つ              │
└────────┬────────┘
         ↓
┌─────────────────┐       ┌──────────────────┐
│ ステップ5        │──────→│ 積極的発音学習や    │
│ 大人の返したことば │       │   構文の指導に進める │
│ を聞いて誤りに気  │       └──────────────────┘
│ づき，自発的に言い │
│ 直すようになるのを │
│ 待つ              │
└────────┬────────┘
```
子どもの気づきをほめる

```
         ↓
┌─────────────────┐
│ ステップ6        │
│ 徐々に復唱して返す │
│ のをやめる        │
│ ヒントのみの援助に │
│ していく          │
└────────┬────────┘
```
子どもは正しい発音やことばに気づいて正しく
言おうとする

↓

子どもは自分で考えながら正しく話すようになる

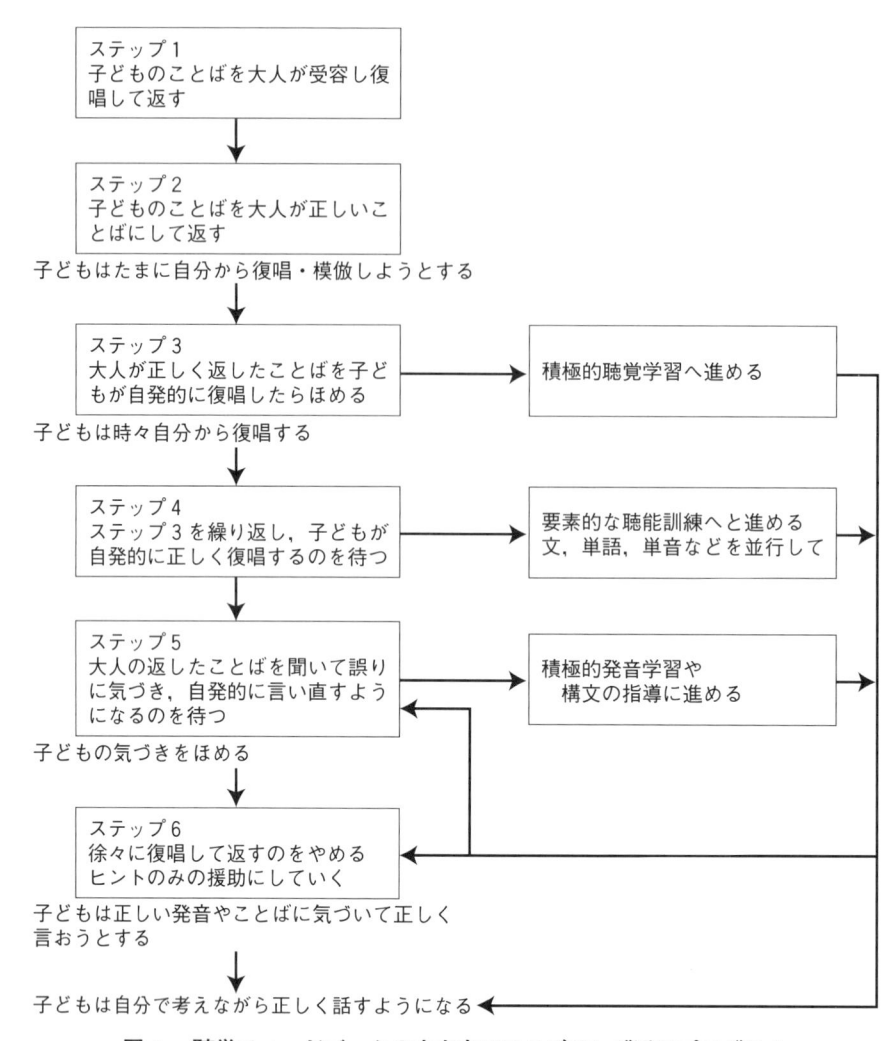

図8 聴覚フィードバックの力を育てるモデリング活用プログラム

【例】子ども「ぶんぶんいっあ」→ T「あーそう，ぶんぶんいったねー」
　　子ども（手を振る動作）→ T（手を振る動作を模倣）「ぶんぶんにさよならしたの
　　ねー」と返す

ステップ2では，子どものことばをTが正しい音声言語で返すが，ここではTが模倣のモデルを示すだけで，子どもに復唱を促したりはしないようにする．自発の模倣の兆候を見逃さないようにはするが，模倣や復唱を強制したり，復唱しないからとしかったりしてはいけない．たまに子どもが自分から復唱や模倣をしようとしたら認め，ほめながらTは正しいことばで再度復唱するようにする．

【例】子ども「ぶんぶん，いっあ」→T「あーそう，蜂は飛んでいったのね」
　　　→子どもの反応a「・・・無言」→T「・・・無言」
　　　→子どもの反応b「うん，とんいっあ」→T「そうねー，とんでいったねー」

ステップ3では，子どものことばをTが正しいことばで返すのは，ステップ2と同じであるが，Tの返したことばを子どもが自発的に模倣したら積極的にほめる．ほめながら復唱して返すようにする．子どもが時々自分から復唱・模倣する態度が出てきたら，Tは正しく復唱して返しながら，時々軽く「え？」などど促して，子どもが気づいて模倣しようとしたら気づきをほめるようにする．ここでは，まだ正しい模倣は要求しないが，たまに正しく復唱しようとしたらほめるようにする．

【例】子ども「ぶんぶん，いっあ」→T「そう，蜂は飛んでいったのね」
　　　→子どもの反応c「うん，蜂いった」→T「うん，そうだね，蜂はいったんだねー」
　　　→子どもの反応d「うん」→T「え？」「蜂がいったね」→子ども「うん，蜂いっあ」→T「そうだねー蜂いったねー」（ほめる）

ステップ4では，ステップ3を根気よく繰り返し，子どものことばを正しく復唱したTのことばを自発的にできるだけ正しく模倣・復唱しようとするのを待つようにする．ここでは自発的に正しく復唱・模倣しようとする態度や意欲を大切にするようにする．

【例】子ども「蜂，いった」→T「そう，蜂は飛んでいったね」
　　　→子ども「うん，蜂はとんいった」→T「うん，そうだね蜂はとんでいったのね」
　　（ほめる）

ステップ5では，ステップ4を丁寧に繰り返すことで，子どもはTの返した正しいことばを聞いて，自分のことばや音声の誤りに気づき，自発的に言い直すようになってくる．そこでTは子どもの気づきをほめながら，正しく返すようにする．この前後から子どもは自分のことばそのものにも注意を向け，自己評価をするようになってくることで，自分の聞いたり話したりする時に誤りやすいことばや発音に気づいてくるようになる．

【例】子ども「蜂飛んいった」→T「そう，蜂は飛んでいったね」
　　　→子ども「うん，あ，蜂は飛んでいった」→T「そうだね，蜂は飛んでいったね，よく気が付いたね」（認めほめる）

ステップ6では，Tは子どものことばを途中まで復唱して返したり，ヒントのみ与えるようにしていく．子ども自身が自分のことばに注意を向け，自分の誤りやすいことばや発音に

気をつけながら話そうとする態度を促進する．徐々に子どもは正しい文や発音に気づいて正しく言うようになってくる．

【例】子ども「蜂飛んでいった」→ T「蜂・？」→子ども「あ，蜂は飛んでいった」→ T「そうだねー蜂は，だね．よく気が付いたね」（認めほめる）

ステップ7　ここまでくると子どもは自分の音声やことばを自分で聞きながら話すようになり，自己確認をしながら正しく言おうとするようになる．自分で考えながら聞いたり話したりする態度が身についてくるのである．

【例】子ども「蜂……は，飛んでいった」→ T「そう，蜂はとんでいったのね，よく言えたね」（ほめる）

プログラムを進めるうえで大切なことは，子どもと楽しく良い関係づくりをしながら行うことである．子どもとの共感的な関係にあることと，根気よく援助することで，子どもはごく自然に担当者の行動やことば・音声に注意を向けるようになるからである．また無理にステップを上げることを急がず，子どもが次の段階に進んでくるようになるのを待つことが大切である．そうしたら次の段階の指導へと進め，子どもの成長を信じて待つようにする．すべての子どもが伸びたい，やらせられるのではなく主体的にやりたいという気持ちを持っていると考えるからである．

プログラムの活用上の留意点

- ステップ4に進んだ子どもは，聴覚活用の取りだし指導や要素的プログラムへと進める．また拡充模倣へと進めるようにする．また音と文字の一致を図る指導などの「聞く・話す・読む・書く」を統合していくための指導を進める．
- ステップ4の段階より以前のレベルの子どもには，ステップ2〜3までは子どもの好きな遊びやゲーム，ごっこ遊び等の自然なやりとりのなかで，自分から模倣したり，正しく話そうとする主体的な態度が出てくるように援助する．
- 対人コミュニケーションの基礎的態度が不十分な事例では，段階1の前に担当者が子どもの自発的動作を受容し模倣する段階（補助段階）を加え，対人コミュニケーションの基礎的態度を育てるようにする．そのうえで段階4まで焦らず進め，発音指導などの取り出し指導へと進めることが，聴覚フィードバックを育て，主体的な聴覚学習を進めるうえでは肝要である．
- プログラムは，まず指導者が子どもとの関係のなかで進めていくようにする．保護者に子どもとの遊びや活動に参加してもらう中で，徐々にやりかたを理解してもらい，家庭でも協力してもらうようにする．しかしあくまで子どもの段階が十分進んだら次の援助の方法をガイダンスするように配慮することが肝要である．

3) 聴覚活用プログラムの指導の内容

(1) モデリングの段階がステップ3以前の発達レベルで，コミュニケーション関係が未熟な場合の基礎指導

対象児の特徴
1. 身振り表現も年齢並にない場合が多い
2. 親子関係の成立が不十分で，家庭での適応状態も不十分と思われる
3. 表現意欲に乏しいか一方的で，やりとりが成立しにくい
4. ことばでの行動のコントロールが不十分で，社会性が未熟

指導の内容と利点

　子どもの好きな遊びに付き合いながら，人とのやりとり関係や聞く話す意欲を伸ばすことが指導の中心になる．自由遊び，ごっこ遊び，ロールプレイング（役割遊び）と徐々に誘導するなかで，自発的な動き出しや活動にともなうことばの活発化を図り，コミュニケーションの基礎的な態度を養う．また役割に応じた行動をしたり，役割交替をしたりすることで，自己の客観視や相手の立場の理解ができるようにもなる

　この指導の利点は，幼児から低学年の子は，ごっこ遊びに非常な興味を示す．ごっこ遊びは自由で失敗がないと子どもたちが気づいてくると自発性が増すようになる．また指導者や保護者とも，ごっこの非日常の世界では子どもと対等な立場で刺激しあい，反応しあえる関係になりやすい．

(2) 段階3以上の発達レベルの子どもの聴覚活用指導

対象児の特徴
1. ことばによる表現は不十分でも，身振り動作による表現は年齢並みの子ども
2. 視覚運動回路に比べ，聴覚音声回路の落ち込みが大きい子ども
3. 時々は自分から復唱しようとする態度がみられる子ども

指導の概要

　以下のふたつの流れを並行して指導を進めることが望ましい．

a. 会話や日記，物語スライド等，身近な文や，ひとつの大きいまとまりのある文，ストーリー等を用いて全体的に大まかに聴取して理解することや音声表現を促進する指導
b. 聴覚の活用レベルに応じて，単語レベルで音と文字の一致を図る指導や短いクイズ文の聞き取り学習等，確実に聴覚－音声（発音）－意味を結び付けながら聴覚フィードバックを促進する指導

　これらの指導は，前者は視覚的補助等も併用して行い，後者は主として聴覚のみで聞き取るように工夫して行うようにして，聴覚活用を促進する．また指導の時間は，前者は子どもの興味，関心に添いながら比較的長く，後者は15分～20分位を限度に行う．

指導の方法例

a. 音と文字の対応を単語レベルで確実にする指導

「聴く・言う」をしっかりと結び付け，「聴く・書く・読む」のなかで音韻の体系化を図る．

指導例としては，単語の絵カードと文字カードを5～60枚用意する．カードは絵と，文字のカードが裏表になっている方が望ましい．その理由は，聴覚で確実にフードバック（リハーサル）できるようになってから，文字としっかりと結び付けて行く指導を行いたいからである．5～7枚の子どもがよく知っているカードを選ばせて，はじめに絵カードで，聞いて復唱してポインティングさせる．次に文字カードで同様に行う．指導のポイントは聞いたら必ず復唱させること．役割交替をしながら行うと数回聞き取る⇔言うを繰り返すことができる．この学習を数回楽しく行ってから保護者にもやり方を学習してもらい，家庭でもカードを持ち帰って練習してきてもらうようにする．絵でも文字でも聞いて正しく復唱することができるようになったら，次にことばを聞いて紙に書き取る学習に進める．音と文字が合っているかどうかの確かめには，読話も入れて聞き取らせて，子ども自身に自分の書いたものが提示された単語と合ってるか誤っているかの評価をさせるようにすることで自己評価の態度が高められる．

課題学習としてなかなかできない子どもの場合は，単語によるビンゴゲームなどから入る場合もある．

カードの組み合わせは，3音節や4音節と2音節の単語というように音節数の異なった単語や，異なる母音や有声，無声の音などを組み合わせるように工夫し，しだいに同じ音節数の組み合わせや有声，無声，同じ母音同士の組み合わせでの学習に進めていく．

b. 発音指導

　　(2) のbの聴覚フィードバックを育てるモデリングのステップが5まで進み，指導の方法例のaの指導が進むことで，難聴児の浮動的な発音の誤りは減り，発語明瞭度が上がってくる．そして，子どもは自分の誤りやすい発音に気づいたり，聞き誤りやすい音声に気づいてくる．そこでその段階にきたら発音の具体的取り出し指導に進めるようにする．子どもは自分の発音の誤り傾向に気づいてきているから指導を嫌がることなく，主体的に学習することができる．

c. 視覚的，動作的な手掛かりのある教材を用いた指導から，音声言語のみによる教材へと進めるが，(2) のbのステップが4に進んだら毎回20分ぐらい聴覚のみで聞き取る遊びや課題を入れるようにし，聞くことの意欲や達成感を育てていくようにする．ただし，子どもがほんの少しの努力で聞き取れる課題であることが大切である．

d. 肉声からテープ教材やランゲージマスター等による聞き取り学習へと進める．

e. ビンゴゲーム，なぞなぞ，クイズのヒント文等，楽しいゲーム的な聞き取り教材を工夫する段階から，聴取理解の課題意識を持たせて聞き取らせる段階へと進める．

f. 単語から徐々に文章の聞き取りに進めるが，生活に密着した身近な文章から，物語文，算数の文章題，説明文などへと進める．

g. 算数の文章題は，聞き取り教材として用いて，聞いて文の内容についての質問に答えた

り，数字の意味について説明させたりして，音声言語による聴取理解と，理解したことを音声言語で表現する力とを結び付けるようにするのに有効である．ただし算数の課題ではないので，3年生段階で1年生の文章題を用いるなど子どもに安心感を与えながら行うことが大切である．

事例1．軽度難聴児の指導
── ごっこ遊びのなかでコミュニケーション意欲とともに聴覚フィードバックを促進した事例A

　表現意欲に乏しいか一方的で，やりとりが成立しにくい子どもや消極的で身振り表現も年齢並にない場合，コミュニケーションが受身で確実なやりとりになっていない場合が少なくない．そのため，言語発達も遅れがちになってくる．

　本事例も自発語が少なく，やりとりが続かない子どもであった．表情も暗く，自信のない様子で，「勉強しなくちゃ」と言いながら，ひとつのことに1～2分しか集中することができなかった．しかし時々一方的に話すことばには，抑揚がなく叫ぶようなしゃべり方ながら，日常会話には不自由しないほどの語彙力があることは行動観察から推測された．また相手の話を聞かなければならない状況になると身体も表情も石のように硬くなり，心の耳を閉ざしてしまうような行動も認められた子どもであった．そこで機会をとらえてごっこ遊びを導入し，対人行動を活発化しながら，自主性や自発性，，自発語を増やしながら聴覚フィードバックの態度と力を育てたいと考えた．

　子どもは遊びの活動のなかでは，持っている能力の倍の力を発揮できると言われている．ごっこ遊びは，幼児や低学年の子どもの好きな活動のひとつである．とくに日常学習場面で自主性や自発性に欠ける子どもの行動を活発化し，自発語を増やし，ことばのやりとりを活発にするうえで，ごっこ遊びは有効な場合が多い．

　「遊び」というリラックスした雰囲気のなかで，日常活動に近い場面設定で，日常のことばを用いて，ことばで人を動かしたり，動かされたりする＝やりとりを経験し，積み重ねていくことで，子ども達は『ことば』の便利さと，使い方を学習していく．そして遊びながらモデリング（観察学習）を行うことで，聴覚フィードバックの基礎的な力が育ち，確実なコミュニケーションをする態勢が調ってくるのである．

　しかし子どもが楽しく学習するためには，指導者は用意周到な準備と援助を行わなければならない．ここでは共に「遊び」を楽しみながらも，子どものなかにコミュニケーションの意欲や聴覚フィードバックの態度を育てるようにした指導について報告する．

1）　対象児

　軽度難聴児A
　指導開始　　小学1年2学期　　本報告の指導期間　　2年

2) 子どもの実態

(1) 難聴の発見と経過

　小学校入学後のスクリーニング聴力検査で，軽度の難聴が発見された．診断の結果，幼小時から滲出性中耳炎を完治させることなく繰り返してきたためとわかった．校医から治療を勧めてもらう一方で，難聴通級教室で保護者の面接を行い，中耳炎と難聴のかかわりと治療の大切さについて理解を深めてもらうようにした．その際，母親からAの発音の指導をしてほしいという希望が出されたが，中耳炎の治療の結果で聴力が改善され，発音も自然に改善される場合もあると話し，1～2ヵ月に1度経過観察を行うことにした．

　2学期のはじめになって，担任と保護者より「言っていることがよくわからない，学習が入りにくい」等で指導をしてほしいという申し入れが再度あった．そこで10月に教育相談を実施し，11月より指導を開始した．当初2週に1回の指導とし，3学期に入ってからは週1回の指導に変更した．

(2) 生育歴

　胎生期はとくに問題なし．運動発育はやや遅く，身体も弱かった．身体運動の促進のために，4歳から体操教室に通わせた．

　言語発達が遅れていたため，幼児の訓練施設に相談に行ったが，知的に軽度の遅れと社会性の遅れもあるから様子を見るようにといわれただけだった．入学前に文字が入りにくかったので，私塾で文字を中心に指導をうけてきた．

(3) 指導開始時の子どもの様子

　Aは幼少時から滲出性中耳炎を繰り返し，長い間軽度から中等度の難聴があり，不安定な聞こえであったと思われる．また他の身体上の病気もあり，病院通いが絶えることがなかったという．本児の発音障害や言語発達の遅れは，滲出性中耳炎に対するしっかりとした治療計画が見えていなかったこと，難聴に対する配慮の不足と生活経験の不足によってさらに顕著になったものと推察された．

　入学時に難聴が発見された頃のAは，暗い顔をして，小さい声で途切れ途切れに受け答えをする子だった．しかし中耳炎の治療を継続してやるようになり，また小学校生活に慣れてくるに従って，大きな声で話す場面もみられるようになった．とはいえ，学習場面になると集中時間が極端に短く，人の話を聞こうとしない傾向や，自分の意思がうまく表現できないと黙ったり，ごまかしたりして，ことばのやりとりが続かない傾向が認められた．また文字習得の遅れも目立ってきていた．

　また家庭では，身体が弱く，小さい時から手を掛けてきたことから，構い過ぎや過干渉の傾向が強く，なかなか適切な援助ができずにいた．保護者は，どうやって援助したら良いかの具体的な助言を欲しがっていた．

　　聴力　難聴発見時は，右耳45dB，左耳30dBであった．治療の結果，左右耳とも25dBに改善されたが，その後治療の中断や風邪をひくことで滲出性中耳炎が悪化しやすく，

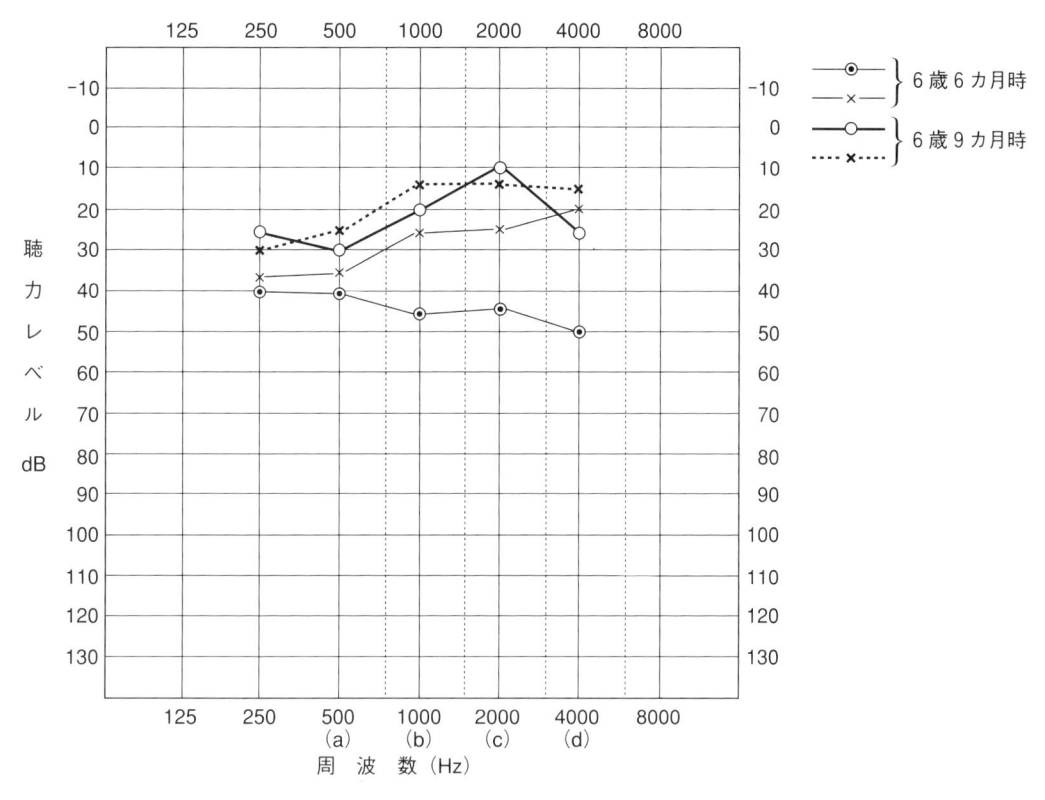

図9 オージオグラム

聴力は不安定であった．本児の難聴の程度は軽度から中等度にかかるほど幅があり，小さい頃からの滲出性中耳炎のために季節や体調によって聴力が変化し不安定であったことが推測された．オージオグラムを図9に示す．

会話 本人の興味のあることなら，話すことはあるが，すれ違いやぼんやりした受け答えがみられる．自発的な話し出しは少ない．

聞く ごく簡単な話は聞くことができるが，長い話をきくことは困難である．きちんと向き合って質問されると視線をそらし無表情になり，耳を閉ざしてしまうような態度になることが度々みられる．．

話す 入学当初よりもしゃべるようになったが，表現は幼い．「ほら，あれ」とか身振りや指差しで言うことが多い．理解語彙は5歳レベル以上あるのに，それをことばの表現に生かせないでいる印象を受けた．

　　発音面では，t, tʃ/k. ʃ/s. tʃ/ts. △歪/r など，置換や歪み音がみられたが，聴覚的な被刺激性がある音や浮動的な誤り音が多いという傾向があった．

読む 拾い読みで読める文字は増えてはいるが，読んでも意味はわからないことが多い．知っていることば（単語）もスムーズに読めない．自分で読むことは嫌がるが，本を読んでもらうことは好きである．しかし，飽きやすい．

書く 視写すれば，ひらがなはほとんど書けるが，聞いて書けるのは半分もいかない．本

人は書けないことを気にしている．

知能および言語能力テスト　WIPPSI 知能検査の実施を試みたが，集中時間が短く，検査にのることは困難であった．わからないというより，聞こうとしないという印象をうけた．新しい検査課題ごとに2～3問は答えることができるが，その後は耳も目も閉ざすという感じで無表情になる．

　ITPA 言語学習能力検査の「ことばの理解」と「絵の理解」のみ実施可能であった．生活年齢7歳2月時で，ことばの理解 PLA6歳0月レベル，絵の理解 PLA5歳4月レベルであった．

一般学級での様子　学習時間だけでなく活動の場面でもぽんやりしていることが多く，みんなと同じように動けない．時々何か尋ねたりすると無表情になり，人の言うことを全く受け付けなくなる．1学期よりも話すようになったが，発音が悪く，何をいっているのかわからないことが多い（担任より）．

3） 指導目標・方針（短期4～9ヵ月）

　Aが人とのやりとりのなかで主体的に言語情報を取り込んだり，表現していくためには，そのための基礎となる態度と能力を育成することが必要である．しかしここで留意しなければならないことは，Aの個性や発達の特殊性を大切にしながら，聞きたい，見たい，読みたい，話したいというコミュニケーションの意欲と，自分から進んで学習に取り組む態度を育てることであると考えた．

　当面の短期の指導目標としては，Aの自発的なことばや行動を大切にし，好きな遊びや活動に付き合いながら，やりとりが続くように心掛ける．ことばのやりとりのなかで，相手のことばに耳を傾ける態度や，聴覚フィードバックの態度と能力を育て，適切な表現や新しい語の獲得，さらに発音の誤りに気づいて直そうとする態度を育てたい．「聞く」「話す」の結び付きを深め，それをベースに文字言語の学習も導入していきたいと考えた．また保護者に対しては，耳鼻科にきちんと通うと聴力も安定することを具体的に提示して，助言と励ましを行う．

　具体的な方針しては，好きな遊びや活動のなかでコミュニケーション意欲を促進し，楽しみながらやりとりが長く続くようにする．会話のなかでことばを復唱する態度を育て，ことばや発音の自己獲得（自己学習）の基礎づくりを行う．ごっこ遊びのなかで物の名前に関心を持たせ，少しずつ文字で書いたり，読んだりできるようにする．遊んだ後で，楽しかったことについて話し合い，本人の話したことを担任が書き，一部をAに書いてもらうようにする．文に親しみながら，日記や手紙への関心，導入を図る．

　保護者には毎指導時に面談したり，遊びに参加してもらったりして，Aの障害の理解と接し方へのガイダンスを行う．Aの好きな本の読み聞かせを行ってもらう．楽しく聞きながら音声と文字，イメージをつなげ，読書の基礎づくりをする．

　また担任に障害の特徴をよく理解してもらうとともに，子どもの変化に合わせて教室での

配慮や援助を徐々に変えてもらうように具体的に助言する．

　当面の目標とするコミュニケーション行動としては，自発語が増えること，相手の話をよく聞こうとすること，「わからない」「しらない」ということが減り，わかることはことばで言おうとすること，自分からできるだけ正しく復唱しようとすること，自分の誤りやすいことばや発音に気づいて正しく言おうとする態度が出ること，4〜5文節の文を聞いて理解して質問に答えたりすることができること，聴力の管理に対する関心が高まり，自発的に耳鼻科に通院することができること等と設定した．

4）指導の経過

　ここでは，指導開始時〜4ヵ月目までを中心に，9ヵ月頃までの経過を述べる．

(1) 指導開始から4ヵ月目まで（指導回数9回）

　ごっこ遊びを通して，やりとり関係と聴覚フィードバックの基礎を育成した時期である．

　指導開始の頃のAは，行動が受け身で大人の顔色を見ることが多く，物事の判断を自分ですることが困難であった．何に対してもあまり関心を示さず，ぼんやりした表情で，ひとつのことを1分と続けることができなかった．またことばは，もにょもにょと不明瞭で何を言っているかはっきりしなかった．また机に座って向き合うと，防衛的とも思われる能面のような表情になる傾向がみられた．

　指導2回目の時に担当がさりげなく指導室の机の上に野菜や果物のおもちゃ（模型）を置いておいた．部屋に入ってきたAはそれを見た時，ふっと立ち止まった．そこで担当は「やおやさんごっこ，やる？」と声をかけた．すると意外にも大きい声で「うん！やる！」という返事が返ってきた．すぐにいっしょに準備して八百屋さんごっこを始めたが，ごっこ遊びのなかではAは別人のようにのびのびすることがわかった．声も良く出るのである．また日常の会話の時には3歳レベルくらいにしか見えなかった言語力も，ごっこ遊びのなかではほとんど年齢並に近いような言語表現がみられることもわかった．

　そこでまずAの好きなごっこ遊びのなかで行動全体の能動性を育てながら，主体的なコミュニケーション態度を促進する援助を行うことにした．ごっこ遊びを通して，身近な事柄に対する関心を育て，人とのやりとりの中から自然にことばが受け入れられるようになることをめざした．

　そして，徐々にごっこ遊びに頼らない学習場面でも，やりとりを継続できるようになったり，人の助言を受け入れて行動やことばを修正できる段階へと進めることができたらと考えた．

指導例——ごっこ遊びでやりとり関係と聴覚フィードバックの基礎を育てた実際例

　ここでは，指導を開始してから3回目の指導を紹介する．

a. ごっこ遊びによる指導の目標

　Aの好きなごっこ遊びのなかで，適切なやりとりを促進し，よく聞こうとする態度を育てる．物の名前に関心を持たせ，文字を読んだり書いたりする．

b. 指導上の援助のポイント

表 8　指導の展開計画

学習活動	支援と評価
1 やりたいことについて話し合う	・M子が自分からやりたいことを言うのを待つようにする
・準備するものを話し合う	・準備するものに気づかないときはヒントを与えるようにする
2 話し合ったことをもとにして準備をする ・品物を出して並べる ・物の名前の書いてあるカードを読んで、品物のところに置く ・カードのない品物の名前を新しいカードに書く	・前回作ったカードや、絵と文字を対応させやすい教材を、M子の様子を見ながら出す ○前回より書ける単語が増えたか ○文字の誤り方の傾向があるか
3 ごっこ遊びをする ・遊びの中で、相手の話をよく聞く	・ことばが途切れたら、やりとりが続くようにさりげなく援助する.
・役割に応じたことばのやりとりをする ・役割交替をしながら、遊びを拡大する	・様子を観察しながら、タイミングよく役割を替わる
・おもちゃの電話を使って、注文したり、注文の品物や数を正確に聞き取ったりする	○品名や数をどの程度記憶できたか ○品名や数を復唱して確認する態度がみられたか ・電話の基本用語を入れて、やりとりをする
4 今日のごっこ遊びの楽しかったことを、お母さんに教えてあげよう ・楽しかったことを話す ・教師と一緒に手紙を書く	・楽しく話しながら、書きたい気持ちを持たせるようにする ・できれば2〜3の単語をM子が書くようにする ・自分で書けたという喜びがもてるようにする ○自分から単語を書こうとしたか
5 後片付けをする	

・支援　　○評価の観点

Aの主体的な学習を促進するために，以下のような援助を行うようにした．

● のびのびと活動できるように，注意や指示はできるだけしないようにする．
● 指導者からの発問，働きかけは，できるだけ減らして，子どもからの働きかけを受容する．
● 子どもの表現したことを受けて，そのまま返したり，子どもの意図にそってことばを補って返してやるようにする（モデリングを活用した指導ステップ1〜3，165頁）
● 文字を書くことは強制せず，ヒントになる教材を工夫してさりげなく机の上に置いておく．
● ごっこ遊びではなく他のことをしたがる場合は，それに対応するが，そのなかでも指導目標が達成できるように工夫する．

c. 指導の展開計画（表 8）
d. 実際のごっこ遊びの一場面から

　ごっこ遊びのなかでの担当と本児とのやりとりの様子をビデオから5分間取り出して分析を行った．その一部を紹介する．

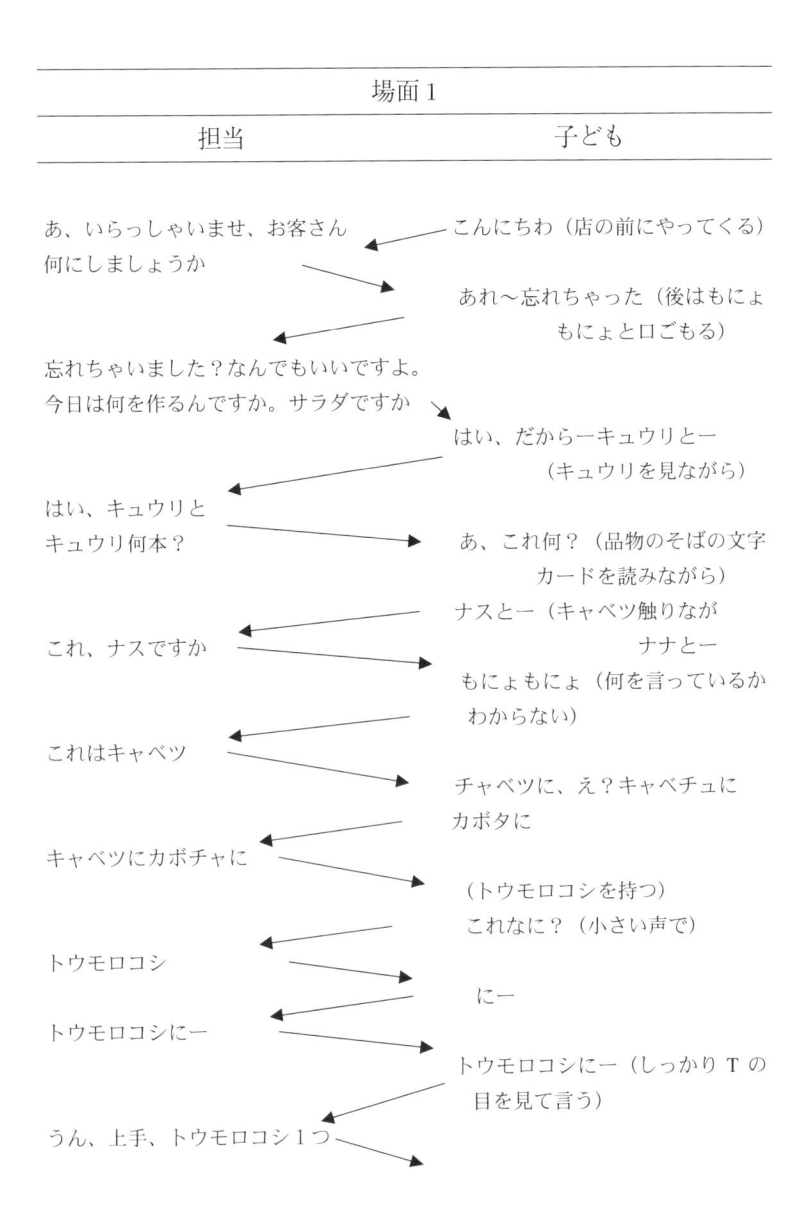

第4章　軽度・中等度難聴のある子どもの指導　177

場面 1	
担当	子ども

担当：あ、いらっしゃいませ、お客さん　　　　　子ども：こんにちわ（店の前にやってくる）
　　　何にしましょうか
　　　　　　　　　　　　　　　　　　　　　　　　　あれ〜忘れちゃった（後はもにょ
　　　　　　　　　　　　　　　　　　　　　　　　　　もにょと口ごもる）
担当：忘れちゃいました？なんでもいいですよ．
　　　今日は何を作るんですか．サラダですか
　　　　　　　　　　　　　　　　　　　　　　　　　はい、だからーキュウリとー
　　　　　　　　　　　　　　　　　　　　　　　　　（キュウリを見ながら）
担当：はい、キュウリと
　　　キュウリ何本？
　　　　　　　　　　　　　　　　　　　　　　　　　あ、これ何？（品物のそばの文字
　　　　　　　　　　　　　　　　　　　　　　　　　　カードを読みながら）
担当：これ、ナスですか
　　　　　　　　　　　　　　　　　　　　　　　　　ナスとー（キャベツ触りなが
　　　　　　　　　　　　　　　　　　　　　　　　　　　　　　　　ナナとー
　　　　　　　　　　　　　　　　　　　　　　　　　もにょもにょ（何を言っているか
担当：これはキャベツ　　　　　　　　　　　　　　　　わからない）
　　　　　　　　　　　　　　　　　　　　　　　　　チャベツに、え？キャベチュに
　　　　　　　　　　　　　　　　　　　　　　　　　カボタに
担当：キャベツにカボチャに
　　　　　　　　　　　　　　　　　　　　　　　　　（トウモロコシを持つ）
　　　　　　　　　　　　　　　　　　　　　　　　　これなに？（小さい声で）
担当：トウモロコシ
　　　　　　　　　　　　　　　　　　　　　　　　　にー
担当：トウモロコシにー
　　　　　　　　　　　　　　　　　　　　　　　　　トウモロコシにー（しっかり T の
　　　　　　　　　　　　　　　　　　　　　　　　　　目を見て言う）
担当：うん、上手、トウモロコシ 1 つ

　始めはこちらが何回か繰り返したことばのみを復唱することがみられた程度で単なるオーム返しに近い感じを受けたが，「とうもろこし」がきちんと復唱できたとき A はしっかり T の目を見たのだった．それから後は，観察していると A は復唱できたときは必ず T と視線を合わせるようになった．

場面 2	
担当	子ども

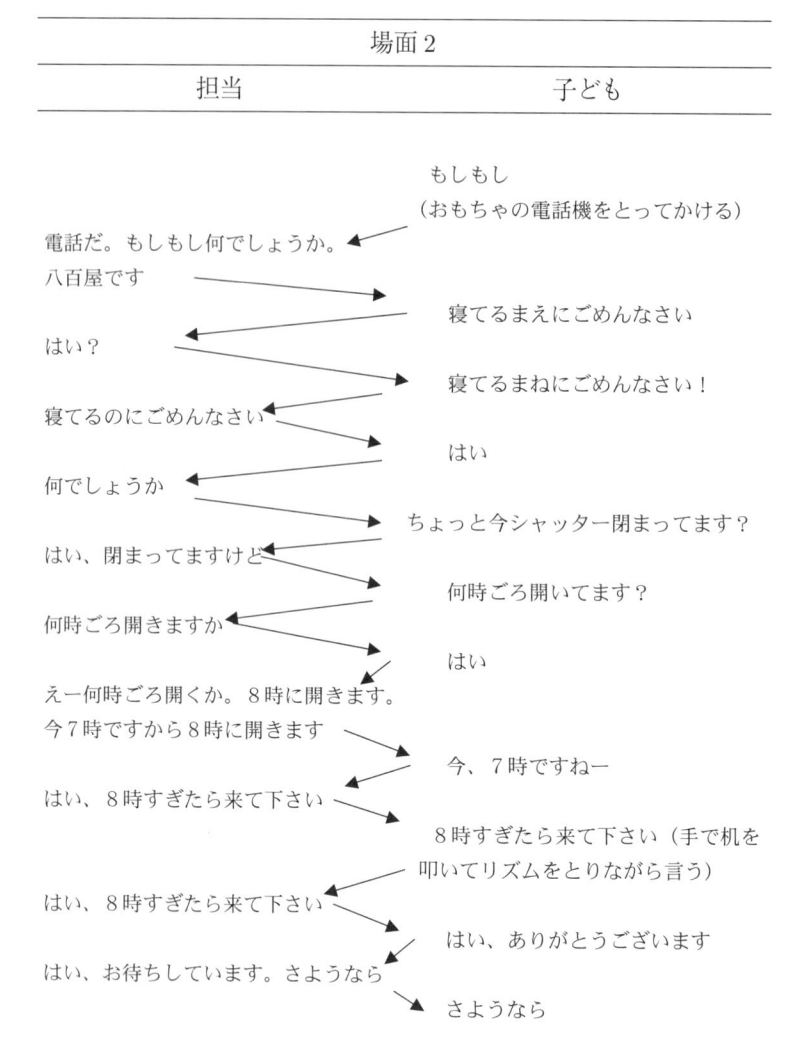

子ども: もしもし（おもちゃの電話機をとってかける）
担当: 電話だ。もしもし何でしょうか。
担当: 八百屋です
子ども: 寝てるまえにごめんなさい
担当: はい？
子ども: 寝てるまねにごめんなさい！
担当: 寝てるのにごめんなさい
子ども: はい
担当: 何でしょうか
子ども: ちょっと今シャッター閉まってます？
担当: はい、閉まってますけど
子ども: 何時ごろ開いてます？
担当: 何時ごろ開きますか
子ども: はい
担当: えー何時ごろ開くか。8時に開きます。今7時ですから8時に開きます
子ども: 今、7時ですねー
担当: はい、8時すぎたら来て下さい
子ども: 8時すぎたら来て下さい（手で机を叩いてリズムをとりながら言う）
担当: はい、8時すぎたら来て下さい
子ども: はい、ありがとうございます
担当: はい、お待ちしています。さようなら
子ども: さようなら

　前半の場面では，復唱がほとんど単語レベルであったが，ごっこ遊びが進むにつれて徐々に自分から短い文を復唱するようになった．3〜4語連鎖は復唱可能な場面が多くなった．またごっこをはじめたばかりの場面では，電話でTが「さようなら」と言っても「はい」としかいわなかったのAだったが，5分後ほど後の場面では，相手の言葉を受けて「さようなら」とか「はい，ありがとうございます」と受け答えることができていることに驚かされる．

e. 3回目以降9回目までの子どもの様子

　その後も3回，ごっこ遊びの活動を続けた．ごっこ遊びを通して自発語が増え，聴覚フィードバックの基礎である正しい文や発音を復唱する態度が育ってきた．家庭でも自発語が増え，よくしゃべるようになったという報告を受けた．発音もかなり自分で直そうとするようになっていた．

　そこで，ごっこ遊びから離れて，ゲームやかるたを利用した学習に変えることを試みた．すると，せっかく芽生えた自発性や能動性は徐々に姿を消していき，やりとりも表面的で，本

当に言いたいことややりたいことを出してくることが減ってしまった．指導者の側で勝手にごっこ遊びを終わりにしてしまったことを大いに反省した．終わりもまた，子ども自身が決めることが大切であることをAから教えられた．Aのように，受け身で大人の考えに同調しやすい子どもは，本当に自分のやりたいことは何かに気づかず，「いや」とも言えず，言われたことを一応はやる．しかし充足感も喜びもないため，次の学習への原動力（動機づけ）には，なっていかないのである．焦りは禁物であったと深く反省した．

再度，Aの好きなことや活動に徹底して添う中で，ことばの自己学習を促すための援助を焦らず続けていきたいと考えた．その後3〜4回のやおやさんごっこの活動を行った後，Aの方から「やおやさんは終わりにする．」と言い，お店やさんごっこは終わった．その時点でAは次のステップに踏み出したと感じられた．

ごっこ遊びを離れた時のコミュニケーション行動の様子は，自発的な行動が徐々に増えてきているが，動き出しにまだ時間がかかる．正しいことばや表現を復唱して直そうとする態度が出てきた．自分の行動の自己評価はまだできず，何か行動するたびに人の顔色を見て評価を求める態度は残っている．自分の言いたいことが通じないと，あきらめてしまうことがまだ多い．

(2) 指導開始後5月〜7月目までの様子（指導回数5回）

自分の好きな活動や学習に継続してかかわれるようになることを目指した．指導者はAが「〜するの？」ときいてきたら，「〜するのかな？」とさりげなく復唱して返し，本人の自己決定や自己評価の芽生えを大切にするようにした．クラスや家庭でも，本人が何か決めなくてはいけない場合は，2〜3の例を示してその中からAが選択して決定することを増やしてもらうように協力を促した．

この頃になると，徐々に自己を主張することが増え，自分の言いたいことがうまく通らないと，叫んででも相手に伝えようとする態度がみられるようになった．また自分から机に座って絵を描いたり，粘土工作に集中して取り組めるようになった．

(3) 指導開始後8月〜9月目（指導回数5回）

自発的な行動やことばが増え，よく話すようになった．人の話にも耳を傾けるようになり，指導者の「〜した方がいいんじゃないかな？」などというような助言を受け入れられるようになった．またそれとともに簡単なことばの学習にも取り組めるようにもなってきた．

ビデオやフォトビジョン（画像取り込み装置），コンピュータに興味を示すようになり，自分で選んだ写真にことばで説明を入れたい等と言い，コンピュータ絵日記に根気よく取り組む場面がみられるようになった．

自分の表現に気をつけるようになり，何回も言い直したりする自己評価の態度がみられるようになった．

通常学級の担任からも，学級のなかでも自発的な学習参加がみられたり，手を上げて発表したりするなど行動が変化したという報告を受けた．

表 9 A のコミュニケーションの基礎的態度の変化と援助

子どもの変化	指導と援助
自発の芽生え	子どもの自発的な動き出しを待つ 子どもの目や表情の変化に細かく対応するようにする
↓ 身近なことを自己決定できることが増える	2 ないし 3 者択一の選択的な決定を促すようにして，自己決定できることを増やすようにする
↓ 自発性と自己主張が増えてくる	「私は○○をしたい」という自己主張を大切にする
学習が継続するようになる	子どもが決めたことに最後まで関われるように待つ 子どもが決めた「おわり」を大切にする
↓ 自己評価の態度が出てくる ── わからないことをきくようになる	子どもが自分からわからないことをきいてきたらほめて認めるようにする
↓ 情報の受け入れと学習の見直し ── 人からの助言を受け入れられるようになる 自己決定して学習を進められる	人からの助言や情報を受け入れ，子どもなりに消化したことを認め励ます 自己決定して学習したことを，自己評価する態度を育てる

5) A のコミュニケーションの基礎的態度の変化とそれを支えた援助

表 9 がそれである．A の場合のように難聴が軽度で言語力もある程度持ってはいるが，自発性，自己主張に乏しく自己評価ができない子どもの場合は，これらのコミュニケーション行動全体への細かい援助が必要であった．またモデリングの活用した指導を並行して行うことで，人の助言を受け入れられるようになったり，確実なやりとりをしようとする態度が育った．

6) その後の A の様子

A は軽度の知的な遅れがあり，コミュニケーションがうまくいかないことも，小学校入学後に難聴が発見されるまでは，主として知的な遅れによるものと保護者も周囲も思っていた．確かに文字は入りにくく，一人で文章をすらすら書くところまではなかなかいけなかった．しかしコンピュータで手紙を書いたり，写真を取り込んで作文を書きたがったり書いて表現したい意欲は育っていった．

聴覚フィードバックが育つにつれて，自分の発音の誤りに気が付いたり，明瞭度が上がったり，自分の話したことばの助詞の誤りにもヒントを出すことで気が付くレベルまで発達した．また滲出性中耳炎の治療をきちんとすることで聴力は入学時のように大きな変動は徐々に減っていた．しかし，風邪を引いた後や季節の変わり目には，一時的に聴力が悪化することは 4 年生頃まで続いたようだ（筆者は 3 年生まで担当）．

7 歳時には困難だった検査類も徐々に実施できるようになり，3 年生時（8 歳 10 月）に実施した ITPA 言語学習能力検査では，ことばの理解　PLA7-5 歳レベル，絵の理解　5 歳 9

月レベル，ことばの類推　6歳1月レベル，数の記憶4歳5月レベル，形の記憶　4歳5月レベル，絵の類推　6歳5月レベル　ことばの類推　5歳1月レベルであった．ことばの理解（語彙）が大きく伸びたことがわかった．知的なレベルについては，その後教育センターで知能検査を行ったが，軽度の知的な遅れと診断されている．

事例報告2　混合性中等度難聴児の指導
——知的にはボーダーで動作や視覚的な理解力の遅れは小さいのに，言語発達の遅れが著しかった事例B——

　難聴があって，さらに知的にボーダーか軽度の遅れをともなう子どもの場合，知能検査等の結果は，本人の潜在能力よりも遅れて出てしまうので注意を要する．こういう場合，主体的な補聴器活用指導や聴覚言語の指導を行い，対人コミュニケーションの力や自己評価や言語情報の自己獲得（学習）能力がついてくると大きく伸びて，遅れが目立たなくなる事例が多い．Bも，そういう難聴児の一人であった．

　ここではBの2年間の指導と変化について報告する．

1）　対象児

　中等度難聴児B
　指導開始　　小額1年学期　　本報告の指導期間2年（小4〜5年）

2）　子どもの実態

(1)　生育歴
　胎生期はとくに問題なし．身体発育は運動発達は普通だが，身体が弱かった．3歳まで熱性けいれんがあった．
　ことばの発達はひどく遅れていた．4歳で補聴器を着けて保育園に行ってから出てきた．

(2)　難聴の発見と教育歴
- 3歳6月〜ことばの遅れの主訴で小児神経科を受診する．3〜6月に1回の定期観察を受けることになった．
- 3歳9月〜太鼓を叩いても振り向かないことから母親が難聴を疑った．
- 4歳〜某センターで難聴と診断された．補聴器装用を開始した．
  某通園施設で週2回聴能言語指導を受けた．保育園に入園した．
- 6歳〜地元の小学校に入学する．一般学級に在籍．
  当難聴通級教室に週1回の通級指導を開始した．4年より筆者が担任する．週1回90分（保護者面接を含む）．5年時　週2回に指導日を増やす．180分（月に1回程度のグループ指導も含めて）．

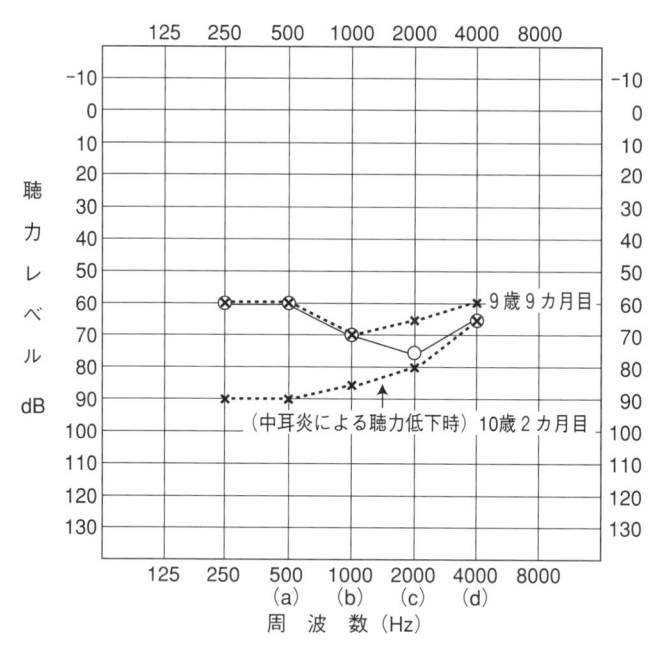

図 10　オージオグラム

(3) 難聴の程度

両耳中等度難聴　平均聴力レベル　右耳 69 dB　左耳 66 dB

左耳は風邪の後や，季節の変わり目に聴力が変動しやすく，聴力低下時は，平均 84 dB に悪化することがたびたびであった．オージオグラムは図 10 に示す．

(4) 補聴歴

- 4 歳〜8 歳は箱型補聴器を装用していた
- 小学 3 年時（9 歳）から，両耳に耳掛け型補聴器を装用した

  右耳　R 社製　高度難聴用耳掛け補聴器 HB-38

  左耳　R 社製　中等度難聴用用耳掛け補聴器 HB-10

- 小学 4 年時後半：左耳の補聴器が聴力の変動に合わせて出力を変えられないため，右耳の補聴器と機種を交換した

3) 出会った時の状況（4 年 1 学期　9 歳 3 月）

ことばによる会話がほとんど通じなかった．読みはなんとか 1 文字ずつの拾い読み，意味の通じる文が書けないという状況であった．ことばや学習に対しては自信のない様子だが，スポーツでは別人のように生き生きと活発になった．年少の子どもにも優しく思いやりがあるやさしい子どもでもあった．

プレールームでの遊具やボールによる遊びの様子からは，視覚認知的な理解力はあまり遅れていないことが伺えた．

補聴器の使い方

　補聴器は常時着けてはいるが，電池切れや，スイッチの入れ忘れが目立ち，子ども自身の主体的な活用には至っていなかった．また補聴器の機種を左右反対に間違えてかけていても，本人も保護者も気づかなかった．

聴力

　風邪の後に中耳炎になることが多かったが，治療を途中でやめてしまうことが多く，聴力変動，とくに左耳の聴力低下を繰り返していた．

聞くこと（理解）

　音への反応はよいが，ことばを聞いて的確に理解することが困難である．日常会話もことばだけでは十分理解できない．視覚的理解や状況判断の力は持っている．「えっ？えっ？」という聞き返しが多い．何回聞き返しても正確に聞き取れないことが多い．（例；「お母さんにコーヒーがいい？紅茶がいい？って聞いてきて」というと，何回も「何て言うんだっけ？」と聞き返す等）

フィードバック

　よく知っていることばは2語文で復唱できることがあるが，新しく聞くことばは，単語でも復唱できないことが多い．簡単な単語も聞いた通りに書くことができなかった．

話すこと

　自信がなく，口のなかでもにょもにょと話すことが多い．時に叫ぶように話したり蚊の鳴くような声で話したり声の大きさが安定していない．相手にうまく話が通じないと，ヒステリーを起こし途中でも話をやめてしまう．

　「わからない」を連発する．発音は不明瞭だが，聞き直されることを嫌がる．

読むこと

　絵の手掛かりがあれば，簡単な3～4文節の文を読んで質問に答えることはできるが，絵の手掛かりがないと読もうとしない．読書力は，実施年齢10歳1月で，1年1学期前半（6歳6月）レベルであった．

書くこと

　漢字が好きで「この漢字かけるよ」とよく書くが正確さに欠ける．漢字以外は書くことが苦手である．日記は自分では書けずに，本人の言ったことを母親が書いていた．音韻と文字がほとんど一致していない．

家庭環境

　勉強が遅れていることに対する関心が強く，週3回塾に行かせているが，保護者は勉強をみてやっていない．母親は仕事をしているために生活のしつけその他を祖母に任せながら，祖母のやり方を批判していた．赤ちゃん扱いが目立ち，命令，注意，干渉が多く，親子のコミュニケーションはほとんど成立しにくい状況であった．母親の表情が硬かった．

4) 2年間の指導経過

(1) 4年時の指導
～自発的な言語行動を促進しながら，聴覚活用を促進する一方，聴力に対する関心を高めながら，耳鼻科治療の動機づけを図った時期～

指導内容
- 話す・聞く意欲と能力を促進する．主体的，能動的にコミュニケーションをする態度を育てる．本人の自発性を引き出すため，本人のなかに情報を積極的に受け入れる態度が芽生えてくるまでは，大人からの働きかけをできるだけ減らすようにする．
- 聴覚フィードバック回路の形成を促進するためにモデリングの段階的な援助を徐々にステップ1から4くらいまで進めるようにする．まず本人の言ったことを大人が復唱して，自発的復唱のモデルを示すようにする．本人が進んで復唱したら認め徐々に正しく復唱できるようにした．
- 音像と文字像，意味をしっかりと結び付けるようにする．単語カードを用いて「聞いて復唱する」，「聞いて書く」，「読んで聞いて確かめる」等，『聞く・話す・読む・書く』を結び付ける学習を行う．
- 聴覚記憶（聞いて記憶する力）を伸ばす．本人の好きな漢字を活用する．
- 指導後，楽しかったことを本人に聞き，指導者が文章にして，一部をBに書いてもらうようにする．どんな文章でもまず訂正や注意をしないようにして，書いたものを元にたくさん会話をするようにする．書くことへの抵抗を取りながら，徐々に自発的に日記を書くように誘導した．
- 補聴器の評価と活用の促進を行う．聴力変動に対応した補聴器の再適合を行う一方，補聴器の管理を母親行っている状態から，本児の主体的活用へと段階的に進める．
- 聴力検査のたびに聴力図を本人や保護者に見せたり，コピーしてファイルすることを促したり，とくに治療後のデータを悪化時と比較させたりして耳鼻科の継続的治療の必要性に気づかせるようにした．
- 家庭の理解と協力を促す．まず保護者の悩みを良く聞くようにした．子どもの主体的な行動を促進する環境づくりのためのガイダンスと助言を行う．年齢的には高くても子どもが嫌がらなければ，読み聞かせをすることを勧めた．

指導経過および結果

Bの好きな漢字学習やゲームに付き合いながら自発の会話を広げ，やりとりの態度を育てるようにした．ことばで話すことへの自信を育てるように努めた．
- 日記はできるだけ自分で書いて，両親に手助けしてもらったところには印（花マーク等）をつけるようにしてた．
- 並行して，2学期は単語カードを用いて音と文字の一致を図る指導を行った．単語の学習は家でもよくやってくるようになり，だいたい単語レベルでは「聞く・言う・読む・

書く」がつながってきたが，まだ不十分と思われた．
- 3学期は，簡単な文の生成学習も行ったが，文は苦手意識が強く，遅々として進まなかった．
- 聴力の変動と，発音や聞き取りの不安定さとが関係が深いと思われたので，医師と連携して中耳炎の治療の重要性を保護者に意識させるようにした．まめに通院すると聴力が良くなることをデータで示して通院を強化するようにした結果，週2回通院するようになった．
- 補聴器の適合評価を行い，3学期に左耳に十分な音量を入れるために，左右の補聴器を取り替え，適合し直した．その結果，聞き返しが減り，声や発音が良くなった．また，補聴効果の評価を実施した結果は，補聴閾値は図11，左右の補聴器装用時の特性は図12である．補聴器を掛けた時の聞こえは25〜30dBで普通の日本語の音声は十分補償されるようになった．
- 保護者に対しては，ことばや生活全体のなかで注意や命令をできるだけ減らしてもらうよう助言した．1日10分程度会話することと，本の読み聞かせをお願いした．2学期からはノートを渡し，1週間に1回でも会話の様子を書いてくるようにお願いしたが，ほとんどやってこなかった．面接でカウンセリング的に話し合う中で，家庭での様子についてきくようにした．

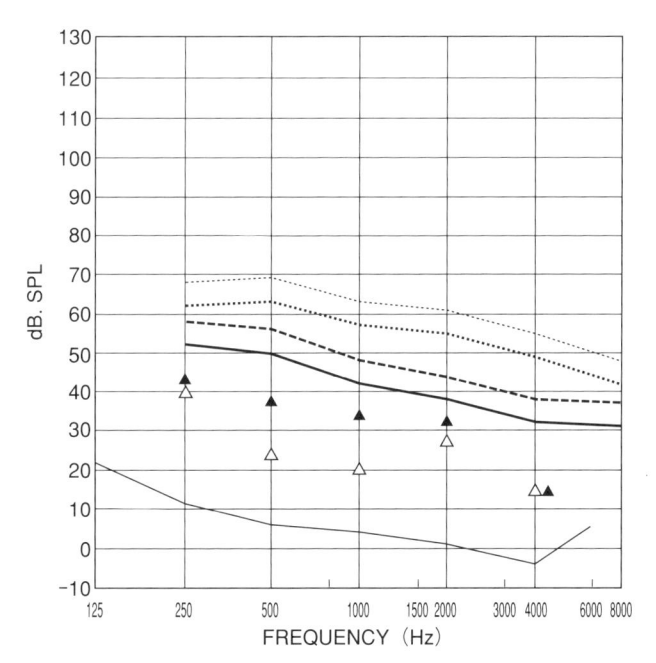

図11　左右耳の補聴閾値
△：右耳，▲：左耳

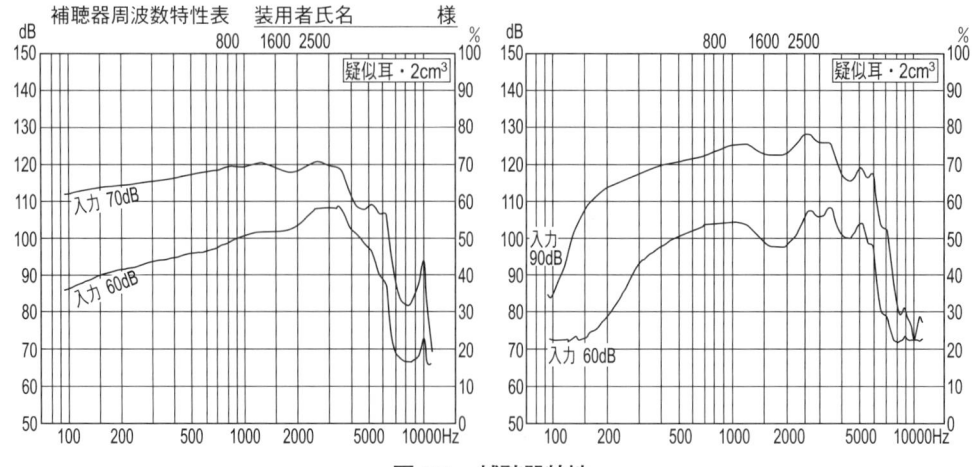

図 12　補聴器特性
左：右耳，HB-10　フック③　音質 N　ボリューム 3,
右：左耳，HB-38　フック③　音質 N　LH バランサー 0　OPC 0
ボリューム 3

(2) 5年時の指導

学習の遅れに対する自覚を，より主体的な学習に転換させる試みを行い，自分で目標を立て，結果を自己評価する方向に進めた時期である．

指導内容

- 1学期末に母から歯ぎしりの訴えがあり，医師によりストレスによるものと診断された．そこで，能動的，主体的な生活および学習態度を，より確かなものにするために一旦こちらからの学習への働きかけを一切止め，生活の中から受け身の行動を誘うものをできるだけ排除するように努めた．学習への抵抗を減らすとともに，能動的にストレスに対処できるように自我を強化するようにした．
- 上記に対する家庭の理解と協力を促し，選択的に自己決定する場面を増すなど主体的な行動を促進する環境づくりを行ってもらうようにした．
- 学習計画表の導入を図り，子どもといっしょに表を作った．子どもが自分で学習内容を選択し，自分なりの目標を立てるように援助した．やった結果も保護者や指導者が評価するのではなく，自分で「頑張った」「もう少し頑張りたい」等自己評価させるようにした．指導者と保護者は感想を書くのみとした（図13）．
- 聴覚フィードバック回路の形成をモデリングのステップ4以上に進めるようにして，会話のなかで自分のことばの誤りに気づき，自己修正ができる段階に進めるようにする．気づきがみられたらほめて強化する．
- 聴覚記憶（聞いて記憶する力）を伸ばす．グループ指導も行う中で，ゲームや遊びで聞いて覚えたことを他の人に伝達する活動等を工夫するようにした．
- 簡単ななぞなぞやクイズに興味を持たせるようにする．ことばで楽しく遊べるように

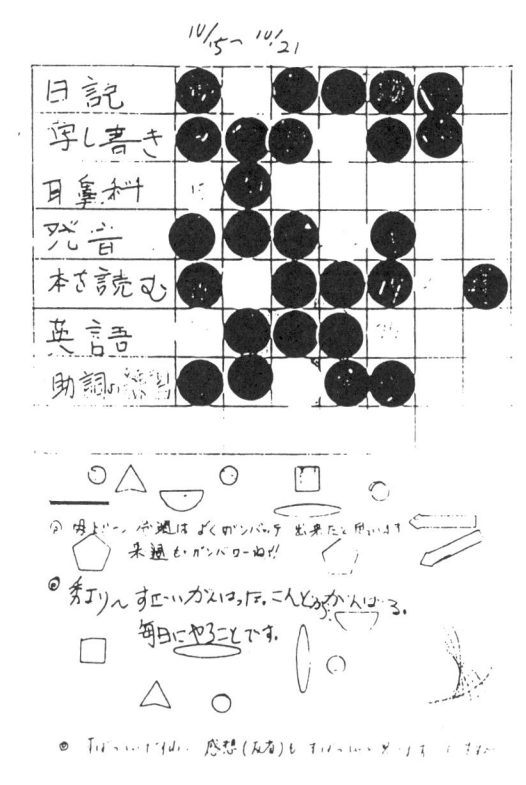

図13 Bが立て，実行した学習計画表の例

する．
- 文の学習〜短い文の生成学習の継続と好きな本の写し書きを行う．自分で範囲を決めて行うようにさせる．

指導経過

5年時は指導の充実を図るため，指導回数を週2回に増やした．母親ははじめ回数が増えることに難色を示したが，指導の充実の必要性を伝え，1学期だけでもと説得し納得してもらった．2学期に入ると保護者も2回を継続してほしいというようになった．

① 5年生1学期の様子

1学期は前年度に引き続き，本人の好きなサッカーに付き合って行動を活発にするとともに，音と文字，意味との一致を図る指導，書いてきた日記をもとに言語表現を引き出す指導等も継続して行った．文の生成学習は嫌がるため中止し，写し書きの学習に変えて，好きな本を自分で範囲を決めて書き写してくることにしたところ，喜んでやってくるようになった．

単語レベルでの音と文字の一致が進み，聞いて正しく復唱したり，書いたりできることばが増えてきた．また聴覚フィードバックの態度や力も徐々についてきて，正しく復唱しようとする態度が出てきた．

補聴器の管理活用指導や聴力管理と耳鼻科通院の継続への援助も続けた結果，保護者といっしょではあるが，きちんと通院することが増えてきた．

② 2学期の様子

9月に入り課題の態勢（教室で机に座って学習すること）を嫌がるようになり，少しでも長くプレールームに居ようとするようになった．10分くらい机に座っても，嫌々学習するため効率が悪く，困ってしまった．1学期の歯ぎしりの問題についても，本人のなかに自己評価が芽生え，通常学級での学習が難しいことの自覚が出てきた時期とも重なっていた．指導者からみれば，Bはいろいろな面で伸びてきてはいたが，精神的に無理をしているのではないかと推察された．また通級教室からの学習課題もBの負担になっているところもあるのではないかと思われた．

以上のことから，ことばの教室の指導方法も大きく方向転換をはかり，教室では一旦学習への働きかけを止めて，本児の好きな遊びに徹底的に付き合うことにしてみた．教室の机の上でも，Bの好きなゲームをやりながら，会話をするようにした．

さらに自発的な行動，言語学習を進めるため，環境の見直しを再度はかり，保護者のカウンセリングに力を入れた．生活行動の一つひとつをいかに本人の自主性に任せるか，また週3回行っていた学習塾についても，受け身の学習になっていないか学習方法を把握してほしいこと，Bの場合まだまだ生活のなかでしっかり活動に添った言語学習が重要で，家庭こそ学習の場であること等について話し合った．

その結果，家庭では塾をやめさせ，本人の希望していたサッカークラブに入れたりと，Bの意思や感情に添うよう努力するようになった．祖母が病気になったことを境に，母親が本児に正面から取り組むようになり，学習も見てやるようになった．母親はBの成長が目に見えてきたと言うようになった．

次に家庭環境の変化を待って，写し書きを中心とした家庭学習のやり方も変えた．学習計画表を一緒に作成し，本人自身が目標を立て評価も自分で感想を書いてもらったが，自発的にやってくることが増えた．

③ 2学期後半から3学期の様子

- のびのび行動するようになり，自発的な言語行動，自発的学習態度がみられるようになった．学習計画表も徐々に自分で適切な計画を立て，自発的にやってくるようになった．
- ことばによるやりとりが徐々にスムーズになり，言語理解・表現力ともに伸びてきた．また視覚的な理解と言語理解面との差も徐々に縮まってきた．また聞いて復唱する力の伸びや自分の誤りやすい音への気づきが出てくるとともに，発音全体が明瞭になってきた．表10はBの2年間の構音の変化を示したものであるが，右の5年時の構音の改善が著しいことがわかる．
- 書くことを嫌がらなくなり，まんが混じりの壁新聞を作ったり，150文字くらいの日記が一人で書けるようになった．また自分から書いてくるようになった．
- 家でもほとんど手がかからなくなった．母親に「ぼくを叱らないでください」と手紙を書いたりするようになり，ことばで文句を言うようになったと母親から報告を受けた．
- まだ中耳炎になることがあるが，一人で通院し，治療を受けるようになった・歯ぎしり

第4章 軽度・中等度難聴のある子どもの指導

表10 構音検査結果

左　　　　右
小学4年5月　小学5年3月

		両唇音	歯音	歯茎音	硬口蓋音	軟口蓋音	声門
破裂音	無声	p △ ◎		t △ ◎		k tʃ	
	有声	b m ◎		d ʒ △ ◎		g d △ ◎	
通鼻音	無声						
	有声	m n ◎		n ɲ m ◎		ŋ ɫ × ◎	
摩擦音	無声	F b △ ◎	s ʃ ◎	ʃ tʃ ◎	ç tʃ ◎		h kx ◎
	有声	w ◎ ◎	z bd ◎	ʒ ◎ ◎	j ◎ ◎		
破擦音	無声		ts ʃ tʃ	tʃ ʃ ◎			
	有声		dz b d	dʒ d ◎			
弾音	無声						
	有声			r db △ ◎			

正しい構音：◎；誤り構音：□（置換），△（歪み），○（活動的）

は，ほとんどなくなったと報告を保護者から受けた．

- 2学期末のクリスマス会の司会をやりたいと自分から言い，自信なげに指導者の顔をしょっちゅう見ながらやった．3学期末のお別れ会も司会をやりたいと言い，会の前半を担当したが，今度は指導者の顔を見ることもなく一人でやり終えることができた．
- 本を読んでもらうだけでなく，自分でも簡単な本を読むようになった．
- 課題状況を嫌がらなくなり，集中して訓練的な学習に取り組めるようになった．
- 学習に対するやる気が出てきて，学校の宿題も自分からやろうとするようになった．
- WISC-R 言語性検査の結果，単語や理解等ことばで説明する課題が大きく伸びた．しかし，まだ言語性の検査は，嫌がりながらやっていたため，出てきたデータはプラスαで見る必要があると思われた（表11参照）．
- 読書力診断テストは，読みが速くなり，読書力も8歳3月レベルに上がった．

⑤ Bのコミュニケーションにおける聴覚活用の発達変化とまとめ

表12は，152頁の表7で取り上げた学童期の聴覚活用の発達傾向をもとに作成した「コミュニケーションにおける聴覚活用の発達チェックリスト」でBの2年間のコミュニケーションの変化をみたものである．段階Ⅰは，小学校低学年6～7歳レベル，段階Ⅱは，小学校中学年8～9歳レベルを示している．

4年生で出会った頃に比べると2年後のコミュニケーションにおける聴覚活用は大きく変

表11　WISC-R 知能検査（IQ）の変化

	全 IQ	言語性 IQ (VIQ)	動作性 IQ (PIQ)
1年時	49	測定不能	78
3年時	64	49	87
5年時	76	69	88

表12　Bのコミュニケーションにおける聴覚活用の発達チェック

		発達の傾向	4年1学期	5年3学期
会話・やりとり	段階 I	●1つの話題で会話のやりとりが長く続くようになる	−	＋
		●少し長い話でも相手の話をよく聞こうとする	−	＋
		○ことばだけで説明したり理解したりできない場合，絵や文字等も自分から使おうとする	−	＋＋
		○相手の話がわかりにくい場合「え？」とか「もう一回言って」とか聞き返して，確認しようとする	±	＋＋
		●子ども同士の小グループ（3人くらい）の話し合いに参加できる	±	＋
		●第3者同士の会話を聞いて会話に加わることが増える	−	＋
		●具体的経験内容や近似経験による内容のやりとりができる	−	＋
		●親しい人と電話での簡単なやりとりができ，自分から電話をかけようとする	−	＋＋
	段階 II	●会話のやりとりのテンポが速くなる	−	±
		●初めて会った人ともスムーズに会話ができる	−	±
		●突然出てきた話題に対しても会話が成立する	−	±
		●単に繰り返して「えっ？」等と聞き返すことがなくなる	−	＋
		○話を良く理解しようとして「〜ですか？」と部分的に聞き返して確かめたりする	−	＋
		●会話の細かい部分，動詞や助詞の違い等が聞き取れるようになる	−	＋
		○ユーモアのセンスが出てくる	−	＋
		●相手の感情や気持ちを考えながら会話できる	−	＋
		○数人もしくはそれ以上での話し合いに積極的に参加しようとする	−	±
		●疑似経験やテレビ，新聞等から分かったことについて話し合える	−	±
フィードバック	段階 I	●3〜4文節文を自発的に正しく模倣ができる	−	±
		○自分の発音の誤りやことばの言い間違いに気づいてくる	−	＋
		●自分で場所，場面に応じて声のコントロールができる	±	＋
		●単語や短いレベルで，音像とスピーチ，音像と文字像がそれぞれほぼ一致している	−	＋
		●短い文レベルでは正しく聞き書きができる	−	±
	段階 II	○自分の声やことばを聞きながら話そうとし，ことばの言い間違いや発音の誤りに自分で気づいて直そうとする	−	＋
		●5文節以上の文を聞いて，正しく復唱できる	−	±
聞く・受容・理解	I期	●話を聞いた後で，簡単な質問に答えることができる	−	＋
		●録音テープやテープ学習器等，機器を通した音声（ことば）を聞いて，簡単なクイズをしたり，作業をしたりできる	−	＋
		●自分の聞き誤りやすいことばに時々気づくようになる	−	＋
		●音，音声への反応が豊かになり，より小さい音・ことばに反応する	−	＋
	II期	●考えながら聞き，相手の話のわからないところは「〜ということですか」など内容を確かめながら聞こうとする	−	±
		●文の細かいところ，助詞なども正確に聞き取れるようになる	−	±
		●ある程度長い文章を聞き取って，要点を話したり書いたりできる	−	±
		●テープから，身近な文や簡単な話を聴取できる	−	＋
		●聞き取れない部分を文の前後等から類推することが増える	−	±
		●ことばでの複雑な指示も良く聞いて理解し，行動できる	−	±
		●大勢に向って話し掛けられたことばをほぼ聞き取って理解できる	−	＋
話す・表現	段階 I	●自発語が増え，感情を自然に言語化して表現することが増える	−	±
		○聞かれたことには「わからない」と言わずに，わかるところまででも言おうとする態度がみられる	−	＋
		○相手にわかりやすい話し方をしようとする態度が芽生える	−	＋
		●誤りやすい発音の傾向を自覚するようになり，浮動的な発音の誤りがほとんどなくなる	−	＋
		○復唱で自分の発音の誤りに気づいて直そうとする態度が出る	−	＋
	段階 II	●相手の語気や話し方に応じて，表現の仕方やことばを言い換えたりすることができる	−	±
		○「うんうん」「わからない」「忘れた」等と言わなくなる	−	＋
		●話を聞いたり，文を読んでわかったことを，ことばで説明できる	−	±
		○発音の取りだし学習に積極的に取り組み，改善された発音はしっかり定着する	−	＋
		○自分の発音の誤りを自分で気づいて直そうとする	−	＋＋
		●自分の誤りやすい発音を自分で気を付けて，正しく話すようになる	−	±

※段階 I は小学校低学年（6〜7歳），段階 II は中学年（8〜9歳）レベルを示している．
※○は態度，●は能力を表す．
※−はできない，＋はできる，±は時々できるを示している．

化したことがわかる．会話のやりとり，聴覚フィードバック，聞く（理解），話す（表現）ともに，5年生終了時には，段階Iをほぼクリアし，段階IIの途中にさしかかっていることがわかる．

指導者としての指導目標は2年間で段階IIまで到達できることを目指してはいたが，5年生1〜2学期の指導の修正で少し手間取って回り道をしたようになった．しかしBが一時的に机での課題や宿題を嫌がった結果，指導者も保護者も覚悟を決めて徹底的に本人に添い，本人の興味関心を大切にし，自発性や自己評価を尊重したことで，結果としては大きく成長した．Bのコミュニケーションの態度や能力・言語発達が大きく遅れていたため，指導者もどこかで焦っていたことを反省した．改めて子どもを引き上げようとする指導ではなく，本来子どもの持つ，伸びようとする意欲を支える指導・援助の大切さを教えられた事例であった．

4. まとめ

筆者は，難聴通級指導教室で，小学校の通常学級で学習や生活をしている子どもに対して，週1〜2回通級による指導・援助を行ってきた．そのため当然6歳以上の子どもたちを対象に指導を行うことになる．近年，早期発見，早期教育の充実と補聴器の発達から，乳幼児期に発見されて適切な補聴器のフィッティングや活用指導，そして保護者への適切なガイダンスがあれば，軽度，中等度の難聴児は学童期にはそれほど細かい指導援助を必要としなくなる場合が多い．難聴通級教室では，聴力や補聴器の管理の他に，むしろ周囲の理解や援助をいかにマネージメントするかというサポートが重要な仕事になってくるといえる．

しかし，知的にボーダーや軽度の遅れや，発達の偏りをともなっている子どもの場合は，たとえ難聴が軽度であっても，情報が入りにくくなり，言語発達やコミュニケーション関係のつくりかたなどへの影響は大きいものになってくる．周囲の人々の本人への評価も低くなり，自尊の心や自信も育ちにくくなる傾向もある．また知的には遅れていなくても，一見お利口で言われたことは素直にやるけれど，意欲がない，伸びていかないといわれる子どもたちにも注目したい．素直で大人しい子どもで，自己主張が少ない場合は，話したい，人とかかわりたい気持ちを表現できない場合が多い．そのために自己の潜在的な力を発揮できないでいる子どもたちが多いことを忘れてはならないのである．それらの子どもたちは，ともすると外からの評価刺激，つまり合ってるか合ってないか等を人の評価に頼って行動をコントロールしがちである．そうすると受身で学習の効率も悪く，なかなか新しい情報が入ってきにくいことになる．そこでそういう子どもにモデリングを活用した援助を行うことによって，子どもはみずからの行動の結果を予期して行動し，代理強化や自己強化によってさらに行動が動機づけられるようになる．その過程を通して，主体的なコミュニケーション行動が促進されていくことを子どもたちの指導を通して経験してきた．

障害の程度にかかわらず，今後も子どもの自己評価や自己学習力を育てて，子ども自身が

生き学びつづけていく姿勢を育てることを大切にしていきたい．

引用文献

[1] 難聴児の評価と指導 I. 横浜市難聴・言語障害・情緒障害研究紀要, 平成 6 年度版.
[2] 文部省: 聴覚障害教育の手引 —— 聴覚を活用する指導 —— . 海文堂, 1992.
[3] Bandura A: モデリングの心理学 —— 観察学習の理論と方法 —— . 金子書房, 1975.

第5章

人工内耳装用児の（リ）ハビリテーション

● 城間将江

1. 人工内耳適応の低年齢化

　人工内耳システムの種類は多様で，1960年代から試験的に用いられていたが，多チャンネル人工内耳が臨床応用されるようになったのは1970年代の後半である．当時の手術適応対象者は，両耳聴力レベルが最重度の後天性成人に限定していた．さらに，禁忌事項として，中耳炎，蝸牛形態異常，知的障害などが記されていた．以後20年間の工学的・医学的技術は日進月歩で人工内耳機器も改良を続け，安全性と有効性に関する知見が世界的に持ち寄られた．現在では暦年齢，失聴時年齢，失聴期間，原因疾患などによる制限がほとんどなく，中耳炎，蝸牛奇形，知的障害に関しても規準が緩やかになってきた．さらに，聴力レベルについても最重度から高度（中高度）へと適応幅が拡大され，「補聴器が全く役立たない者」が，「補聴器の装用効果が少ない者」，という表現に変わった．

　小児への人工内耳適応は1980年代に米国や欧州で始められたが，当時は頭蓋骨の成長にともない，蝸牛内に埋め込んだ電極が移動する可能性を危惧し，4歳以降が安全だというのが一般的な見解であった．しかし，2～3歳に手術した子どもたちが数年経過後も安全に装用している症例が増え，1990年に，FDA（米国食品医薬品管理局）は人工内耳適応最少年齢を2歳以上とした．そして2000年には，生後12ヵ月以上を一応の最少年齢と改訂して認可した．ただし，髄膜炎による失聴の場合は蝸牛内腔が肉芽や骨による閉塞が急速におきることがあるため，生後数ヵ月であっても手術を承認している．また，Usher's Syndromeのように進行性の視覚障害をともなう場合も年齢制限はない．欧州の多くの国は米国よりさらに規制が緩やかで，生後1歳未満の人工内耳装用児も少なくない．その上，準高度難聴であっても，単音節明瞭度は20%～30%以下であれば手術適応としている．

　適応年齢の低年齢化を加速させた要因として，医学的・工学的進歩の他に，新生児聴覚検査法の開発や難聴の遺伝子診断があげられる．たとえば米国では，新生児の聴力スクリーニング施行（生後3ヵ月以内に受診）を，約40州が法的に義務づけている[1]．この新生児スク

表1　小児人工内耳の適応ガイドライン（耳鼻咽喉科学会，人工内耳適応規準委員会案 1998 年 4 月）

- 年齢
  適応の年齢は 2 歳以上，18 歳未満とする．ただし先天聾（言語習得前失聴者）の小児の場合，就学期までの手術が望ましい．
- 聴力および補聴器の装用効果
  純音聴力は原則として両側とも 100dB 以上の高度難聴者で，かつ補聴器の装用効果の判定にあたっては十分な観察期間で，音声による言語聴取および言語表出の面でその効果が全く，あるいはほとんどみられない場合．
- 禁忌
  画像（CT，MRI）で蝸牛に人工内耳が挿入できるスペースが確認できない場合．ただし奇形や骨化は必ずしも禁忌とはならない．その他，活動性の中耳炎，重度の精神発達遅滞，聴覚中枢の障害など．その他重篤な合併症など．
- リハビリテーションおよび教育支援態勢
  両親，家族の理解と同意が必須である．またリハビリテーション，教育のための専門の組織的スタッフ（言語聴覚士）と施設が必要．さらに通園施設，聴覚教育施設などの理解と協力が得られることが望ましい．

リーニング検査の結果，難聴の可能性があると診断された乳児については，早期に療育・指導を始める．その際，音声言語で教育するか視覚的言語にするかは，養育者が選択権を持つが，人工内耳については補聴器同様に情報補償手段の選択肢のひとつとして位置づけ，手術適応の可能性も含めて養育者に情報提供している．日本でも近年中に新生児スクリーニングが法制化されるような情勢であり，かつ，21 世紀の医学の方向として遺伝子治療が一般化することも予測され，いよいよ人工内耳の適応児の年齢は低年齢化の方向にある．これについては倫理的問題や診断後のフォローアップ体制をめぐって賛否両論ある．2000 年現在，日本における小児人工内耳の適応ガイドラインでは最少年齢が 2 歳となっているが（表1），これは流動的で世界の動向によって随時改変される可能性が高く，日本でも 2 歳前の低年齢児に対する人工内耳手術が積極的に行われる傾向にある．

さらに，人工内耳適応規準緩和に関しては，重複障害児（聴覚と視覚の二重障害，学習障害，運動機能障害，脳性麻痺，自閉症などがある者）に対する手術例が年々増加傾向にあることも特記すべきであろう．あるいは，幼児早期に単一の聴覚障害だと判断して人工内耳手術を施行したものの，年月を経て他障害を併せ持っていることが発見されることも少なくない．この場合，聴取の改善経過は聴覚障害単一の幼児に比べて改善は緩やかだが，人工内耳の装用効果は確実に認められるという報告もあり[2-5]，養育者の同意があれば人工内耳手術の適応だと判断する医療施設が増えてきた．

このような小児人工内耳適応の低年齢化や規準緩和が聴覚障害児教育に与えるインパクトは大きく，従来の医療機関中心の（リ）ハビリテーションでは対応が難しい．日本における聴覚障害児教育は欧米諸国に比べると画一的であり，サービスを受給する側の養育者や対象児の自由選択を支援するような体制が整っているとはいいがたい．また，日本人の精神的土壌として，養育者が体制改革を要求していく基盤は弱い．このような社会的背景のなかでは，養育者・医療・教育の連携が重要な課題となってくる．子どもは発達段階で，医療機関，難

聴通園施設，聾学校，通常学校のきこえの教室（ことばの教室），特殊学校・学級，民間の言語聴覚クリニック，などの複数の機関にかかわる．

それぞれの施設によって指導理念や方法，言語聴覚士の役割やサービス，および養育者・対象児へのサービス内容は異なって当然である．しかしながら，子どもが人工内耳を装用する間は，医学的フォローは継続的に行われることになるため，本章では主に医療機関側からみた低年齢の人工内耳（リ）ハビリテーションを中心に述べる．

2. 人工内耳装用児の（リ）ハビリテーションの流れ

日本の医療における一般的な人工内耳装用児の（リ）ハビリテーションの流れは図1に示すとおりで，手術適応の有無は医学的諸検査の結果をもとに医師が判断する．その流れのなかで言語聴覚士が担う役割としては，①養育者の指導，②対象児の指導・訓練，および評価，③機器調整，④環境整備などがある（表2）．

2.1. 養育者の指導

1) 手術前の情報提供

人工内耳機器の種類と特徴

人工内耳機器に関しては「人工内耳」の章で詳しく述べられているので割愛するが，2000年現在世界的に用いられている機種としては，豪州 Cochlear 社の Nucleus 製品と，米国 ABC 社の Clarion シリーズや Bionic Ear シリーズ，Med-El 社の Tempo+ や High-rate などがあり，どの社の製品も携帯型と耳掛け型とがある．現在のところ，聴取成績からみた有効性や安全性に関して製品間による差はほとんどない[6-8]．それぞれの製品の長所・短所について利用者に情報を提供するのは臨床的に重要で，養育者や対象児は，その情報に基づいて，どの製品のどのスピーチプロセッサ（携帯型か耳掛け型）にするか選択する．スピーチプロセッサについては，審美性や装着感は耳掛け型の方が携帯型より優れていて活動の自由度も高いが，安定性においては携帯型の方がよいようである．

これらの機器に関する情報は手術の適応診断時に医師や言語聴覚士が提供しているが，近年は養育者あるいは対象者自身がインターネットで情報収集していることもある．逆に，複数の製品について情報提供すると，選択に迷って医師の判断に一任するという養育者もいる．情報過多も過少もよくない．人工内耳装用効果も個体間差が大きいので，情報源や情報の内容を整理して養育者に提供する．

表2 小児人工内耳（リ）ハビリテーションにおける言語聴覚士の役割

		1. 養育者指導	2. 対象児指導	3. 機器調整	4. 環境整備・教育との連携
手術前		1) 情報提供 ●人工内耳機器の種類と特徴 ●人工内耳の有効性と限界 ●社会保障制度 ●教育方法や施設の紹介 2) 子どもとの相互交渉支援 ●聴覚障害の理解（疑似難聴体験） ●子どもとの共感、経験の共有化 3) カウンセリング ●人工内耳希望の動機や期待 ●手術後の家族の協力のしかた ●罪責感からの解放	1) 評価・診断 ●聴覚・言語・発達・心理検査など ●補聴器の適合および装用効果 ●コミュニケーション行動（応答性、疎通性） ●母子関係 2) マッピングの準備 ●音のon/offの概念形成・確認 ●音の大小の概念形成・確認 3) カウンセリング ●人工内耳手術に伴う事象の理解 ●既人工内耳装用児との面談	1) 人工内耳機器に関する情報提供	1) 情報提供・支援 ●聴覚障害の理解 ●人工内耳機器と機能 ●人工内耳の有効性と限界 ●教育方法 ●手術後の連携のあり方 ●基本的生活能力・学習能力
手術後		1) 子どもとの相互交渉 ●コミュニケーション行動のチェック ●経験や行動の言語化 ●機器の作動状態の確認 ●機器のトラブルの見つけ方と対処 2) カウンセリング ●医学的フォローの必要性 ●インテグレーション ●他の養育者との交流	1) マッピング（自覚的・他覚的検査） 2) 音場聴力検査（装用閾値の確認） 3) 聴覚活用指導 4) 装用効果の評価（聴覚、音声、言語、発話） 5) 心理的支援 ●他の聴覚障害児との交流 ●障害の自覚、対応	1) スピーチプロセッサの微調整 ●機器調整の習熟 ●機器の作動状態の確認 2) トラブルの発見と対処 3) 機器に関する新情報の収集 4) 補助機器の使用法の習熟	1) 情報保障・補聴補助機器の活用 ●FMシステムの使用 ●補聴器と人工内耳の併用 ●視覚的情報の提供 2) 学習環境 ●教育方法 ●個別指導 ●きこえの教室・ことばの教室での補助 3) 心理的援助

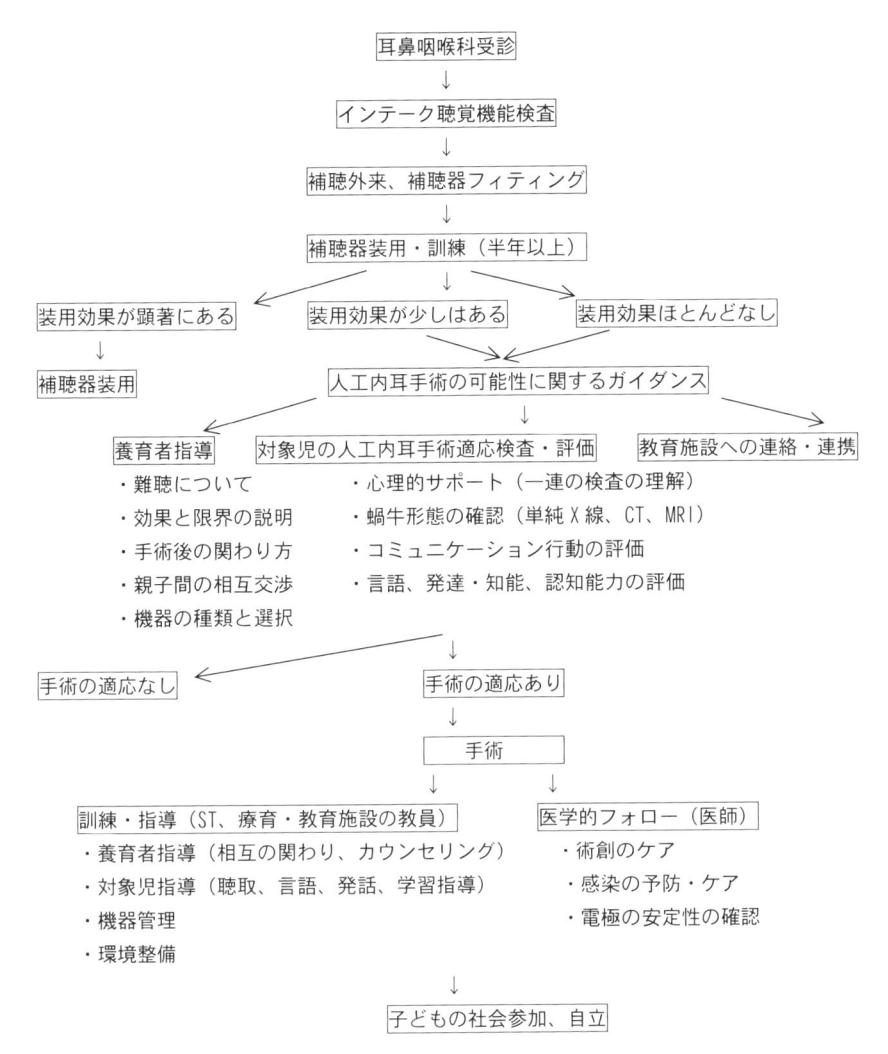

図1　人工内耳装用児の(リ)ハビリテーションの流れ

人工内耳の有効性と限界

　人工内耳の有効性については，医療および聴覚障害関連の雑誌や，新聞・テレビなどのマスメディアで紹介され，その存在については市民権を得た印象がある．しかし，それらの報道の多くは装用効果が強調されすぎるために，手術後はあたかも聴力が完全回復するかのような印象を与えがちである．もちろん，人工内耳の装用効果として，①音声言語をより迅速に獲得する，②言語学習が促進される，③話し言葉が明瞭になる，④コミュニケーションの場や活動範囲が広がる，⑤行動が積極的になる，⑥本人も家族も心理的に安定する，などがあげられ有効性が高い．しかし，これらの有効性や目標達成速度は個体間差が大きく，手術後1～2ヵ月以内に電話が可能になる子どもがいる一方で，数年経過しても聴取能力が改善しないこともある．人工内耳手術を迷っている養育者には，既装用者を複数紹介して直接情報交換する機会を設け，装用効果の多様性を理解してもらう．なお，人工内耳の限界について

は，現在のところ雑音下での聴取，複数の人々との会話，音楽（とくに旋律）の知覚などである[9,10]．

手術を決断するには，手術にともなうリスクに関する理解も必要である．確率的には稀であるが，術創の炎症，部分的な電極挿入，電極の移動やショート，埋めこみ部の露出，などのトラブルが起きることがある．このような負の可能性についても養育者に説明し，手術の選択を検討する．

手術に関する社会保障制度

日本では，人工内耳手術および装用機器一式は健康保険が適応され（機種によって異なる），さらに高額療養費の対象となるため医療補助を受けることができる．また，対象児が身体障害者の認定を受けている場合は，児童福祉法に基づき育成医療費が給付されるため，手術に必要な医療関連経費はほとんど皆無といってよい．

その他，スピーチプロセッサの外部入力端子に接続して用いる補助システム（例：FM補聴システム）の購入についても基準外交付で公的補助が受けられることがある．なお，補助額は地方自治体によって異なる．

2） 聴覚障害の理解

人工内耳を希望する養育者のほとんどが，自分の子どもの聴覚障害を診断される前は聴覚障害者と接したことがなく，障害受容には時間がかかる．人工内耳機器や手術に関心が高く意欲的である養育者は多いが，必ずしも難聴を理解しているわけではない．この時点では，人工内耳手術を選択するか否かにかかわらず，養育者が子どもの発達を全人間的に捉える視点が持てるように支援する．まず，養育者自身が難聴を理解することが大切であり，擬似難聴体験は実際的でわかりやすい．

人工内耳手術前の擬似難聴体験の目的は，聴覚障害を理解するだけではなく，体験を通して人工内耳が最良の選択かどうか再考する機会の提供でもある．もし，手術前にこのような機会が設けられなかった場合は，手術後でも構わない．

手順としては，先に純音聴力検査を養育者に経験してもらう．聴力閾値，不快値，音圧と周波数の違い，聴力レベルと感覚レベルの違い，自分の子どもの聴力レベル，などの理解を促すためである．次に，耳栓をして擬似難聴体験を2～3日行う．さらに必要に応じて雑音負荷時の語音聴力検査すると補聴器や人工内耳装用でも異聴がおきることがわかる．健聴者が擬似難聴体験をしたとしても，実際の感音難聴の体験は不可能で，せいぜい軽度から中等度の伝音難聴であろう．しかし，この体験を通して，情報補償の限界，コミュニケーション不成立時の心理的孤立感や緊張感，聞こえないことによる行動や社会的活動の制限，などに関する理解が深まる．また，コミュニケーションは双方向なものであることを実感して，養育者の働きかけと子どものコミュニケーション態度や意欲との関連性について考えるきっかけになる．

3） カウンセリング

　養育者の悩みや葛藤は複雑である．①子どもの健康や安全が心配，②養育費が嵩むのではないか，③子どもとのかかわり方がわからない，④コミュニケーションがうまくとれない，⑤子どもの学力や言語力が同年齢の子どもに比べて遅れている，⑥教育方法や教育施設を選択する場合，何を基準に決めて良いのかわからない，⑦人間関係（専門家，家族・親戚，近隣者など）が不安定になる，⑧普通学校に行けるだろうか，⑨社会的に自立した成人になるだろうか，⑩将来，この子は私をうらむのではないか，などと尽きない．

　子どもの人権や人間的価値が，障害を持たない者に比べて劣るわけではないことは頭で理解できても，実生活では子どもの障害が原因で夫婦不和，家庭崩壊に波及することもある．養育者は病院や教育施設から要求されることばかりが多く，自身の精神的疲労を受容してくれる場所が少ない．子どもの健全な発達にとっては養育者の心理的安定が必須であり，相互関係の安定度がコミュニケーションに反映される．コミュニケーションが円滑になってくると，負担であった子育てが楽しみに変わってくるという養育者は多い．子どもとの関係作りが難しいと訴える養育者に対しては，音声言語にこだわらずに感情や経験の共有を目的としたコミュニケーションの大切さを体験できるようにモデルを示す．また，言語聴覚士は，親子相互のかかわりの観察，および質問紙（表3）の回答などから，養育者が人工内耳を希望する動機や期待の程度を把握し，その状況を受け止めながら，子どもへの話しかけ方，視線の保ち方，問題行動への対処のしかた，コミュニケーションの誘導のしかた，などについて実践的なアドバイスを行う．

　なお，通常学校への統合に関しては，人工内耳の装用効果の個体差が大きい，地域や学校によって支援体制が異なる，養育者の期待と本人の能力に落差がある，ことなどからアドバイスの内容は一律ではなく個々に対応するしかない．前述のように対象児のほとんどの養育者は健聴者であるためか音声言語以外のコミュニケーション手段は考えず，教育施設としては通常幼稚園・学校を選択するという場合が多い．通常学校のような集団生活に適応していくには，本人の基礎的な身辺自立や社会性，学習能力が要求されるが，難聴児は健聴児との統合によって社会性が育つといわれている[11]．子どもの能力を総合的に考慮した上で統合をすすめ，具体的な援助方法を教育，医療，養育者で連携して考える．

　子どもは，学校のクラスルームの過酷な音響環境で，自分に必要な情報を選択的に収集して理解しなければならないので，人工内耳による聴取能力が良好な程，通常学校への適応は早いと予測される．

　単一の聴覚障害で，幼児早期に人工内耳手術を受けるとか中途失聴児の場合などは，聴取能力が顕著に発達・改善することもあり，聴者同様に接して情報伝達の確認を怠ったりする．人工内耳装用で日常生活会話はとくに不自由しない子どもでも，実際には伝達内容が複雑になるほど聞き誤りも多いため，通常学校への統合にあたっては周囲の理解が必要である．

　人工内耳手術の動機が通常学校への統合という養育者もいるが，手術によって病理的に聴

表3　人工内耳を希望されるご両親へ

```
お子さんの氏名：＿＿＿＿＿＿＿＿＿＿＿＿＿＿＿＿＿　年齢：＿＿＿＿＿
記載者氏名：　　＿＿＿＿＿＿＿＿＿＿＿＿＿＿＿＿　続柄（　　　）
記載年月日：　　　　　　年　　　月　　　日
```

1. 人工内耳に関する情報は，どこで得ましたか
   （ 病院　教育機関，親戚・友人，新聞・雑誌，テレビ，その他：　　　　　）
2. 補聴器を購入したことがありますか
   （ ある，　ない　）
3. 現在，お子さんは補聴器を使っていますか
   （ 常用している，時々使っている，たまにしか使わない，全然使っていない　）
4. お子さんとの会話は，どのような手段を使っていますか：複数回答可
   （ 口話，手話，指文字，キュード・スピーチ，文字，身振り，絵，その他：　　　）
5. 現在，家庭内で，お子さんと会話は，どの程度通じていると思いますか
   （ 完全に通じる，ほとんど通じる，たまにしか通じない，全然通じない　）
6. 現在，お子さんと他者との会話は，どの程度通じていると思いますか
   （ 完全に通じる，ほとんど通じる，たまにしか通じない，全然通じない　）
7. 会話が通じない時，あなたは通常どうしていますか
   （ 手段を変えて表現する，話題を変える，あきらめる　）
8. 会話が通じない時，お子さんは，通常どうしていますか
   （ 手段を変えて表現する，話題を変える，あきらめる　）
9. 人工内耳を既に装用している子どもさんにお会いしたことがありますか
   （ ある，　ない　）
10. 人工内耳手術をすると，現在に比べて聴力はどのように変わると思いますか
    （ 完全に聞こえる，ほとんどの音が聞こえる，今より少し良い程度には聞こえる　）
11. 人工内耳だけで（読話なしで），家族との会話はどの程度通じると思いますか
    （ 完全に通じる，ほとんど通じる，たまに通じる，視覚的補助がないと通じない　）
12. 人工内耳だけで（読話なしで），他者との会話はどの程度通じると思いますか
    （ 完全に通じる，ほとんど通じる，たまに通じる，視覚的補助がないと通じない　）
13. 人工内耳によって音楽のメロディーは，どの程度わかると思いますか
    （ 完全にわかる，ほとんどわかる，たまにわかる程度，ほとんどわからない　）
14. 人工内耳手術後，通常幼稚園・学校で，先生の話はどの程度わかると思いますか
    （ 完全にわかる，ほとんどわかる，たまにわかる程度，ほとんどわからない　）
15. 人工内耳手術後の教育機関として，どちらが適切と考えますか（複数回答可）
    （ 通常幼稚園・学校，難聴通園施設　）

その他
- 期待すること（　　　　　　　　　　　　　　　　　　　　　　　　）
- 不安に思うこと（　　　　　　　　　　　　　　　　　　　　　　　）

覚神経細胞が蘇生するわけではない．聴覚情報の不足分は視覚的情報や状況判断で補充していることを忘れてはならない．通常学校・学級への統合は，最初に小人数体制の聾学校幼稚部や難聴通園施設などで専門的な指導を受けて段階的に進めるのが望ましいと考える．また，学童期の子どもについては，きこえの教室やことばの教室の有無も検討する必要がある．結論としては，通常学校に統合するかどうかよりも，自立した個の確立には聞こえの問題以前に社会性の発達が重要であることを養育者に理解してもらう．

下記に，人工内耳手術したものの，養育者の期待に反した結果になった例を示す．事例Aは先天性難聴で知的障害もあり，障害受容が困難な養育者，事例Bは，中途失聴の思春期の子どもを受容していく養育者である．

事例A

「1歳半検診で難聴の疑いがあると診断されてショックを受けたが，親戚に難聴者は居ないので何となく恥ずかしく思った．とりあえず，子どもは元気だし，2歳上の子どももいて忙しいので少し様子を見ようと思い家族には秘密にして1年以上過ぎた．ところが，3歳になっても言葉を話さないので病院で受診し，補聴器を試すことになった．ところが，子どもが補聴器装用を嫌がって泣きわめくため強要しなかった．聾学校や難聴通園施設に行くことも薦められたが，義父母の手前，通常幼稚園に入れた．別の病院を受診したところ，人工内耳手術すると通常学校に行けると言われて即座に同意した．手術後1年以上経過したけれども言葉を覚えず，就学を目前にして悩んでいる．義父母は，孫が聾学校に行っていることが親戚や隣近所に知れると恥ずかしいから通常学校に入学させるように言う．同じ時期に人工内耳手術した子どもは目に見えて進歩しているのに，私の子どもは物に名前があるかどうかさえわからない．せっかく手術したのに...家庭教師をつけた方がいいかどうか迷っている」．

　この養育者は，「耳さえ聞こえれば同年齢の他の子どもと同じように言葉を理解し，話せるようになる」と期待して人工内耳を選択したのである．理想的には，手術前にコミュニケーション指導を受けて，ある程度，二重に障害を持つ子どもとの接し方を学び，家族の協力も得られるように働きかけるべきであった．今後は，まず周囲の理解を求めながら母親の精神的自立を援助し，音声言語以外のコミュニケーション手段も駆使して親子間のかかわりを楽しめるように指導する．

事例B

「5歳8ヵ月で，突然に失聴した．聴力レベルが120dB〜130dBで補聴効果はほとんどなかった．平仮名が読めたので会話は一字一句もらさず文字で行った．また，失聴直後に難聴通園施設で指導を受け，指文字を習った．就学前に聾学校を訪問したが子どもが馴染まず，通常学校に就学手続きをした．ところが，1年間はほとんど不登校のままであった．ある日，近所の子どもの誕生パーティーへの誘いがきっかけで通学するようになった．小学校ではクラスメートが指文字を覚えてくれて，授業以外はとくに難聴が不自由だとは思っていない様子だった．成績に関してはクラスで中〜上位だったので，とくに勉強を強いたことはなかった．聴覚障害者や養育者との交流は子どもが低学年の時は難聴児を持つ親の会を介して維持していたが，上級生になると本人が嫌がるので，自然に行かなくなった．子どもが4年生の頃人工内耳のニュースがテレビで報道され，希望を見つけた感じになって私財を投じ，嫌がる子どもを説得して手術させた．最初は常時装用していたが，中学二年の頃クラスメートに発音の異常を指摘され，それ以来人工内耳は不使用で，コミュニケーションは徹底した筆談

に変わった．高校は本人の希望で通常学校に入学した．親は将来のことが気がかりで体調を崩した．ある日，「きこえない私は嫌いなのか」，と子どもに質問され，目からうろこが落ちる思いがした．将来のことを心配したらきりがないので，その時に正面からぶつかればいいかと思うことにしたら子どもをあるがままに受け入れられる気がした．その後，難聴についてもオープンに話せるようになり，自分の体調が回復しただけでなく，子どもも周囲と交流を持ち始めた．現在はE-メールやクラブ活動を通して交友範囲を広げているようで少し安心している」．

中途失聴児の養育者は，先天性難聴児とは異なる問題を抱える．感覚機能が突然に剥奪されるため，本人も家族もショックが大きく，医学的な回復を求め続けることが多い．健聴の養育者は，子どもに聴覚障害を負わせたのは自分であるという自責の念から過保護なる傾向がある．障害受容は容易なことではないが，親子間の共感体験が増えると，子どもの成長を通して養育者も障害受容していくように思われる．この受容過程においては，同障者（家族）との交流が有効であり，相互交流によって直接的・間接的に学び，心理的に安定していく．しかし，事例Bのように，養育者は同障者との交流に懸命であっても子どもがそれに応じない場合がある．思春期に親の思惑だけで行動はおこせずに本人に意志決定権を与えることが，子どもが自己責任をもって自立していく過程につながるようである．

自分自身を客観視し自己受容していく過程ではモデルとなる難聴の先輩との交流も大切であり，言語聴覚士は，出会いの場の提供も考慮する必要がある[12,13]．

4) 機器管理

人工内耳手術後の日常的な機器管理は，養育者の責任であり，それでも対応できない場合は，医療機関および製造会社で調整・修繕する．医療機関は，機器の保証期間や保証内容，および任意保険への加入などに関する情報も提供する．小児は活動が激しく，トラブルの発生率は成人に比べると高い．トラブルの内容はケーブルの断線，マイクの故障といったマイナーな場合が多い．しかし，きわめて稀ではあるが埋め込んだ電極が移動する，何らかの原因で体外部に突出する，などで再手術に至るケースもある．埋め込み部の痛み，人工内耳装用耳側の顔面神経支配筋の痙攣（額，まゆ，目尻，鼻腔部，口角部，首筋）などで，そのような症状が観察される場合は即座に医師に相談する．

2.2. 対象児の指導

1) 手術前の評価・診断

人工内耳手術を前提に来院する場合は，X線撮影，CT，MRI，血液検査などの医学的検査が多く，さらに言語能力や知的能力の評価もあるため，子どもが精神的に不安定になりやすいので，検査前にラポートを形成しておくことが大切である．

人工内耳適応および人工内耳手術前後の評価テストとして，一般的に表4に示すような検

表 4 評価用検査

聴覚	前言語期～単語期： 行動観察 単語期～2語文期： 単語，文の聴取（Closed-set） 幼児後期～学童期： 単語，文の聴取（Open-set）
発声発話	行動観察 構音検査（音声言語医学会）：模倣および自発 自由会話
言語・知能・発達	質問紙（津守式），新版 K 式，PVT，ITPA，WPPSI，WISC-R，WISCIII 読解力検査，構文検査

査が用いられていて[14]，聴覚，発声発話，および知能や発達評価を含む言語能力を評価する．ただし，前言語期の子どもの場合は標準的な検査を行うのが困難であり，補聴器から人工内耳への移行時期の判断が難しく，コミュニケーション行動の評価が重要になってくる．

補聴器の装用効果

　人工内耳の適応ガイドラインに，補聴器の有効性が低い者と表記されているが，これを厳密に定義づけることは難しい．欧米諸国では補聴機器装用で6ヵ月集中的な聴覚活用訓練をした結果，単音節の聴取明瞭度が20%～30%以下を人工内耳の適応としている．しかし，現実には標準的検査が施行不可能で，必ずしも補聴器の装用効果が数値化して判断できるわけではない．また，言語期・統語期の子ども達においては，検査素材の語彙の親密度，提示方法（肉声か録音教材）によっても結果が大きく異なってくる．対象児が低年齢である程，補聴器に慣れるにも半年から1年を要することもあって主観的評価に頼らざるを得ず，補聴器の限界を判断する基準は施設によって異なる．

コミュニケーション行動

　前言語期の子どものコミュニケーション行動評価については，田中・進藤ら[15]による乳児の聴覚発達心理検査は簡便である．さらにコミュニケーションにおける親子関係性を重視した評価法として，中村ら[16]によるコミュニケーション行動評価プロフィールがあり，親子間の相互のかかわり方や意思の疎通性を重視したもので，遊び場面の観察とかビデオ分析を行って評価する．

　近年，英語圏の多数の人工内耳施設で汎用されている聴性行動発達のスクリーニング検査として，前語彙期幼児を対象とする IT-MAIS（Infant-Toddler：Meaningful Auditory Integration Scale），言語獲得期幼児を対象にした MAIS（Meaningful Auditory Integration Scale）（表5）が，また言語産出評価用として MUSS（Meaningful Use of Speech Scale）（表6）がある[17-19]．

　これらのテストは，子どもの有意味な聴性行動について養育者に面談する質問紙法である．10項目につい何問間か設問し，各項目について5段階評価し，総合点は40点になる（0＝全く反応ない，1＝たまに反応する，2＝時々50%くらいの確立で反応する，3＝よく反応する：75%くらいの確率，4＝常に反応する）．臨床上は，総合点の変化によって，補聴器や人工内耳の装用状況および聴取行動の改善度を評価する．さらに，これらの質問応答を通して日常生

表5 MAIS (Meaningful Auditory Integration Scale) 評価項目
S. Zimmerman-Phillips, MJ Osberger, AM Robbins

(設問1については、5歳以下は1a、5歳以上は1bで評価する)
1a. 嫌がらずに補聴器・人工内耳を終日装用する
   Q. 補聴器・人工内耳を装用するのは日常のルーティーンになっていますか
   0＝全くない　1＝極たまに　2＝時々　3＝ほとんど常に　4＝常に
1b. 補聴器・人工内耳の装用を自主的に要求する
   Q. 1aと同じ
2. 補聴器・人工内耳の電池が切れたり、調子がおかしい時に報告する
   Q.1) 機器の調子が悪い時、そのことを言葉や身振りで表現しますか
   Q.2) 機器の調子が悪い時、自発的に何か表現しますか、例えば泣いたりしますか
   Q.3) 機器が正常に作動しない時、スピーチプロセッサや送信コイル（頭）を触るしぐさがみられますか
   0＝全くない　1＝極たまに　2＝時々　3＝ほとんど常に　4＝常に
3. 視覚的情報がない状況で、静かな場所であれば、自分の名前を呼ばれた時に反応する
   Q. 静かな場所で子どもの名前を呼ぶ時、どの程度、初回の呼びかけに反応しますか
   0＝全くない　1＝極たまに　2＝時々　3＝ほとんど常に　4＝常に
4. 視覚的情報がない状況で、周りがうるさい場所でも、自分の名前を呼ばれたら反応する
   Q. 背景雑音がある状況で突然背後から名前を呼ぶ時、どの程度、初回の呼びかけに反応しますか
   0＝全くない　1＝極たまに　2＝時々　3＝ほとんど常に　4＝常に
5. 家の中の生活音（インターホーンや電話のベル）に自発的に反応しますか.
   Q. 家庭での様々な音（電話、チャイム、犬、水、洗濯機、水洗トイレ、車のエンジン、クラクション、電子レンジ、雷など）に反応しますか. 促された反応ですか、それとも自発的な反応ですか
   0＝全くない　1＝極たまに　2＝時々　3＝ほとんど常に　4＝常に
6. 初めての場所で自発的に音に気付く
   Q. 外出先で何か音がした時、自発的に何の音か尋ねますか. あるいは音に気付いた様子をみせますか
   0＝全くない　1＝極たまに　2＝時々　3＝ほとんど常に　4＝常に
7. 普段の生活環境（学校や家庭）で、自発的に音に気付く
   Q. 教室内（チャイムなど）や家庭内（電話のベルなど）で、聞こえた音に反応して行動しますか
   0＝全くない　1＝極たまに　2＝時々　3＝ほとんど常に　4＝常に
8. 話者の音声の違いが自発的に識別できる（母親と父親、両親と兄弟の声など）
   Q. 聴覚だけでママの声とパパの声の違い（あるいは、家族のメンバー）がわかりますか
   0＝全くない　1＝極たまに　2＝時々　3＝ほとんど常に　4＝常に
9. 言語音と非言語音（環境音）が自発的に識別できる
   Q. 音声と環境音の違いを聞き取って、それに応じた行動をしますか
   0＝全くない　1＝極たまに　2＝時々　3＝ほとんど常に　4＝常に
10. 視覚的情報がない状況で、声のトーン（怒り、構文、不安など）を理解できる
    Q. 顔をみないで話者の感情を判断することができますか.
    0＝全くない　1＝極たまに　2＝時々　3＝ほとんど常に　4＝常に

総合点：　　/40

表6 MUSS (Meaningful Use of Speech Scale) 発話行動評価
(Robbins AM, and Osberger MJ, 1990)

1. 注意を喚起する場合の発声
   Q：お子さんが隣の部屋からあなたの注意を喚起する時，下記の手段を何パーセントくらいの割合で使いますか
   a. 身振り，床をドンドン踏み鳴らす，手招き　　（　　　%）
   b. 身振りと一緒に声を出して呼ぶ　　　　　　　（　　　%）
   c. 声だけで呼ぶ　　　　　　　　　　　　　　　（　　　%）

2. 家庭内のコミュニケーションにおける発話
   Q：お子さんが家で話す時，どの程度，音声を使っていますか（手指と併用でも構わない）
   0＝全く使わない　1＝たまに（50%以下）　2＝時々（50%以上）　3＝ほとんど常に（約75%）　4＝必要状況下で常に

3. 意味内容を伴った発声の変化
   Q：お子さんが自発的に話す時（自分の体験や好きな絵本について），話の内容に応じて，文の長さ，声の大きさや高さの調整をしていますか
   0＝調整しない　1＝たまに（大きさか，長さのどちらかを調整）　2＝時々（大きさも長さも，5割以上）
   3＝ほとんど常に（約75%）　4＝常に（健聴児と同様に，文脈や内容に応じて調整）

4. 家族や友達と話題を共有している場合，どの程度自発的に音声でコミュニケーションしますか
   （例：クリスマスや誕生日のプレゼント，自分の体験の再生，好きな物語などについて話す時）
   0＝促された時だけ　1＝たまに（5割以下）　2＝時々（5割以上）　3＝ほとんど常に（約75%）
   4＝常に音声で自発的に話す

5. 家族や友達との会話で，聞き手に話題が不明な状況でも自発的に音声でコミュニケーションしますか
   （例：学校で起きた事象や体験の説明．ただし，子どもが身振りや絵で伝達しようとしている場合は減点する）
   0＝促された時だけ　1＝たまに（5割以下）　2＝時々（5割以上）　3＝ほとんど常に（約75%）
   4＝常に音声で自発的に話す

6. お子さんを見慣れた健聴者に話しかけられた時，お子さんも音声で応答する
   （例：地域の行事で，見慣れた健聴者から「こんにちは」，「元気ですか」，「さようなら」と挨拶された時，音声で応答する）
   0＝促された時だけ　1＝たまに（5割以下）　2＝時々（5割以上）　3＝ほとんど常に（約75%）
   4＝常に音声で応答

7. 見慣れない健聴者に対しても，お子さんが必要を感じた時は自発的に音声で話しかける
   0＝促された時だけ　1＝たまに（5割以下）　2＝時々（5割以上）　3＝ほとんど常に（約75%）
   4＝常に自発的に話しかける

8. お子さんとはじめて出会った健聴者が，お子さんの話をどの程度理解できたと考えますか
   （例：子どもがデパートで迷って警備員に話しかけた時，警備員はお子さんの話をどの程度理解できるか）
   0＝理解されない　1＝たまに（部分的な単語のみ）　2＝時々（身振りや絵・文字と一緒）　3＝ほとんどわかる（たまにわかあらない単語がある程度）　4＝特に問題なく理解できる

9. 慣れた人との会話で話が通じない時，お子さんはコミュニケーション修復のために，どのような手段を使っていますか
   a. 身振りや手話・指文字で修復する　　　　　　（　　　%）
   b. 身振りや手話・指文字と音声を併用する　　　（　　　%）
   c. 音声のみで修復する　　　　　　　　　　　　（　　　%）
   Q：コミュニケーション修復が必要な時，音声のみで再挑戦しますか，それとも即時に視覚的手段（身振りや手話・指文字）に変えていますか．また，理解されなかった単語や文について，音声で別の表現する，用語の説明をする，などのコミュニケーション方略を使っていますか
   0＝促された時だけ　1＝たまに（5割以下：理解されなかった部分を繰り返す，強調するのみ）　2＝時々（表現を変えて説明し，約50%程度は理解されるまで努力する）　3＝ほとんどわかる（75%程度，理解されるまで努力する）　4＝音声表現だけで修復できる

10. 初めての人との会話で話が通じない時，コミュニケーション修復のためにどのような手段を使いますか
    a. 身振りや手話・指文字で修復する　　　　　　（　　　%）
    b. 身振りや手話・指文字と音声を併用する　　　（　　　%）
    c. 音声のみで修復する　　　　　　　　　　　　（　　　%）
    Q：コミュニケーション修復が必要な時，音声のみで再挑戦しますか，それとも即時に視覚的手段（身振りや手話・指文字）に変えていますか．また，理解されなかった単語や文について，音声で別の表現する，用語の説明をする，などのコミュニケーション方略を使っていますか
    0＝促された時だけ　1＝たまに（5割以下：理解されなかった部分を繰り返す，強調するのみ）　2＝時々（表現を変えて説明し，約50%程度は理解されるまで努力する）　3＝ほとんどわかる（75%程度，理解されるまで努力する）　4＝音声表現だけで修復できる

総合点：　　/40点

活のコミュニケーション状況が推測できるため，養育者のカウンセリング資料としても有用である．簡便な質問法テストであるが，信頼性を保つために養育者自身に記入してもらうのではなく，AudiologistやSpeech-Language Pathologistが，子どもの聴覚的受容や言語産出状況について婉曲表現を用いて養育者の反応を聞き出し，内容の一貫性を判断して採点する．

2） マッピングの準備

人工内耳手術日が設定される前に，言語聴覚士が対象者や養育者と接触し，聴覚活用状況，コミュニケーション行動，言語能力，知的能力，社会的成熟度，親子関係などを把握しておくのが望ましい．手術の適応が決まれば，感覚刺激の有無や，大小の概念について視覚的・触覚的方法を用いて指導し，音入れ（手術後に電気的刺激を与えて音反応を引き出す最初の作業）に備える．学校や療育施設でプレイオージオメトリーやCORの経験が豊かな対象児であれば，手術後のマッピングは容易である．さらに，数の概念（1～5くらい指折りできる程度）が確立されていると，電気的な刺激に対応した閾値の同定（Counting Threshold）が可能になり，正確なT-levelの測定に役立つ．しかし，発達年齢が低い場合は，上記のような概念を学習する以前に手術に至ることもある．その時は人工内耳手術後に電気的な刺激音を活用して，音の存在の有無や大小概念を学習していく．

3） 心理的援助

手術前後は，言語的諸検査，入院，医学的検査，注射など，子どもにとって不測なできごとが続くため神経症状（夜泣き，円形脱毛症，退行現象など）が現れる場合があり，これらを回避するための心配りが必要がある．

1. 手術前に人工内耳装用している同年齢の子どもに会う機会を設ける．
2. 手術前や音入れ前に他の人工内耳装用児のマッピングを見学させる．
3. 手術後に装用する装置の類似品を音入れ1～2週間前からダミーのスピーチプロセッサやヘッドセットを仮装用して装置に慣れさせる．
4. 人工内耳をめぐる一連の事象を描いた「ぬりえ」（図2）を用いて，自分の身上におきることを予測できるように話しをする．これらのぬりえ本や人形は各会社独自に用意しているので，使用する製品や施設の特性，子どもの理解力や性格にあわせて，話し方をアレンジして用いるとよい．
5. 対象児の音入れ時に，既装用児に同席してもらう．

4） 機器調整

電極の挿入状態と作動性の確認

医療における人工内耳（リ）ハビリテーションではマッピング（スピーチプロセッサを作動させるプログラムの作成）が大きな位置を占める．人工内耳手術後の電極に関する確認事項は，①蝸牛に埋め込んだ電極の挿入状況，②電極の作動性である．電極の挿入状況は単純X

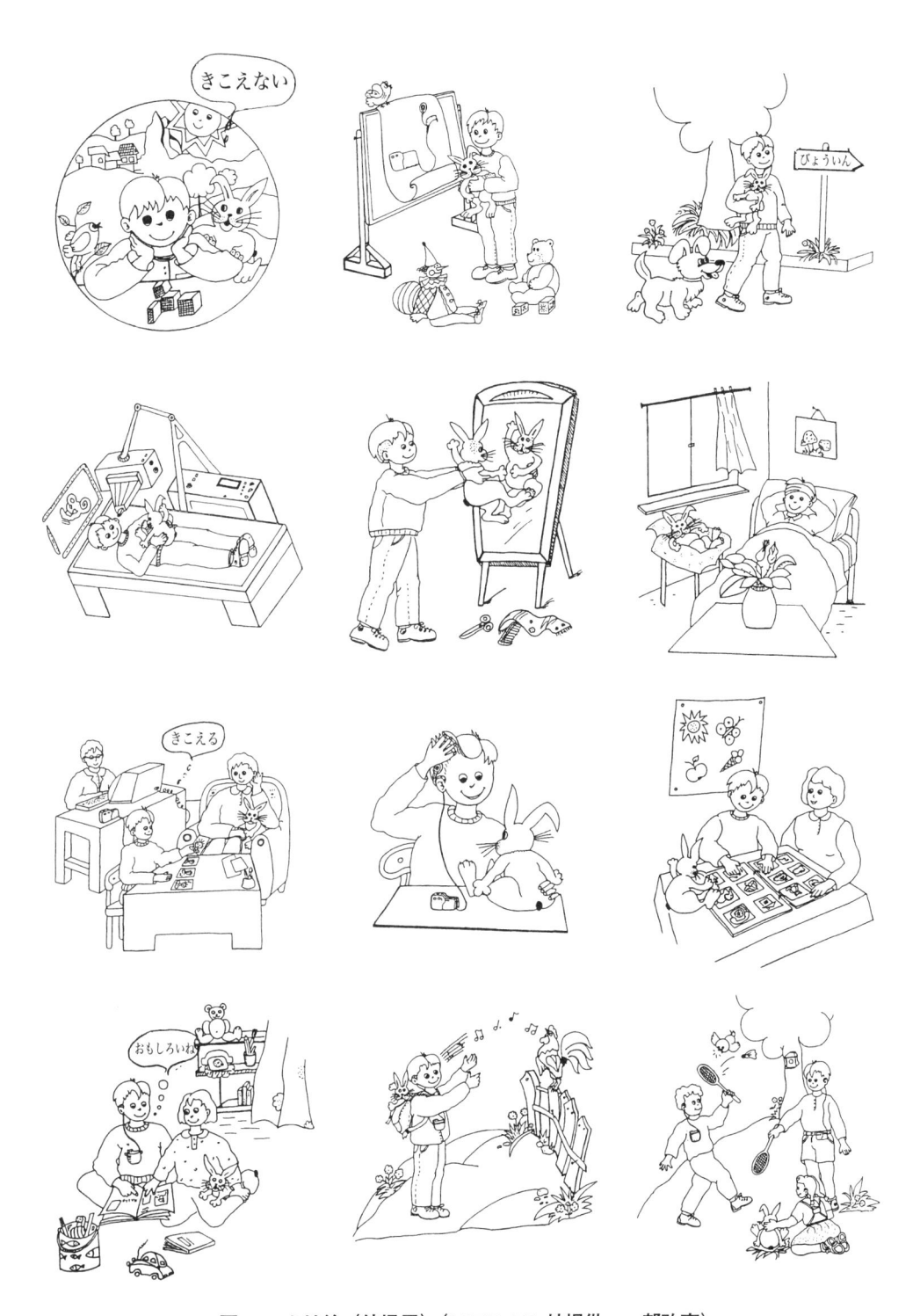

図 2 ぬり絵（幼児用）（MED-EL 社提供，一部改変）

線撮影で確認できる．また，作動性に関しては最近の人工内耳システムはテレメトリ機能がついており，X線画像で得られなかった電極の機能性に関して情報を得ることが可能になった．テレメトリーの種類は，インピーダンステレメトリ，電圧追従性テレメトリ，聴神経活動電位テレメトリ（Neural Response Telemetry）とあり，検査は簡単で無侵襲である．インピーダンステレメトリは，電極のインピーダンスを測定するもので，数秒で電極のショートやオープンの有無を確認ことができる．その結果は図表でPC画面上に表示されるため，不適切な電極はマッピング前に非作動にすることができて安全である．電圧追従性テレメトリは，蝸牛神経への刺激がインプラントの電圧追従性の限界に到達していないかどうかを調べるもので，マップ（プログラム）の適切性を確認することができる．また，聴神経活動電位テレメトリ（NRT）は，聴神経の活動電位を他覚的に測定するもので，神経活動に必要な電気刺激値に関する情報を得ることができる．この検査は手術室でも施行可能であり，マッピングに必要な刺激電流量の予測がつき，COR施行が困難な幼児に有用であるといわれている．しかし，NRT検査の結果と手術後に測定する心理物理的反応間での明確な相関は，いまだ報告されていない．一応NRTの閾値はT-level（最小可聴値）とC-level（最大快適値）の中間に位置するというのが現時点の見解であるが，電極によっては再現性に乏しいのでデータの蓄積が必要である[20,21]．

マッピング

人工内耳手術後，最初に電気的に聴覚刺激して心理物理的検査を行い，対象者の反応を測定する作業を便宜的に「音入れ」と呼んでいて，測定結果は数値表示される．マッピングを行うにあたっては，まず音声コード化法を選択する．また，対象児に適切な電気的パラメータ（刺激速度，パルス幅，刺激頻度，刺激回数など）を設定する．コード化法を含む電気的パラメータは人工内耳システムによって異なるので，理論的根拠を理解し，操作手順を事前に習熟しておく．

電気的刺激レベルの予測目的に，NRTのような他覚的検査結果を参考にすることもあるが，遊戯聴力検査ができるような年齢になれば，自覚的検査で（図3）電気刺激量を調整しながら音に対する反応を確認するのが安全だと考える．音入れ後は必要に応じて機器の調整を行い，なるべく早期に安定したマップを作成して聴覚活用の訓練が始められるようにする．マップによって音の入力情報が異なるのでマッピングは大切な作業ではあるが，電気的刺激に対する反応は体調によっても，服用している薬物によっても変動することがある．マップに関してとくに神経質になることもないが，マップを変更すると音圧や音質が変化して慣れるのに時間がかかる人も多いため，言語音帯域の音情報の入力が確認できれば，頻繁に変える必要はないと考える[22]．

マッピング後の入力音の確認

簡便に入力音を確認する方法としては，Ling 5音[23]/a, i, u, s, sh/（/m/音を加えてLing 6音）が有用である（図4）．自然な声の大きさで，対象児から約1m離れた位置で各音に反応（なるべく復唱）するようであれば，言語音帯域の音圧は入力されていると考えてよい．また，

よくきいてね

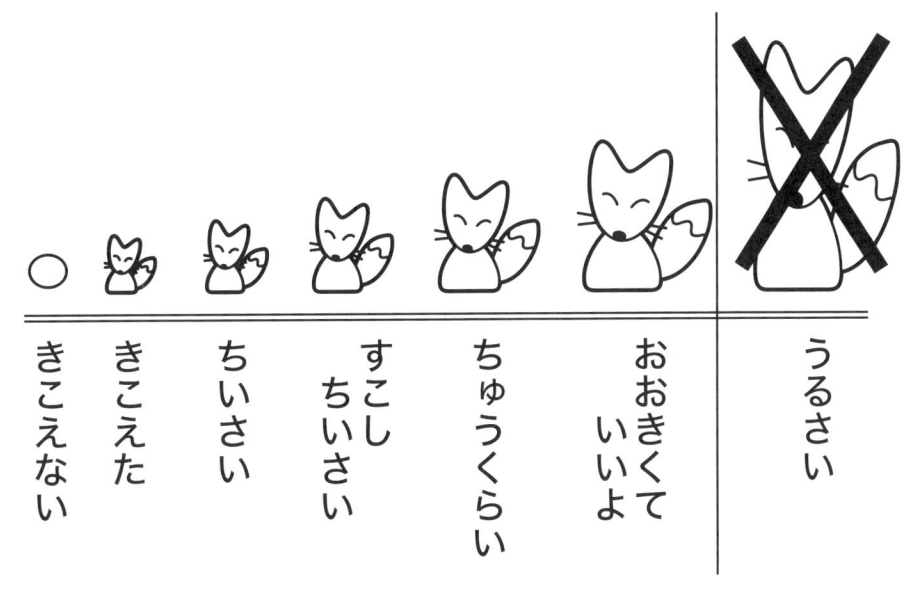

図3 音の大きさの段階図例（被検者提示用）

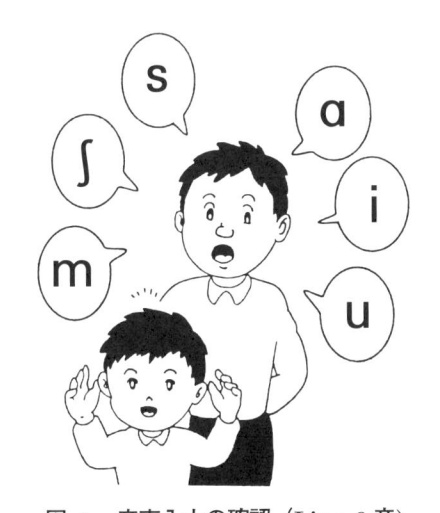

図4 音声入力の確認（Ling 6 音）

客観的な目安として，音場で装用閾値を測定することもある．人工内耳ではマッピングが不適切でない限り，約40dB（SPL）前後の音が全周波数域で入力される（図5）．つまり，言語音の聴き取りに必要な音の入力は保障されることになる[24]．ただし，人工内耳で測定する音場閾値は，マイクロホンの感度とスピーチプロセッサの感度設定によって約30dB程の変動があるので，装用閾値に神経質になることはない．因みに湿度の高い日本の夏季は，マイクロホントラブルが多く聞こえの変動があるので，予備を用意しておく．

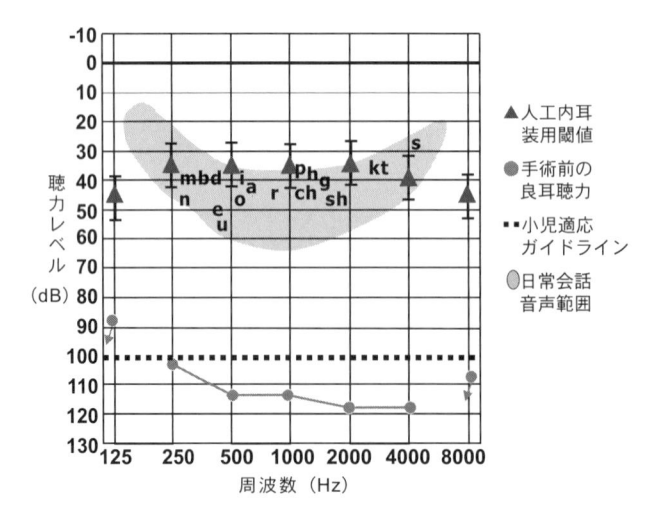

図5　人工内耳による装用閾値例（N = 24）

トラブルシューティング

　人工内耳にともなうトラブルとしては，医学的な問題と機器に関する問題がある．前者については，医師が対応する（参考：人工内耳における種々の問題とその対処[25]）．ただし，医学的な問題が生じる場合でも，養育者は手術後に接点の多い言語聴覚士に相談されることが多いので，手術にともなう医学的なトラブルの内容を把握し，必要に応じて迅速に医師に相談する．

5）聴覚活用指導

指導目標

　人工内耳児の（リ）ハビリテーションの長期目標は，聴覚活用によって音声言語を獲得し，コミュニケーション能力を高めて社会的に自立することである．これは，手術の有無や長期の医学的フォローアップを除けば，従来の聴覚活用を重視した高度難聴児教育と同じであり，単に補聴手段が補聴器から人工内耳にかわるだけである．

指導態度

　言語聴覚士が対象児と接する時の留意事項は下記のとおりである．
- 相互の信頼関係を育て保つ．
- 子どもを受け入れる姿勢を示し，否定的にならない．
- 子どもがメッセージを送信している瞬間を見逃さず，子どもの働きかけやことばに興味を示す．
- 達成目標を計画的に立案し，具体的な活動を考える．
- 子どもに活動の主導権を与えながら，かつ訓練目標を達成するように手本を示して，傾聴態度を強化する．

- 子どもの言語レベルやコミュニケーション手段にあわせて表現し，目標とする言語行動を強化して般化させる．
- 子どもの興味や能力を考慮して適切な教材を用意する．
- 活動の最後に子どもが達成感をもてるように活動内容や学習の難易度を考慮する．
- 子どもが自己主張する姿勢を認め，考えを言語化できるように強化する．

聴覚スキル

聴覚活用については，日本における聴覚障害児の聴覚活用を積極的に行った先達の実践研究[25)]が多いので本稿では詳細は割愛するが，律的側面と音韻的側面を強化しながら，音のイメージを音の検知，弁別，識別，理解のスキルを段階的に確立していく．

音の検知 音の存在を意識し，音が入力された状態とない状態の違いが判るように指導する．マップが適切であれば，ほとんどの人工内耳装用児は，最初の刺激時に音の存在に気づく．当初はびっくりして泣くことも多いが，これはおおむね，音情報の入力の多さに反応した結果によるものであり，電気的刺激の強さによる不快感とは判別しなければならない．音の存在がわかると音源の探索や定位を自然に始める．仮に音に反応しないようであれば，機器の作動性を確認し，次にマップを再調整する．

音の弁別 音の検知ができることが確認できれば，ピッチ情報や時間情報の活用して，超文節的な要素についてオノマトペを利用して音の長短，ピッチの変化などをやや強調すると，音への興味がでてきて音を意識し，模倣するようになる．

音の識別 入力された音声を言語として理解するには，音の韻律的要素と音韻的要素を識別し，さらに語彙や統語の知識，記憶，知能などの能力の統合が要求される．音声模倣の段階までは急速に発達するが，識別の段階になると時間がかかる子どもがいる．意味的理解ができて音声刺激を模倣することができる段階になれば，自発的に自分の声をモニターしながら，構音や統語の誤りを自己修正していく．つまり，聴覚活用によって発声発話機能も言語理解の獲得も相乗効果で促進される．この自己修正が繰り返されることで，音のイメージ（聴覚像）が形成されていくのではないかと思われる．

音の理解 音声語音が理解できるのは，聴覚機構の末梢から入力されて音響信号が，聴覚中枢で音韻，語彙，意味，統語的側面が統合されるからである．そのためには聴覚的記銘力を高めるように指導する．

活動・課題の提示法

言語音の理解は刺激の提示方法よって了解度が異なってくる．そこで，言語聴覚士は，下記のような聴き取りに影響する要因の難易度を調整しながら課題の提示や活動内容を変えて聴覚スキルを高めていく．

1. 音響的手がかり：音声の長短，強弱の強調の有無
2. 意味的手がかり：文の有意味性の理解と活用
3. 統語構造の複雑性：発達段階に応じた文法処理
4. 聴覚的記銘：聴覚的に記憶できる範囲の文の長さ

5. 選択肢の有無：目標語の同定範囲の限定性
6. 視覚的補助手段（読話・手話・指文字など）の有無
7. 音響環境（S/N 比）：背景雑音の有無や話者人数
8. 話者の話す速度や明瞭性

聴取評価

　人工内耳の装用効果は，前述のように聴覚，発声発話，言語，知能，発達の諸側面から評価し，訓練・指導に還元していく．日本には，幼児用の単語・文の聴取評価を行う標準テストは存在しないため，それぞれの施設で独自に試作して用いているのが現状である

　就学前後の子どもであれば，①環境音の認知，②パターン弁別，③2 音節単語や 3 音節単語，④日常慣用句や文の評価を使用する．しかしながら前言語期や単語期の幼児の評価は難しいので，先述の IT-MAIS や MAIS のような聴性コミュニケーション行動の評価を行って発達速度を評価しているのが現状で，標準的なテストの開発が望まれる．

2.3. 人工内耳装用にともなう効果と限界

1） 人工内耳装用効果の予測要因

　人工内耳装用効果に及ぼす要因に関する報告は多様であり（表 7），①蝸牛神経核の残存，②原因疾患，③残存聴力，補聴器装用・活用，④重複障害（認知，運動機能）の有無，⑤教育方法，⑥手術後の訓練の有無・内容，⑦人工内耳装用期間，⑧人工内耳と補聴器との併用，⑨機器の変遷（音声コード化法の改良），⑩手術時期，などがあげられる．

　生体の蝸牛神経の残存量を定量的に測定する方法は現在のところは未確立である．近年は，残存聴力はあるが補聴効果が少ない人に対しても積極的に人工内耳手術が行われており，とくに高周波数に残存聴力が認められる場合は，手術後の聴取改善が高いと報告されている[26]．原因疾患に関しては，特定の疾患による有意差はないが，サイトメガロウイルス感染による難聴児は予後が悪いとの報告がある[27]．また重複障害の子どもで，運動機能や認知機能が低い子どもは装用効果が現れるのが遅いことも報告されている[27-29]．しかしながら，前述のように装用年数を重ねる毎に単一の聴覚障害児に追いつくようである（図 6）．

　教育法に関しては，人工内耳適応の低年齢化で，2 歳前後に手術して Auditory/Verbal Method か Auditory/Oral Method で徹底した聴覚活用訓練すると，言語獲得の速度が早く，発話明瞭度も健聴児とほぼ変わらないという報告が多い[27-29]．人工内耳が小児に適応された 1980 年代後半は世界的にトータルコミュニケーションへと流れつつある時期であり，聴覚活用重視型の教育法を疑問視する者も少なくなかった．しかし，人工内耳装用児の音声言語獲得の成果によって，近年は Auditory Verbal Method が再評価されてきている．

　以上のように人工内耳効果を予測する要因として諸々あげられているが，特定の要因に絞ることは難しく，結論としては，従来の難聴児〔障害児〕教育で言われてきた，「早期発見，早期介入，早期指導」の原点に尽きるようである．

第5章 人工内耳装用児の（リ）ハビリテーション 213

表7 人工内耳装用効果の予測要因（諸外国の先行研究より）

1. 内耳の病理的要因
   - 蝸牛神経核の残存：残存量が多い方がよい
   - 原因疾患：疾患による顕著な差は認められない
2. 個体要因
   - 残存聴力，補聴器装用・活用：残存聴力，特に高周波数で残っている程，結果は良い
   - 重複障害（認知，運動機能）の有無：認知機能の遅れがあると聴覚的な発達も遅い
3. 環境要因
   - 教育方法：音声言語の発達には Auditory Verbal 法がよいが，言語能力の獲得に関しては，言語モダリティーによる差異は認められない
   - 手術後の訓練の有無・内容：手術後早期に，聴覚を活用する訓練を集中的に受ける方がよい
   - 人工内耳装用期間：装用期間が1〜2年の短期に比べ，数年経過している子どもの方が聞き取りはよい傾向にある
   - 人工内耳と補聴器との併用：人工内耳と補聴器の併用すると，雑音下でのききとりが向上する
   - 機器の変遷（音声コード化法の改良）：一般的に人工内耳の音声コード化法の改良にともなって，聴取能力が改善する．たとえば，Nucleus22 システムの Speak 法と Nucleus24 システムの ACE 法を比べると，後者使用の方が聴取能力が高い傾向にある
4. その他
   - 手術時期：先天性難聴児に関しては，一般的には2歳前後に手術する方が結果は良好であると言えるが，5〜6歳前後hに手術しても良好なことも多い．結果の善し悪しは，手術後の教育と養育者の協力によってきまる

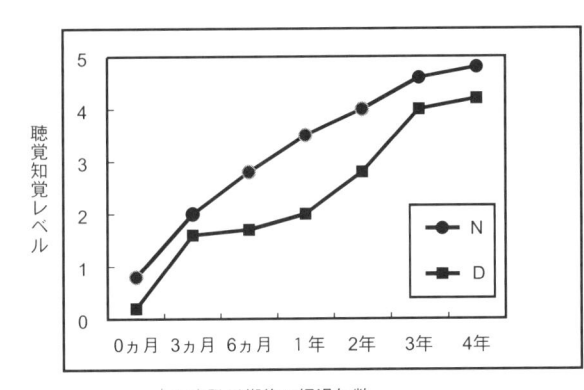

聴覚知覚レベル
1：音の検出 2：韻律パターン弁別 3：母音の単語弁別（Closed-set）
4：子音弁別（Closed-set）5：Open-setの単語・文の知覚

図6 認知能力の発達の差による聴取（Pyman, 2000[29])を一部改変）

発声発話の改善

　人工内耳による聴覚的補償の有効性に関しては前述の通りで言語の受容・産生の改善や心理的側面があげられるが，発話明瞭度も人工内耳による聴覚活用の指標となる[30,31]．

　発話が明瞭であるためには言語学的情報（音韻的要素，韻律的要素）や，個人の声質を示す非言語学的情報が関与してくる．口腔器官が正常であって円滑な口腔運動ができれば構音は正しく獲得される．また多様な言語を特徴づけるにはアクセントやイントネーションの韻律的要素がかかわってくる．

　人工内耳装用では，マップが適切であれば全周波数域で40dB前後の閾値が得られるため，聴覚的フィードバックを意識化させることが無理なくでき，子どもが自分の構音を自己修正しながら音韻体系を学習していく．とくに，高周波数の特性を持った子音（摩擦音や無声破裂音）の構音改善が顕著に認められるのが人工内耳の特徴である．韻律的側面の学習も促進され，イントネーション，アクセント，プロミネンスなどが明確になってくる．また，基本周波数の変動幅が拡がることでプロソディーも改善し，高度難聴児特有のモノトーンな発話が軽減する．たとえば図7は，良耳閾値が120dBの先天性高度難聴児で5歳時に手術した人工内耳装用児の自発話における基本周波数の変動幅の拡大化を示したものである．このように音韻的側面，韻律的側面の改善で発話明瞭度が高くなり音声言語によるコミュニケーションが安定してくる．

音楽の聴き取り

　音楽の聴き取り，とくに旋律の判断は，現段階の人工内耳システムではきわめて困難で，楽器音の弁別も難しい（表8，図8）．それは，スピーチプロセッサが文字通り音声信号のコード化法を目的とした構造になっており，メロディーのようにピッチの変化速度が早い情報を処理するのは難しい．図9はNucleus22システムのSpeakコード化法による電極図で，日本唱歌の「春が来た」の最初の4小節の旋律をさまざまな楽器で演奏した場合，同旋律を/m/でハミングした場合，アカペラ歌唱（無伴奏）で「春が来た，春が来た，どこに来た」と歌詞をつけた場合の電極の反応を示すものである．これらの実験結果から，旋律の模唱は不正確であっても，音の断続や長短の弁別は比較的入力情報が安定しているので，リズム遊びや特定の楽器の習得は可能であることが示唆される．実際に，人工内耳装用児のなかにはピアノの弾き方を学習して成果をあげている子どもも多い．バイオリンや三味線のようなフラットのない弦楽器よりも，リズムが楽しめる打楽器，または，視覚的に音階が捉えられるピアノやマリンバなどが学習しやすい．

　リズム遊びは言語，運動，情緒的発達の側面からも重要であり，人工内耳の言語訓練のなかでも大いに取り入れたい．

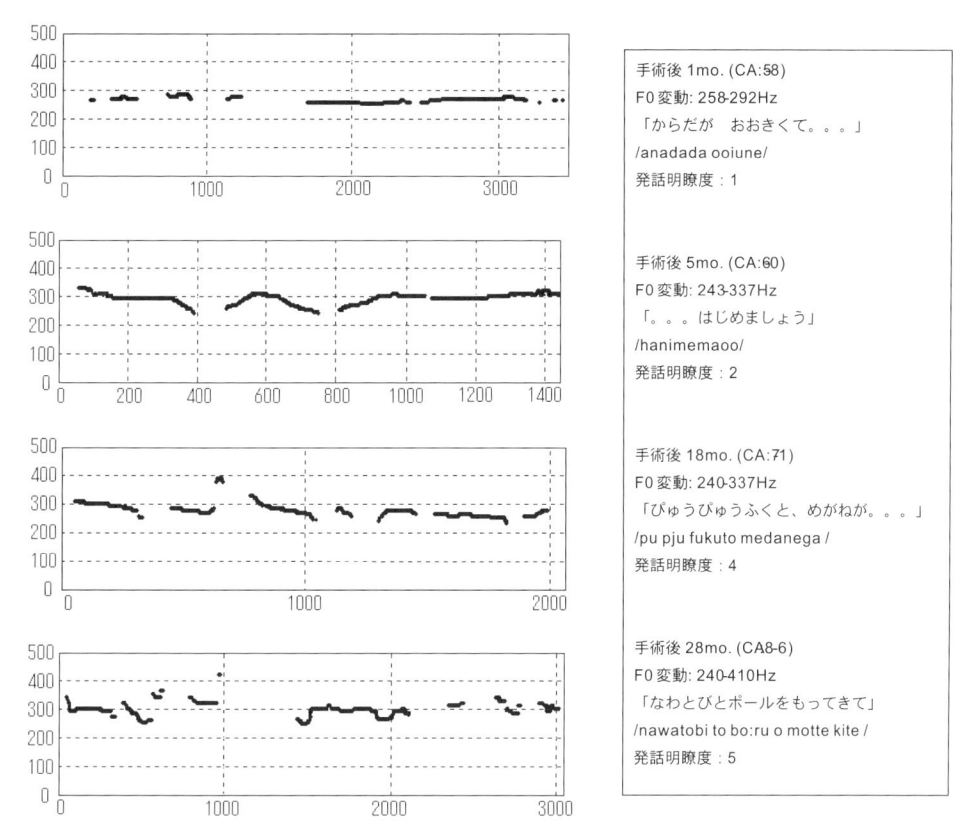

手術後 1mo. (CA:58)
F0 変動: 258-292Hz
「からだが おおきくて。。。」
/anadada ooiune/
発話明瞭度：1

手術後 5mo. (CA:60)
F0 変動: 243-337Hz
「。。。はじめましょう」
/hanimemaoo/
発話明瞭度：2

手術後 18mo. (CA:71)
F0 変動: 240-337Hz
「ぴゅうぴゅうふくと、めがねが。。。」
/pu pju fukuto medanega /
発話明瞭度：4

手術後 28mo. (CA8-6)
F0 変動: 240-410Hz
「なわとびとボールをもってきて」
/nawatobi to bo:ru o motte kite /
発話明瞭度：5

図7 人工内耳使用による基本周波数の変化例[32]

表8 楽器音の異聴例（異聴マトリックス：正答率）N＝16[32]

刺激＼反応	ピアノ	木琴	バイオリン	ギター	クラリネット	トランペット	ハミング	ハンドベル	ドラム	ハーモニカ	尺八	三味線	無反応
ピアノ	69	3		3	3		3		9			6	3
木琴		50		3			3		9			22	13
バイオリン	3	3	22		9	3	9			28	13	3	6
ギター	34	6	6	22		3		3	9			9	6
クラリネット	3			3	22	16	19		19	9			9
トランペット		3	6	3	9	34	6	3	19	3	3		9
ハミング			22		25	9	3			13	25		3
ハンドベル			9	16		6	3	44	9	3	3		6

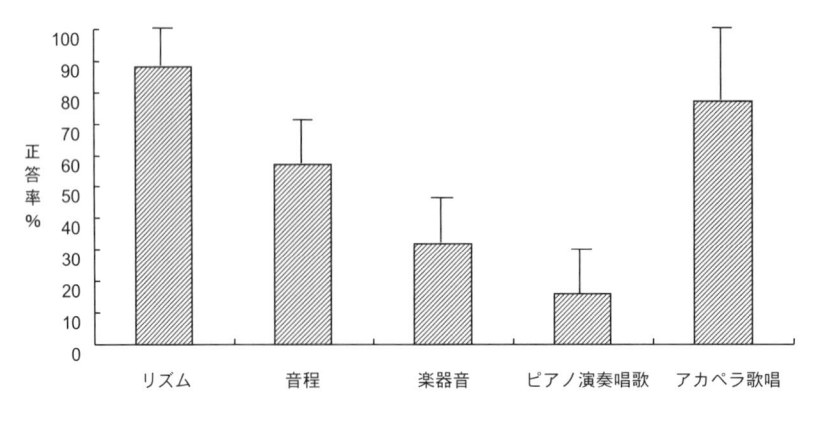

図8 音楽的要素の識別（N＝16）[32]

2.4. 環境整備

1） FMシステムの使用

　現段階でのスピーチプロセッサの弱点のひとつに雑音下での聴取の劣化があげられ，子どもが通常学校で教科学習する場合は，S/N比を改善して安定した音声情報を提供する必要がある．そのひとつの方法として，FM補聴システムの使用があり，これを，スピーチプロセッサに接続して用いることで，うるさい教室内外であっても，発話者の音声を静寂下で聴取できる状態になる．

2） 補聴器と人工内耳の併用

　高度難聴児の人工内耳による装用効果と補聴器装用効果を比較した報告は数多い．現段階における人工内耳装用効果は，ほぼ80dBHL程度の難聴児の聴取能力に匹敵するというのが一般的な見解である．

　また，近年は純音聴力レベルが90dBHLでも人工内耳手術が適応になっているので，非手術時に補聴器を装用し，人工内耳と併用する人が増えてきた．補聴器と人工内耳の併用効果に関して，Armstrongら[33]は，静寂時での聴取率では人工内耳のみの使用者と人工内耳・補聴器併用の使用者間では有意差はみられないが，雑音負荷時では文の聴き取りにおいて併用効果が有意に高かったことを報告している（図10）．さらに，両耳装用に関しては，欧州を中心に両側に人工内耳を埋めこむ例も増えてきている．しかし，その意義に関しては聴覚機能の改善という側面だけで論議するのではなく，長期使用によるトラブル発生の可能性を考慮する必要がある．トラブルの発生率は統計的には1％前後だと製造会社は報告しているが，人工内耳が臨床応用されてから約20年しか経過していない．3/4世紀以上は生きるであろう子どもたちに対しては，両耳埋めこみは慎重に検討される必要があろう．

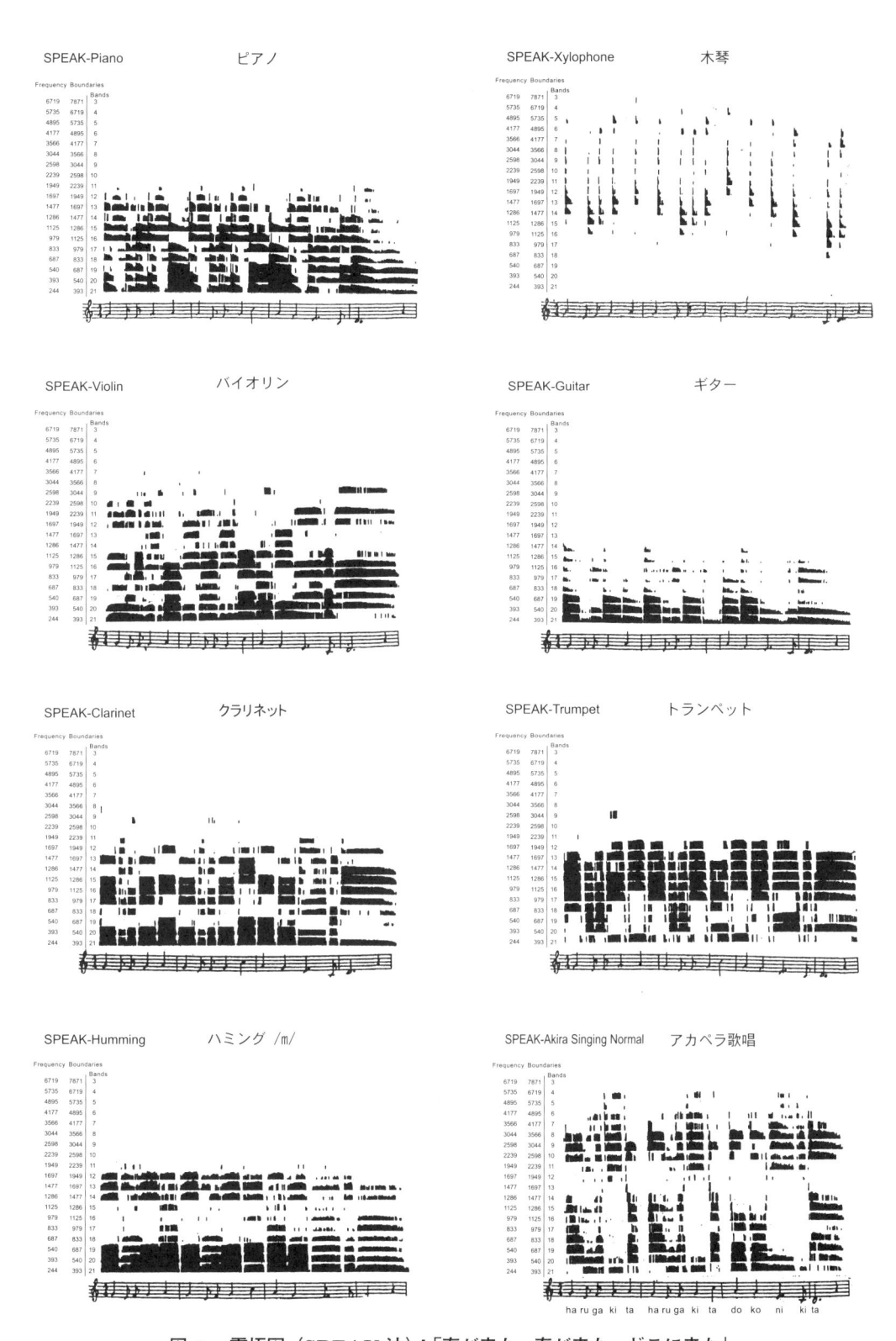

第5章 人工内耳装用児の（リ）ハビリテーション　217

図9　電極図（SPEAK法）：「春が来た、春が来た、どこに来た」

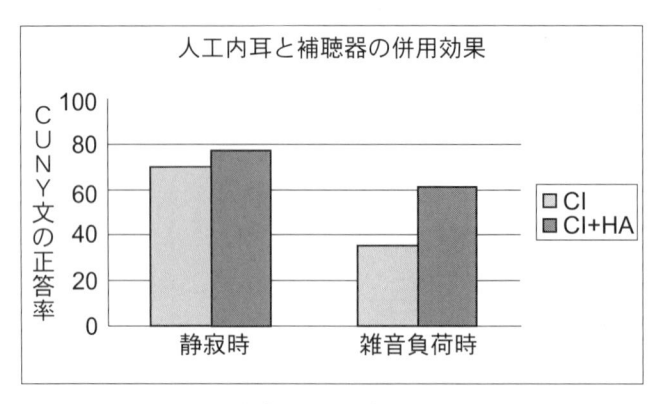

図10 補聴器と人工内耳の併用効果

3) 教育と医療の連携

　（リ）ハビリテーション体制については，小児人工内耳をとりまく環境の変遷に応じて医療中心の（リ）ハビリテーションから社会や教育を含む地域（リ）ハビリテーションへと多様化していくのは当然のことと言える．子どもにとっては家庭や学校が生活の場であり，医療のなかでのサービスは限られている．米国では手術にともなう医療費は個人保険で支払われ，保険内容によって手術後の（リ）ハビリテーションの回数があらかじめ契約されている．そのためか，医療機関での（リ）ハビリテーションは医学的措置や機器の維持管理および評価・診断が中心で，日常の聴取・言語訓練や機器管理は，子どもが在籍している教育機関のSLP（Speech-Language Pathologist）と Audiologist が，教科指導は教師が担う．さらに医療機関と教育機関の調整は教育コーディネーターという職種の人が配属されている．地域（リ）ハビリテーションが浸透しているのイギリスでは，手術後のケアは子どもの所属する教育機関で行うのが一般的で，教師や SLP は必要に応じて家庭の訪問サービスも行っている．

　アジア諸国をはじめ数百万円相当の金額を個人負担して人工内耳手術する国が多い中で，日本では国民医療保険や高額医療制度が適応され，（リ）ハビリテーションもほぼ無制限に受けられて経済的には諸外国より恵まれた状況にある．しかし，人的な資源や専門家間の連携，（リ）ハビリテーションの在り方については決して誇れないのが日本の現状である．国によって聴覚障害を持つ者に対する医療保険制度，社会的補償，教育制度，などの背景が異なるため，医療と教育の連携について欧米諸国の方法をそのまま導入することはできない．これから日本独自の方法，さらに地域にあった方法を模索していかなければならず，そのための法的整備や経費の捻出方法など，課題は多い．

3. おわりに

　人工内耳の出現によって聴覚障害児教育も改革を迫られているように思われる．コミュニケーション手段の多様性が認められ，手話の導入を早期に行って言語を確立するという選択があってもよく，同様に，人工内耳で音声によるコミュニケーション手段を習得するという選択肢があってもよい．幼児の人工内耳手術をめぐって，ろう文化を提唱する人たちから反論があるようである．また，逆に人工内耳を選択する人のなかにはろう文化を否定する者もいるようである．どちらを選択しても共存していける社会を構築する努力を聴者も怠らないことが，結果的には双方の人権を認め合って生活することになると考える．

引用文献

[1] The ASHA leader 5: 5, March 14, 2000.
[2] Luxford B: House Ear Clinic, Los Angeles, Paper presented at 5th European Symposium on Paediatric Cochlear Implantation at Antwarp: June, 2000.
[3] Lesinki A, Hartrampf R, Dahm M, et al: Cochlear implantation in a population of Multi-handicapped children. *Ann. Otorhinolaryngolo* 104-2（supp 166）: 332–4, 1995.
[4] Issacson J, Hasenstab S, Wohl D, et al: Learning disability in children with postmeningitic cochalar implants. *Arch Otolaryngol Head Neck Surgery* 122: 929–936, 1996.
[5] Waltzman S, Scalchunes V, Cohn N: Performance of Multiply Handicapped Children Using Cochlear implants. *The American Journal of Otology* 21: 329–335, 2000.
[6] Chute P, Popp AL, Nevins ME, and Parisier SC: Auditory Perceptual Abilities in a Child with a Nucleus and a Clarion Cochlear Implant. *The American Journal of Otology* 18: S142–143, 1997.
[7] Kiefer J, Muller J, Pfennigdorff T, et al: Speech Understanding in Quiet and in Noise with the CIS Speech Coding Strategy (Med-El Combi-40) Compared to the Multipeak and Spectral Peak Strategies（Nucleus）. *ORL* 58: 127–135, 1996.
[8] Young NM, Grohne KM, Carrsco VN, Brown C: Speech Perception of Young Children Using Nucelus 22-channnel or Clarion Cochlear Implants. *Ann. Otol Rhinol Laryngel* 108: 99–103, 1999.
[9] 人工内耳の友の会: 人工内耳の実態調査. *ACITA*, 1998.
[10] 城間将江, 菊池義信, 河野淳他: 人工内耳装用者による音楽の知覚（第一報）. *Audiology Japan* 41: 755–764, 1998.
[11] 廣田栄子, 田中美郷: 聴覚障害幼児の統合保育の実態. 耳鼻咽喉科臨床 80: 1117–1127, 1987.
[12] Caman P, Teresa A: ティーンエージャー（思春期〜青年期）の人工内耳. 城間将江監訳, 木村信之, 中村淳子訳: 人工内耳のリハビリテーション: 世界の先進的な取り組み. 協同医書出版社, pp.233–250, 1999.
[13] 城間将江, 川浪淑子, 湯川久美子, 他: 人工内耳装用者や家族に対する心理的ケア: 風景構成法の応用. 城間将江監訳, 木村信之, 中村淳子訳: 人工内耳のリハビリテーション: 世界の先進的な

取り組み. 協同医書出版社, pp.287–304, 1999.
[14] 城間将江: 人工内耳適応ガイダンスのための発達心理検査. *ENON*1: 20–30, 2001.
[15] 田中美郷, 進藤美津子, 他: 乳幼児の聴覚発達心理検査とその臨床および難聴児早期スクリーニングへの応用. *Audiology Japan* 21: 52–73, 1978.
[16] 中村公枝, 美濃厚子, 鈴木恵子, 他: 難聴幼児の言語発達心理検査に関する研究—前言語期のコミュニケーション行動評価法（試案）の作成. 厚生省心身障害研究報告書, pp.77–108, 1984.
[17] Zimmerman-Phillips S, Osberger MJ, Robbins AM: Infant-Toddler Meaningful Auditory Integration Scale (IT-MAIS). Indiana University School of Medicine, Indianapolis, 1997.
[18] Robbins AM: Meaningful Auditory Integration Scale (MAIS). Indiana University School of Medicine, Indianapolis, 1994.
[19] Robbins AM, Osberger MJ: Meaningful Use of Speech Scale (MUSS), Indiana University School of Medicine, Indianapolis, 1990.
[20] Abbas PJ, Brown CJ, Shallop JK, et al: Summary of Results using the Nucleus CI24M implant to record the Electrically Evoked Compund ActionPotential. *Ear & Hearing* 20: 45–56, 1999
[21] 宇良政治, 冨里則子: 幼少児のマップ作成. Client 21 補聴器と人工内耳, 中山書店, pp.364–369, 2001.
[22] 城間将江: 言語習得後失聴成人のリハビリテーションと成績：音入れ, マッピングの実際. Client 21 補聴器と人工内耳, 中山書店, pp.277–289, 2001.
[23] Ling D: Speech and the Hearing Impaired Child: Theory and Practice. Washington DC: AG. Bell Association for the Deaf, 1976.
[24] 城間将江, 井脇貴子, 氏田直子, 中村淳子: 人工内耳装用者と難聴児の学習. 学苑社, 1996.
[25] Client 21 補聴器と人工内耳, 中山書店, pp.277–289, 2001.
[26] Osberger MJ: Redictors of Postoperative Implant performance in children: Proceedings of the Seventh Symposium on Cochlear Implants in Children. *Annals Otology, Rhinology & Laryngology*, 1998.
[27] Waltzman SB, Cohen NL, Gomlin H, et al: Open-set children Using Cochlear Implants. *The American Journal of Otology* 18: 342–349, 1997.
[28] Rubinstein J, Parkinson WS, Tyler RS, et al: Residual Speech Recognition and Cochlear Implant Performance: Effects of Implantation Criteria. *The American Journal of Otology* 20: 445–452, 1999.
[29] Pyman B, Blamey P, Lacy P, Clark G, and Dowell R: The Development of Speech Perception in Children Using Cochlear Implants: Effects of Etiologic Factors and Delayed Milestones. *The American Journal of Otology* 21: 57-61, 2000.
[30] Ogata E, Shiroma M, et al: The Processs of Developing the Speech Production in the Young Cochlear Implant Children. *Paper presented at The Third Congress of Asia Pacific Symposium on Cochlear Implant and Related Sciences*, April 5-7, 2001, Osaka Japan.
[31] 大森千代美, 傍士和香, 野中信行, 他: 人工内耳を装用した先天性重度難聴幼児の構音獲得. 音声言語医学 42: 17–23, 2001.
[32] 城間将江, 菊地義信, 河野 淳, 鈴木 衞, 加我君孝: 人工内耳装用者による音楽の知覚（第一報）. *Audiology Japan* 41: 755–764, 1998.
[33] Armstrong M, Pegg P, et al: Speech Perception in Noise With Implant and Hearing Aid. *The American Journal of Otology* 18: S140–S141, 1977.

第6章

視覚と聴覚の障害を併せもつ子の指導

● 伊藤　泉

1. はじめに

　当園は聴覚障害を主訴とした0歳～就学前の児童福祉法に基づく母子通園施設である．聴覚障害のみに限っても，聴力レベル，発見・診断年齢，補聴歴，教育開始年齢，発達レベルといった子ども自身の条件に加え，両親聾・兄弟難聴を含む家庭状況等，子どもを取り巻く環境や支援体制といった条件は様々である．従って指導方針やプログラム作成に当たってはそれぞれの条件を十分に分析し検討しなければならない．聴覚障害と併せ，代償・補助感覚として大切な視覚にも障害をもつ盲・聾（弱視・難聴）児の場合，本人にとってもまた両親や指導者にとってもその置かれた状態を理解することは容易ではない．

　特に先天性で乳幼児段階から療育機関でかかわったケースの報告は少なく試行錯誤の連続であった．各関係機関と連携しながら，視力・聴力の確定と共に眼鏡・コンタクト・補聴器等の補装具の選択及び調整，医療としての治療の可能性や見通し，発達状態を把握した上で指導への第一歩を踏み出すことになった．ここでは最早期から始めた症例Aと発達の遅れを伴わない症例Bを中心に取り上げ，盲聾児への関わり方について考えてみたい．

2. 症例報告

2.1. 症例Aの場合

　本症例は先天性風疹症候群による盲ろうの女児である．視覚・聴覚障害の他，心疾患も伴うが日常生活上は支障ない．生後1ヵ月でいくつもの障害を指摘された母親の精神的な不安定さがその後の育児にも大きな影を落とし，子育て放棄につながりかねない状況で来園した．このため，指導の中心は母親への子育て支援であり指導の場所も園内であったり家庭訪問

表 1 A児の生育歴および始歩までの発達経過

年齢	医療歴および障害の状況	生育歴および行動の様子	教育歴	両親・家庭
0:1	・大学病院にて先天性風疹症候群と診断 ・末梢性肺動脈狭窄症 ・肝機能障害 ・両側性難聴 ・両側性白内障	・妊娠5週目、風疹罹患 抗体値結果、異常なしといわれる 生下時体重2,570g、生まれてすぐ泣かなかった		
0:3	・大学病院にて 左目水晶体除去手術			
0:4	・当園診療所にて初診 ・BOA 太鼓（+） ラッパ（+） ・ABR 右 115 SPL（−） 左 115 SPL（±）	・仰臥位 足を組み、指を吸う ・手指は握ったまま		
0:5		・声：アー	教育相談開始 週1回（1回3時間）	・辻褄の合わない話し方 短命であることを強調する
0:6	・大学病院にて 右目水晶体除去手術 左目 再手術		〃	
0:7		・片寝返り ・目の中に指を入れる（目押さえ） ・手掌常同行為 ・声：キャー、ウグ	〃	
0:8	・補聴器装用開始			
1:0	・眼鏡装着	・俯せ不可・反る ・眼鏡をはずす	教育相談 週2回（1回3時間）	・教育相談時に初めてミルクを持参する

表 1　続き

年齢		発達・行動		備考
1:2		・腰を浮かし、ブリッジ状になりトントン跳ねる ・両手を握ると座位し可能 ・臥位で首のまわりの物に触れる	入園 週2回（全日）	・入園の不安を訴える ・他児との違いを気にする ・集中しにくい
1:3		・もたれがあると座位可		・常に否定的な意見を述べる
1:4		・抱っこをすると手を肩にのせる ・胸に頭を押しつける ・不安定な位置では座位可、俯せ頭を上げる ・声をよく出す：イヤー、ヤーヤー		・懇談時に取り乱し身近な人への禁句を吐く ・次回の指導日には落ち着いて子どもに積極的にかかわろうとする
1:5		・座位可、安全とわかると反る ・コップを見ると口を動かす ・ストローで飲む ・足先に力を入れ突っ張る		・祖父母と別居
1:6	・補聴器、両耳装用	・台に寄りかかり立つ ・姿勢をやや変化させる ・食事がわかり口を動かす ・体勢を維持しようとする ・タオルを両手で払う		・食事に時間をかけ食べさせる ・課題を見つけようとする
1:7		・足を大きく開く、つかまり立ち保持→座位		
1:8		・食事に対し意欲的 ・食べ物に手を伸ばそうとする		・子どものできたことできないことに一喜一憂する ・祖父母の好意を素直に受け止める
1:10		・後追い可 ・座位のまま回転する		
1:11		・声：ブルブル　マ…ナー　アブアブ 甘え、抱かれようとする ティッシュペーパー、新聞紙をつかんで投げる		・子どもをかわいいと思うと表現
2:0		・四つ這い移動 パトライト・TVの画面を求めて		
2:3	・補聴器、耳かけに変更する			
2:8		・始歩		

表2　A児の卒園時年齢の様子

基礎的発達	・身体運動発達 ・生活能力 ・社会性	・良好 ・ブリッジ，回転，手かざしを好む ・生活習慣が身につく ・他児の行動に興味を示し，模倣しようとする ・人の反応を窺いながらいたずらをする
聞こえ方	・聴力 ・補聴器 ・聴取状態	・（右）89 dB，（左）90 dB ・つけてほしいと要求し，はずすと自分で片付ける ・スイッチを入れ，声で確かめる ・自分の名前を呼ばれると挙手する ・リズム・テンポのはっきりした声のフィードバックを楽しむ
見え方	・視力 ・眼鏡 ・見え方	・（右）0.08（推定），（左）0.08（推定） ・装用習慣がつく ・好きな絵本・ページがあり，繰り返し見る ・文字のマッチングが30種類程度可能 ・文字・絵などはっきりした線をなぞる
ことば	・コミュニケーション手段	・丸や線書きを楽しむ ・物・動作で理解する　42　　・音声で理解する　20 ・動作で伝える　　　　26　　・音声で表現　　　　3 ・声を出すことを楽しみ，リズム・テンポを模倣する
進路先		・聾学校小学部　盲ろう重複学級

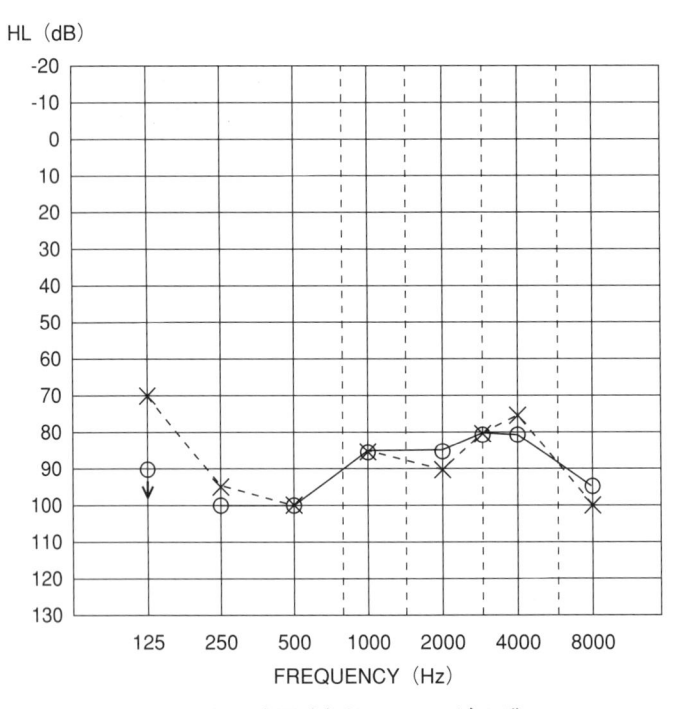

図1　A児の卒園時年齢でのオージオグラム

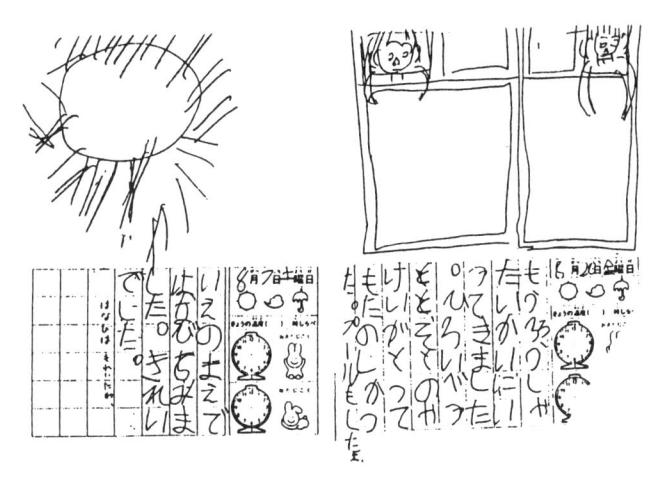

図2　A児　小5時の絵日記

指導であったりした．また，特筆すべきこととして同学年に先天性風疹症候群の盲ろう児が他に3名おり，親子とも支えたり支えられたりの関係が現在も継続している．

　A児の初診（0：4）から始歩（2：8）までの発達経過を表1に示した．

　"見え"の発達，"聞こえ"の発達，"身体・運動"発達，"心"の発達はそれぞれ単独に発達するのではなく相互に絡み合って伸びたり足踏みしたりするものである．本人自身の持つ能力や意欲と共に関わる側の"発達観"や"障害観"によってもその発達の様子は違ってくる．反対に子ども自身の発達の様子が関わる側を変える大きな要因となることもある．低年齢であればある程，丁寧で綿密な観察と温かな視線が必要である．

　2：8以後就学まで在園し聾学校に就学した．卒園時の様子を表2，図1に示した．現在小学部6年生となり，コミュニケーション手段は手話・指文字・音声・大き目の文字・絵等であり，基本的な日常会話は成立している．体験したことを2～3語文レベルで表現することもできるようになっている．図2に5年生時点での絵日記を示した．

2.2. 症例Bの場合

　本症例は0：4検診で追視をしないことから精査の結果，黒内障および難聴と診断された男児である．2：8で来園するまでは視覚・聴覚それぞれの医療機関での受診と感覚訓練的な指導を受けていたが"ひとりの子どもとして丸ごと受け止めてほしい"と入園を希望した．

　身体・運動発達は良好で，視覚・聴覚障害の他に特に遅れは認められなかったケースである．眼鏡・補聴器も購入していたが実際の装用に至っておらず，症例Aと同様，医師から詳細な症状・今後の見通し・必要なリハビリや療育について説明がなく，不信感を持ちながらも通院を続けていたという．また本症例は視覚障害の原因としてはじめは黒内障との診断であったが指導経過の中で"見え方"の特徴に疑問をもち他機関での再診の結果，"網膜色素変性症・

表 3　B 児の発達経過

年齢	聴覚発達	視覚発達	ことば・コミュニケーション	家庭
3:0	・聴力レベル：(右) 98dB (左) 86dB ・補聴器：交互装用 ・声：ひとりしゃべり (m, n)	・眼鏡装用開始 ・視力：0.02 ・指導者、母を服の色で弁別 (?)	・行動パターンがわかると安心する ・要求はクレーン法、身体を母に押しつける方法で表現 ・物の操作は手さぐりで確実	・先回り行動 ・手をつないでの行動
3:4	・聴力レベル：(右) 108dB (左) 105dB ・補聴器：両耳装用 ・不安な状況下で母の呼び声を聴取し泣きを止む	・触覚中心から視覚も使い始める (太い線、影)	・"モウ1回チョーダイ"のサインを自発的に出すことがある ・触知覚と音声を使った動作模倣を楽しむ (名前を呼んだ後一本橋……の要領でくすぐる)	・子どもの能力への期待高まるが、具体的な工夫少ない
3:7	・音を合図にした遊びの成立、限定場面で可 ・状況が伴えば音声の反応が見られる (ポーイシテ、バンバン、目、オハヨウ)		・体への接触刺激を求め指導者の手をもって要求、自身でも動作模倣することが多くなる	・体を使って遊ぶようになる
3:11	・比較弁別可能 (ノ/ム) (1打/乱打) ・名前の理解	・絵、線を見ようと顔を近づける (10cm) ・母が指さした先にシールを貼る	・排泄自立 ・グループ指導時、退屈すると"オシッコ"のサインを頻発 ・ロビーでの自由遊びで行動範囲広がる ・自分がさされた通りの動作模倣が盛んになる (オイデ、オハヨウ)	・家庭内で意図的にかかわろうとする
4:4	・リズム模倣できはじめる ・怒りの表現 (バッバッ)	・色の識別：違いのはっきりしているもの、濃度 ・数図カード1〜4まで物とのマッチング可 ・エレベータのドアの開閉に興奮する	・悲、焦、怒りの表情 ・わかっていることでも指示待ち、切羽詰まると動く ・理解サイン 22 語 ・自発サイン 8 語	・グループ指導時、わからせたいとへの工夫始める
4:7	・聴力検査、確実にできる (右) (左) 共 95dB ・音声模倣が増え、声を楽しむ ・CD がかかると曲の弁別はできないが知っているものを片端から動作で表す	・指導者の組み立てたブロックを触り、同じものを作ろうとする。形を忘れると忘れたと表現しもう一度触ろうとする ・円横写可 ・眼鏡作り直し	・母や指導者の出した手指サインを触って同じように作ろうとする ・甘え泣きが始まる ・理解サイン 44 語 ・自発サイン 16 語	・目的、課題意識をもって接する

表 3　続き

年齢			
5:0	・促せば音声模倣をしようとする。リズム、イントネーションつく ・バイバイ→バッバー	・話し手の唇に触り、両唇音のみ意識して模倣	・サイン理解のスピードが速くなる ・子ども同士で玩具の取り合いをする ・理解サイン 67 語 ・自発サイン 29 語	・子どもとかかわることを楽しむようになる ※保育所入所
5:4	・何曲かは絵カードを見て動作で表現（ぞうさん、チューリップ、10人のインディアン） ・音の数とおはじき対応4まで	・描画が好きになり、指の形や触れたものをなぞって描く ・ブロックで目的をもって作る（階段、お風呂）	・グループ指導時、隣の子に触りたがる。嫌がるとわざと繰り返す ・音声・音だけでわからないと手指サインを要求する ・理解サイン 111 語 ・自発サイン 50 語	・メモ帳を用意しすぐ応じられるようにする
5:7	・大きめの音が入ると自分でスイッチを切る ・名前を呼ばれて挙手	・太めのマジックで描いた絵はよく見ようとする ・絵や文字を書いている者の手に手を添え、動きを記憶し模写する	・自分の伝えたいことを相手の手を取ってサインで表すことが増える ・理解サイン 121 語 ・自発サイン 103 語 ・指文字 理解 18 表現 5	
6:0	・補聴器を積極的に装用	・絵本・写真を見ると説明を求める ・眼鏡を積極的に装用しようとする ・室内での物の移動や有無への反応敏感	・体験カードの絵を見ながら2連語の手指サインで表現する ・パターン化しているが簡単なやりとり成立 ・理解サイン 137 語 ・自発サイン 123 語 ・指文字 理解 60 表現 34	・点字習得。墨字・音声への期待は捨てていない
6:7	・促せば音声模倣可 ・聴力レベル（右）90dB（左）95dB	・引っ越し先の家を自分で探検。位置、空間の認知 ・視力（右）（左）共に0.01 ・診断名が変更になる	・友達の名前・行動を知りたがり、説明を求める。聞いた後、"Fと同じ"Fは"まだ"等と表現する ・自発サイン 194 語 ・指文字表現 79	・就学先に合わせ引っ越す

進路先：聾学校小学部

図3 B児6:7のオージオグラム

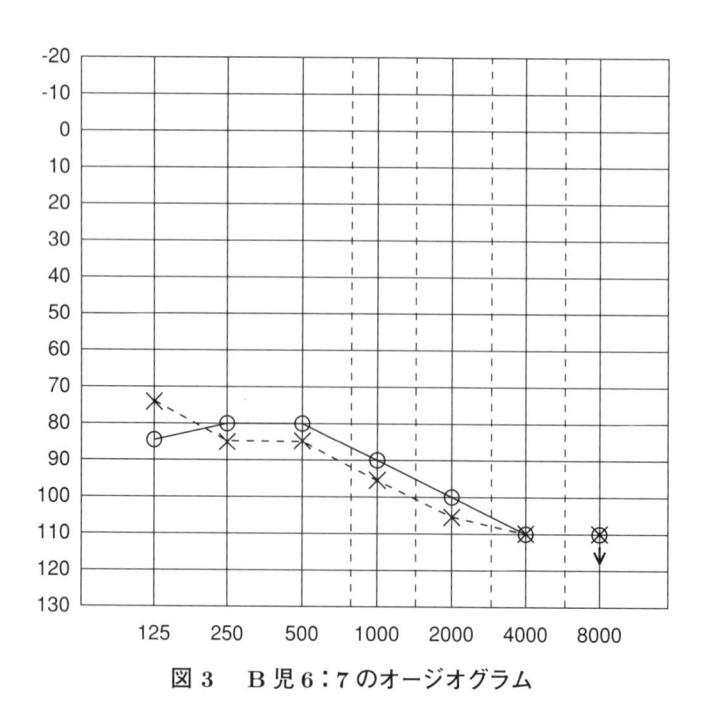

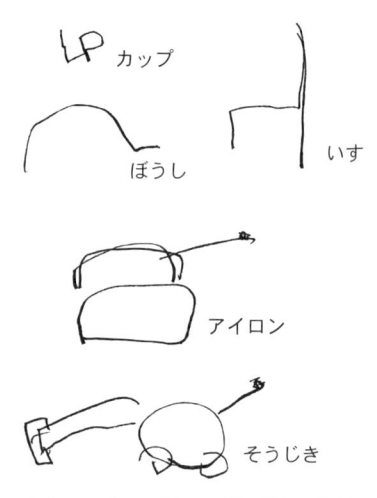

図4 小3時にB児が描いた絵

黄斑変性症・高度遠視"との診断に変更した．

表3に入園から卒園までの発達経過を示した．年3回の期末毎の指導資料を基にまとめたものである．6:7が卒園時の様子である．図3はオージオグラムである．

本症例は現在小学部3年である．白杖の訓練を始めたが自転車にも乗れ，普通と変わらない生活をすごしている．小3の卒園生のフォロー時に描いた絵を図4に示した．実物に触れた後，物の名称を指文字で表し，絵を描くことを求めた結果である．帽子・カップに見えにくさの特徴が出ていると思われる．コミュニケーションと学習手段は触指話・触手話・指点

字・点字・声を相手・場所・場面によって使い分けている．

3. 指導の実際

3.1. 指導形態および指導時間

　給食指導を含め指導時間は9：30～15：00でほぼ一日単位である．午前中を子ども・母親・指導者と三者が一体となって活動する時間とし，給食を挟んで午後は母親と指導者との懇談に1時間半から2時間を当てている．その間子ども達は当日登園している同年齢，異年齢の子ども達とロビーで自由に遊んでいる．通園回数は，0才児は週1回，1歳児以上は同年齢児とのグループ指導を1回，マンツーマンの個別指導を1回の週2回を原則としている．時間および日数の増減については必要に応じ臨機応変に対処している．

3.2. 指導内容

1）　グループ指導と個別指導

　グループ指導は集団を活かしたプログラムとし子ども自身には，(1) 仲間とのコミュニケーションの場，(2) 季節に伴う各種の行事・遊び・劇活動に関する体験の場，(3) 各年齢に応じた障害認識・受容の場として，また母親には，(1) 仲間とのコミュニケーション・情報交換の場，(2) 先輩から学ぶ場として貴重な時間となっている．個別指導は"今，ここで"の対応と，子ども自身がカリキュラムであるという考え方を基本にしている．内容的には，(1) 発達に関すること，身体・運動発達，基本的生活習慣，遊び等年齢相応の体験の場，(2) 母子を中心とした豊かなコミュニケーションの場，"今，ここで"出会った相手・物・状況に対してどう対応すればよいか，その時々の感情・気持ちをどう表現すればよいか等母親や指導者にモデリング，情報収集・選択してもらう．コミュニケーション・メディアについても得意なメディアを選択・決定していく，(3) 習得した日本語の整理の場，子ども自身が体験したことを時や場所・相手を変えて再現しまた新しい体験を加え，日本語としての適切な表現方法を学ぶ．

　以上のように子どもの今，そしてちょっと先を見通しながら同時に両親殊に母親と共に時間を共有することになる．症例Aの場合は，同学年の他の盲ろう児3名と共に4名の集団指導と個別指導を中心とした．誕生会他行事指導では，他の聴覚障害児12名と合同した．症例Bの場合は同年齢児10名の中に参加した．

2) 両親援助

"今，ここで"の対応を基本にするということは常に子どもの周辺にいる人がその役割の大半を担うことになり，当然のことながら両親の占める位置は大きい．当園ではこうした事実を重視し子ども自身の指導はもちろんだが両親援助のためのプログラムの充実が大切と考えている．園で実践している両親援助の場としては表4のようなものがある．最近は社会情勢の変化に伴い"当たり前の子育て"が難しくなってきており，この面からの援助も重要になってきている．一方障害認識・受容といった面でも社会の受け入れ状況や理解が進んできたことにより"障害児を育てる"特別意識ではなく自然体で受容できる両親も多くなっている．ある意味では二極化にあるともいえる．それだけに両親自身があくまでも主体的に育児に関わるための支援であることを明確に打ち出すことが必要である．指導の場所も園内にとどまらず効果的な方法として家庭訪問指導がある．1日を共に暮らす中で両親，指導者とも新しい発見，課題解決法を見出していくものである．"暮らし"の中にきちんと子ども自身が存在しているかを確認し，具体的な解決策が取れる有効な方法である．両親の自己変容は子ども自身の成長発達に大きな影響をもたらすものである．そのきっかけ作りに関与できればと考えている．園では毎期の始まりのオリエンテーションと期末の終了会で，親のみが集まりいろ

表4 園における両親援助プログラム

	共に参加する	共に学ぶ	共に育つ
場面・機会	・受付 ・検査・診断 ・補聴器勉強会 ・両親懇談 ― 入園／進路／就学／卒園／終了 ・参観 ― 祖父母／兄弟 ・行事参加 ― 園／親の会	・両親講座 ・I～III期 ― オリエンテーション／終了会 ・中間懇談会 ・指導時懇談 ・擬似難聴体験 ・他学年参観 ・父親実習 ・先輩・後輩との情報交換（休憩時） ・体験談（本人・親・先生）	・母親実習 ・諸記録 ・訪問指導 ― 幼稚園・保育所／家庭 ・親の会役割
課題	・障害認識と受容 ・基礎的知識のマスター ・可能性への期待と具体的実践 ・具体的問題意識（自己発見・自己解決） ・正しく美しい日本語の習得・応用 ・手指メディアのマスター		・共感・共有・共存 ・自己実現の確立 ・母子コミュニケーションの成立 ・ランゲージセンスを磨く
解決方法	・心理劇的技法 ・カウンセリング（教育的・臨床的） ・インリアル法 ・話し合い		

表 5　親の役割，専門家の役割

	親の役割	専門家の役割
人間として	●当たり前の子育てをする ・愛情を注ぐ ・喜びと笑顔で結ぶ関係 ・夢・希望・期待をもつ ・家族の一員として大切に ●自立と自律 ・自立への願いと応援 ・家庭生活のルール	●子育て支援 ・発達の道筋を明らかにする ・望ましい親子関係 ・親・子が主体的になる ●共同生活・社会生活 ・仲間づくり ・経験・体験の機会
「きこえにくさ」をもつ人として	●親子・家族間のコミュニケーション ・「きこえにくさ」とは何かをつかむ ・豊かなコミュニケーション手段の知識と実際 ●自立と自律 ・社会的自立と自己実現に向けて ・親自身の障害者観	●「きこえにくさ」とは何か ・具体的知識・行動・体験 ・将来の見通し，「今，ここで」の具体的行動 ・さまざまなモデリング ・情報保障と最新情報 ●親・子への指導とカウンセリング
共通	社会啓発，変革に向けて行動　地域・学校・社会	

いろなテーマで話し合うが，その一例として『親の役割，専門家の役割』というテーマで話し合った結果を示す（表5）．相互の責任領域を明確にした上で相互に援助・補完し合う存在であることが確認できた．

3） 他機関との連携

　指導の場は親子の生活の場全域に渡っている．子ども自身の成長と共に家庭と通園施設だけに留まらず幼稚園・保育所といった集団生活の場が用意されなければならない．そこで出会う同年齢・異年齢の仲間，先生や保育士とのコミュニケーションは社会生活への第一歩であり他人とのつきあいの方を学び，成功感・挫折感取り混ぜて徐々に自分見つけをしていく場になる筈である．親自身が選択・交渉し，入園の許可を得，通園するようになった段階でフォローという形で援助指導を行う．直接的な指導ではないが聴覚関係機関を含め他の領域に関する専門機関との連携も重要な仕事の一つとなる．初診，診断から在園中，終了または卒園，卒園後のフォローを含めるとその必要とされる連携機関は多岐に渡るが必要とする時期に必要とする機関と綿密な連絡を取り合いたいものである．また専門外の領域については謙虚に学ぼうとする姿勢が大切である．

4. 親と子の姿から学ぶ

4.1. 見えにくさと付き合う

1) 食べることを通して

　見えにくさをもつ子どもの場合，直接触ること・触れることが当然の手段ではないことを乳児期のA児から教わった．

　五感のバランスが程よい場合，食べ物を見て匂い・彩り・味・固さ・温度・過去に食べた経験・食べさせてくれる相手を基に，二度目からは体を乗りだしオーと声を上げ表情を緩ませ掴みかからんばかりに全身を使って催促する．その目いっぱいの表現に育児者は子どもへの愛情と喜びを表情・声・仕種に込めてスプーンに載せた食べ物を子どもの口元に持っていく．

　育児者が次にスプーンで掬おうとするのを待ち兼ねたように再度催促を声と体の動きで表現する．一見何でもない当たり前の食事風景であるが，視覚と聴覚という二重の障害を持つ子どもの場合，こういった光景に出会うまでには数週間，数ケ月または一年近くにわたり小さなステップアップを繰り返しながらようやく辿り着く．

　A児の場合，ミルクを飲ませる度，眼前でミルクの缶に触れさせ缶を叩く音を聞かせる，粉を哺乳瓶に入れるところ，ポットの温かさ，湯を注ぐ音，湯気の温かさ，一緒にシェイクし水で冷ます，程よい温度になったら哺乳瓶を頬に当て飲める状態になったことを知らせる等，細かなステップで見る・聞く・触れる・感じる・嗅ぐ・味わうといった一連の体験を十分用意した．

　場所を変え，抱っこのサイン・タオルを胸に置きマンマのサインを出しここで初めてミルクを口にする．徐々に哺乳瓶に手を添える行為を促し一段落する毎にオイシイオイシイの気持ちを込めたサインを送り続ける……こうした繰り返し行動の結果，口元をトントン突くと"ミルク"だというサインが成立する．体勢・表情に変化が見られるようになり，その後は頬をなでるオイシイオイシイのサインでも食事であることがわかり期待するようになる．次に固形食に移っても食べさせてもらう段階から自ら食べ物に手を出すに至るまでにかなりの期間と小さなステップを踏んできた．次にその経過を順にみてみよう．

　　1：6　食べ物とわかると口をもぐもぐさせる．
　　1：7　指導者が横で食べているのを見せると動く口元に注目，近づいて見ようとする．
　　1：8　食事行動に大きな変化
　　　○カレーをスプーンに掬ってテーブルにおいておくと身体を傾けて近づく．
　　　○スプーンを口の中に入れたままにしておくと初めて唇を閉じ食べ物を取り込もうとする．
　　　○次の機会に一口から一口の間に時間をおきスプーンに掬ったままテーブルの上においておくと，しびれをきらし初めて皿の中に手を突っ込むが，ご飯が手に触れハッとし手を

引っ込める，泳いだ手を指導者のエプロンに近づけまたハッとしたように手をひっ込める の行為を繰り返すが，自分で口に運ぶまでには至らなかった．しかし，口元に付いた 食べ物を指で触る行為は見られた．

1：10　第二の変化
○手首を支えてやると指先を茶碗の中に入れ手掴み状態にする．手首を離すと初めて手に付いたご飯を口にする
○この繰り返しの後自ら茶碗から手掴みでご飯を食べることが可能となる

1：11　お盆に載せた食べ物を見ると待ちきれず手を出し食べるに至る．

　毎週毎週，後退はしないものの小刻みに進む，停止を繰り返しながら遂に自力で食べることへ漕ぎ着けていく様子が窺える．やがて2：0では手掴みでは一度に沢山食べられないことに苛立ち（5本の指に付いたものを舐めることが中心のため）指導者の方に身体を傾け食べサセロ！といわんばかりに叫声をあげ催促するようになる．この機会を捉えてスプーンに切り替えることとする．スプーンに手を添え口の中に入るまで手伝う．数週間は手をすぐに離すためスプーンがたちまち落ち再度手を添えての繰り返しであった

　スプーンを自ら持ち口の中に入れるもののすぐ手を離す繰り返しが1ケ月続きその後最後までスプーンを持ち続けることができるようになり漸く食事行動の完成に近づいた．この前後から自ら手に物を掴む・触る行為が頻繁に出るようになった．見えにくければ触る筈というのは見える目を持つ側の勝手な思い込みであり，見えなければ何かわからない．わからないものに触れたり掴んだりする行為は常に不安で訳のわからない恐怖を伴うこと，手を離せば物は逃げていってしまうこと，またそれが理解できるようになるとかえって不安になり今度はなかなか手から物を離せなくなってしまうこと等見えにくさに伴う行為とその発達段階に合わせた付き合い方と環境づくりについて多くの知見を得たように思う．

2) 自分の位置を知る

　B児の場合，常に母親と手を繋ぎ身体接触状態で片時も離れず移動している．B児にとって初めての場所も自分の位置も始めは知る必要すらなかったのではないかと思われる．しかし，登園を重ねるにつれ安心感と共に持前の興味・関心がもたげ，ある一つの繰り返し行動が見られるようになった．しかし，指導者や母親にとってはなぜその行為を繰り返すのか当初は理解できないでいた．登園直後の子ども達で喧噪状態にあるロビーでは緊張し母親にしっかりしがみついているB児も指導室に入ると母親の手を離しすぐ戻って母親の身体に擦りより確認しまた離れる，その都度距離を少しずつ伸ばしていっている．ここまでは理解可能な行動である．

　同時行動として入室と同時に部屋にある机を前後左右に移動しありたけの椅子を並べるという行為を初期は必死に徐々に余裕をもって行っていた．それと共に母親から少しずつ離れての行動が増えてきた．その段階で，ある時子どもの入室前に机と椅子を全部部屋から出しておき様子を見ることとした．いつものように入室したB児は途端に"ギャー"と声を上げ

母親にしがみついていった．やはりという思いを強くした．B児は椅子と机を使って，部屋の大きさ，距離，物・人の位置を計っていたのである．物差しとしての椅子と机を取り払われて自分の位置を知るすべをなくしてしまいパニックに陥ったものと思われる．このことから子ども自身の主体的な行動には無駄や無意味なものは何一つとしてなく子ども自身が自らの力で学ぼうとする意欲の大切さを教えてくれたように思う．

　B児は4才後半頃，親や指導者を見失うと必ず元の位置に戻りそこを拠点にまた捜すという行動を繰り返した．このことはB児がよく見えているというよりよく見えていないからこそ自分自身で生み出した空間知覚の方法であった．簡単に見える・見えない，聞こえる・聞こえないと表現してしまうが，見ること・見えること・見分けること，聞くこと・聞こえること・聞き分けることの間にはいくつものステップが存在し，一つ一つ丁寧に積み重ねていくことが必要である．特に"生きる力""暮らす力"が十分備わっている場合には"よく見分けている""よく聞き分けている"との判断をし勝ちである．十分な観察を基に正しい評価と次なるステップを検討する必要があるということも子どもの姿から学んだ．

3） コミュニケーション手段を探る

乳幼児期　年齢的に当然のことながら愛着関係を十二分に満たすことから始まる．抱きしめる・頬擦り・撫でる等直接的なやさしい肌の触れ合いを十分経験した上でやや強い刺激として声かけと共に揺らし・くすぐり等を，また十分に届く声で歌を歌いながら揺らしストップの合図で一旦止まりまた歌い始めることを繰り返すと，やがて期待が高まり要求サインとして声や表情となって表れる．ハンモック遊びは子ども自身がなんらかのサインを出すチャンスとなる．眼前でバスタオルを揺らして見せ"ユラユラしようか"と呼びかける．バスタオルに乗せ母親とタオルの両端を持ち"ソーレ"の掛け声や歌と共に揺らす．喜びの表情や声を出す等の反応が見られたら，より強く揺する等揺らし方にも変化を付ける工夫をする．しばらく揺すったら"オシマイ"と身体を床に付ける．泣き出したり怒ったりぐずったりといかにも要求している様子が見えたなら"モウ一回ヤッテ"と声を掛けまた揺すって見せる．何回かまたは何日かの繰り返しの後，子ども自身がバスタオルの端を掴んだり自分の身体を動かしたりと何らかの反応を示すことがある．それをその子の要求サインとして認め応じると徐々にそのサインが強化され"やりとり"として成立するきっかけとなる．

　子どもの成長経過と共に要求の手段をより複雑，般化していくための指示方法，その時期を誤らないことが大切である．愛着関係を築きあげていく上で生活上の指示行動（食事・排泄・睡眠・衣服の着脱・入浴等）に対する働きかけも欠かせないが，子ども自身の気持ちや表情の変化を読み取り子どもに代わって表現してみせること・モデリングすること，あるいは反対に母親や指導者の気持ち・感情を十分に示して見せることを忘れてはならない．また見せるだけに留めず伝わったかどうかまで見届けることが必要である．

幼児期　成長発達と共に視覚・聴覚の二重障害による特徴はある意味では顕著になる．B児の記録から発達を順に追ってみてみることにする．

3：0	要求はクレーン法，身体を押しつけ母親や指導者の手を取って"ン，"と声を伴わせて要求．
	快・不快・機嫌のよい時の一人喋り等が見られた．
3：4	母親や指導者が子どもの手を取ってやってみせた通りに表現する．
	チョウダイ　拍手のように手を叩く（上下ではなく左右に手を合わせる）．
	二本橋コチョコチョ　自分で自分の足をくすぐり身をよじって笑い"アー"と声を出す．
3：11	オイデオイデ　自らの右手を左手で掴み右手をオイデ様に動かす．
	オハヨウ　自分の頭を片手で押さえた後両手首を胸の前で交差させ人差し指を曲げる．
	名前を呼ばれてハッとする．
4：4	怒りの表現として身体を捻じりバッバッという．
	母親を見失うと声アーと共に3：11で使ったオイデを180度の角度であちこち向きを変えて表現する．
4：7	指導者の出す手指サインを必ず両または片手で触り同じ形を作ろうとする．
5：0	音声模倣盛ん，リズム・イントネーションが付き始める，自発語としてはハイ・バイバイの2語，サイン理解のスピードが早くなり指文字の理解・模倣も始まる．
5：7	自分の伝えたいことを相手の手を取ってサインを作り表わす，オワッタ・イッショニ・ダメ・テープチョウダイ等．
	動物の動作模倣等自分ではやらず指導者の手を持って身体を押しつけやらせようとする．
6：0	簡単なやりとりの成立．必ず音声（リズム・イントネーション）を伴わせる．
	自分で行動する前に"オーケー"のサインを出し，やってよいどうか確認する（マッチングは正しいか・文字や線の模倣はどうか）．
	絵を見ながら自分の体験を2語文程度の手指サインで表現する．
	例1．L（指導者）：今日は自動車で来たの？　B（B児）：チガウ電車トバス来た．
	例2．L：買い物に行くの？　B：ミヤコ園終ワッテカラ，買イ物終ワッテカラ，オウチ帰ッテカラ，食ベテカラ，オ風呂終ワッテカラ，オ休ミ．L：何を買うの？　B：ジュース3（3本パック入り）．

はじめはパターン的な表現の繰り返しであるが，徐々に応用可能となる．この時期には眼前の物の名称，身近な人の名称を積極的に知ろうとし，指文字で表現する．A児・B児ともそれぞれ同年齢の聴覚障害児とのグループ指導にも参加しており積極的に関わる姿が見られた．A児の場合は風疹症候群の他の3名との交流が中心である．お互いにぶつかり合ったり触れ合ったりの機会は当初からあったが全員が白内障のため視覚の使い方が似ており，光覚・

影・色を求めて必然的に触れ合うことができるという恵まれた環境でもあった．やがて人関係の広がりは子どもを逞しくし，受け入れて貰える喜びだけでなく物の取り合いで負ける悔しさを知る．またどんなに邪魔されてもしつこく参加することで遂には自分のスペースを確保することに成功し満足感を表現することもあった．他の聴覚障害児たちも彼らとどう付き合えばよいか身をもって覚えていったようである．

4）クセと付き合う

遅れや感覚障害をもつ子どもの場合には常同行動や変だ・特別だと思われる行為が多かれ少なかれクセとしてみられる．

- 目押しをする・突く：親指や人差し指で両眼または片目押しを続けると最初は眼球に影響が出ないかと危惧することになるが特に不潔でなければ中止させる必要はない．
- スピン：自分自身の身体を軸によく激しい回転を楽しむ．見ている方が目が回りそうになるくらいである．これも特に危険な場所でない限り注意深い観察を続けることでよいと思われる．
- 眼前での手翳し・ピンホール効果：光や影を自分で見出す．これは見ることへの積極的な行為である．指で円を作って覗いていたり，時にはテレホンカードの使用済みの小さな穴さえもその対象となる．これはピンホール効果といいカメラのレンズと同じ役割を持っている．また外や室内の明るい方向に向かって手を激しく振りながら翳し，前進したり後退しながら距離・位置の確認を続けるという行為もよく見られる．天候の状態や室内の電灯の明るさにより見えやすさ・見えにくさが大きく左右され時にはパニックに陥ることもある．特に薄曇りの日などは眩しさが一段と強く子どもにとっては最悪の条件となる．視覚障害の原因や疾病名により見え方の特徴がかなりちがうため，専門家の指導・援助を仰いで勝手な解釈や判断を避けたいものである．
- 相手の身体に触れる：初期には乳幼児の特徴でもある自分の身体に触るという行動も当然ながらよく見られる．指しゃぶり・足舐め・目擦り・足擦りといった快適状態を作り出すための自己刺激を経て，幼児期になると母親や指導者等身近な人に始まってやがて初めて出会う人にまで"その人を十分知りたい・知り尽くしたい"という興味・関心が相手の身体に触るという行為となって表れる．初めてその場に直面すると思いもかけない行動として些かあわてるが発達上必要不可欠なこととして幼児期に十分体験のチャンスを与えたい．B児の場合，顔の部分の認知に始まりやがては全身の成り立ち・各所の役割の確認に至り，最後はコミュニケーションとしての手の位置や形，口元の動きや形，咽喉の動きと声の関係を探るという形で終結した．

4.2. 擬似体験を通して

　最近はさまざまな障害に関する知識や情報等を得る手段や方法も豊かとなり実体験する機会にも恵まれるようになった．ぜひ積極的に求められることを勧めたい．"きこえに関するシミュレーション""見えに関するシミュレーション"また"盲聾に関するシミュレーション"等ほんの一部ではあるがちょっと近づくことは可能である．成人の本人から体験を聞くことも含め思い込みや誤解を避けるためにも今できることについては後悔のないよう取り組みたい．B児は成人の盲ろう者との出会いを通して小3の現在，点字・指点字もマスターできるようになり，コミュニケーション・学習の幅が大きく広がってきている．可能性への限界を区切らないように心したい．

4.3. 両親と共に

　先天性の視覚・聴覚障害をもつ場合，相手の存在を意識することは大変な困難を伴う．当たり前の育児の中で生命維持のための食べる・飲む行為を保障してくれる母親の存在さえ意識し認知することは難しい．もちろんお腹が空けばミルクをくれる・おむつを取り替えてくれる・泣けば抱っこしてもらえることに安心し快的状態を味わうことはできるが人が代わってもその変化に気づくことは少ない．故に母親としての喜びもまた味わい難いと思われる．愛と責任感で丸ごと抱え込むか，義務感で世話に徹するかになり易く，どちらにしても関わる喜びや成長発達の可能性への期待や見通しがもちにくい．

　特に早期から指導を開始する場合，ほとんどの両親が医師から"生命に限りがあり成長の見込みは不可能"といった内容を宣告されている．そのため親自身も"長期の見通し"はもてないものとして育て始めており"生命維持"のみを念頭においた世話に終始することになり絶望からの出発となる場合も多い．だからこそ初めて出会う初診または直接来園，電話による予約受付の段階から両親がありのままを受容しているか否かの姿勢が問われることになるのである．

　"今，ここで"の親子に対する関わり一つ一つが始めの一歩を踏み出すきっかけになることを願わずにはいられない．そのためには子どもの今ある状態をできるだけ正確に把握することである．指導者自身が五感を鋭く働かせて評価することはもちろんだが，両親自身が何を求めているのかを十分知るためにも先ずは両親から情報を得る姿勢が大切である．同時に子どもの状態を懼れずためらわず十分付き合う中で"よし！今日からもう少しこんな風に関わってみよう"という気持ちが芽生えてくるような関わりのモデリングを示すことである．滅多に見せない笑顔や表情の変化，耳や目を使っている実感がもてる行動の変化を導くことができるとよい．

　子ども自身の変化は両親にとって何ものにも代え難い希望となる．しかし一方では医師の

表6　子どもと付き合うキーワード

1. 間
2. タイミング
3. リズム
4. わかる
5. 感じる
6. 受ける
7. にっこり
8. 楽しむ
9. ユーモア

宣告通りになることに固執する場合もある．この場合は療育・教育・指導のプログラムに入ることが必ずしも可能性への期待に繋がるとはいえず，むしろ親側の思いを逆撫でする危険性も考えられる．先ずは"両親のありのまま"の姿を受容することからスタートすることである．指導者側に明確な方針やプログラムが用意されていたとしてもそれをいつ・どのように示すかが問題であり，親と子の姿をどのように捉えた結果なのかをはっきりさせなければならない．幸いにして入園という形でプログラムに組み込まれた後も親と子の今・ちょっと先を見通しながら日々の指導に当たることが必要である．

表6は乳幼児部の母親達が話し合いを通して発見した"子どもと付き合う私のキーワード"である．就学前の子どもをもつ両親達は年齢的にも若く育児経験を含め人生経験も少なく未熟である．しかし，逆にいえば行動力・吸収力に期待できるともいえる．子どもの成長発達が親や指導者を育て，親や指導者の成長が子どものよりよい成長発達に関与するということがよくわかる．両親の存在を貴重な人的資源として取り込み共に歩みたいと考えている．次にB児の両親が年長グループII期末のまとめとして書いたものと文集『卒園にあたって』に掲載した文を紹介したい．

〈II期を振り返って〉

○父：夏休みには親の会の合宿，東京での全国盲ろう者大会とそれぞれ家族4人で参加でき，進路を含めいろいろ考えさせられる機会となりました．ろう学校へ進むことを前提にいろいろ準備に忙しい数ケ月だったと思います．B児もみやこ園・保育園・ろう学校と器用に遊び分けている様子で交通手段も電車・バスを利用することもあり変化に対応する能力は伸びたと感じます．同時に母姉の一貫した指導もそれなりに結果が出てきたと思っております．それぞれの先生方とのコミュニケーションが大切になって今までとは違う自覚が親子共々出てきた気がします．反面，期限のある目標があった訳でもなく過ごしてしまったことは反省すべきことです．今後は特にパソコンに興味を示すB児をみていると計画的に進めることが大切と今プログラムを考えているところです．能力を引き出すという点では具体的に考えていないためB児が喜んだり楽しんだりできることに集中してしまい新しい時間を作ってやれなかったことが残念です．卒園まで数ケ月となり母親レベルまでは指文字・手話は到達したいと思います．環境を変えることを含め卒園に向けてバリエーションのある計画を進めた

いと思います．
　〇母：II期に入り教育相談となり集団だけの指導となりました．生活が少し変わり心の変化が多少ありましたがおどおどしているのは私の方で子どもは確実に成長していると思います．ろう学校は始め緊張していましたが，最近は慣れ力を発揮するまではいかないけれど本人は十分楽しんでいます．保育園では好きな友達が出来，まわりの友達も簡単な指文字や動作を使ってくれちょっとしたコミュニケーションを楽しんでいるようで今まで先生オンリーだったのが子ども同士の世界へ飛び込んでいき始めたようです．みやこ園でも同じく友達の存在が気になり始め，頼りになるのはSちゃんとSちゃんの後ばかり追いかけていた時期もありました．クリスマス会の劇でいえば当初最後の劇だから踊りを確実にと思い，物語の内容よりテープを聞いての踊りと誰と踊るのかを伝えたところ，練習が始まったら友達が気になって仕方なくなってしまいました．友達と一緒にやるんだという気持ちが出て来たことが半年前の七夕会から成長したことだと思います．踊りを確実にという私の思いは届きませんでしたがテープの×印のところへ立つこと・自分の出番の流れをしっかり掴みテープの音を聞いて演技する等伝えたことを確実にやるという点で百点の劇だったと思います．ろう学校入学を控えて学習の面ばかり気になってどうしょうと悩んでいた私をよそに確実に一歩一歩すすんでいるB児がいました．今日も熱が出て園を休み昼からウトウトしていたのに急に起き出して"オ母サン何食ベテル？名前ワカラナイ"と怒り出した．"エッ？オ母サン何モ食ベテナイヨ3時ノオヤツ食ベル？""Bマミーオ母サンコーヒー"．その会話が終わって気づいたのは指文字・手話を獲得する速さです．コーヒーはちょっと前教えたばかりです．正しい構文にするという課題は全然やれませんでした．親子で楽しいコミュニケーションを楽しむことに甘んじている私にまたもやハッとさせてくれました．生活の面では好き嫌いがはっきりしたことによって，例えばやたらと触る買い物場面でりんごでも赤と白があり両方買って来て食べてみることでおいしさを覚え，触ることを避ける，またパンでは形から食パン・クロワッサン・スナックパンと子どもの興味に乗っかってしまうのですが興味に付き合いながらやたらに触ってはいけない状況をどう知らせ，友達と仲良くなりたくて触るB児にどう介入し，通訳者として母親として試行錯誤する私です．でもこれは永遠のテーマかも知れません．

〈卒園に当たって〉

　〇父：沢山の方々の愛情のお陰でB児は卒園することができました．思い起こせば先天性の盲ろうであることがわかってから教育に辿り着くまでの2年間は希望がもてずただ検査の繰り返しでした．早朝4時から有名眼科に並び順番待ちをし診てもらえたのが11時頃．その挙げ句にストレートに"治ることはありません"との診断で待合室の隅で妻と二人で泣いたことを昨日のことのように思い出します．その日を境に私達の中で何かが変わりいろいろなチャレンジが始まりました．その甲斐あって教育に取りかかることが出来，沢山のことを本人より私たちが学んだような気がします．盲ろう協会・各医療機関・国立特殊教育研究所の重複教育研究部・視覚障害教育研究部・保育園・ろう学校と労を惜しまず連絡してくださったこと，環境は与えられるものでなく自分たちで作っていくものだということを身をもって知ることができたことに感謝しています．（後略）
　21世紀は個性の時代私達は夢を持ち続けて頑張ります．
　〇母：年が離れてできた子でした．一人よりは兄弟がいた方がいい．上が女の子で生まれてきた男の子でした．二人目ということで余裕で子育てをしていました．何の疑いもなく4ケ月検診にいきました．最後に保健婦さんが「あれっこの子追視しないね．再検査しようか」の一言に「えっ？」それから我が家は180度変わりました．外見は何ともなく病気らしいものもなくすくすく育っていると信じていたのに．どこが悪いのか身体中調べてそれでも医師は首を傾げて「うちでは……」と病院をたらいまわしにされました．大学病院では他の患者さんがいる前で不名誉な言葉を吐かれ，インターンの先生はただ大丈夫ですからというだけでした．何がどう大丈夫なのか医師への不信が募

るなかでそれでも何かにすがりたくて病院や施設巡りを続けていました．そしてみやこ園との出会いがあり「お母さんこの子をどうしたいと思っているの？」という一言が印象的でした．どうしたいのかそれからは常に私の頭にはこの言葉があります．二重の障害ということでとる術もなくそれなら先生がやってみてよ！と叫びたくなることもありました．「子どもは放っておいても育つ」先生の言葉以上にB児の生きる力はすばらしくつい感心して見とれてしまいます．それがお母さんはいつも子どもの後をついてまわるだけだといわれてしまう原因だったのですがいつしかB児ワールドにはまり一緒にあれこれ実験したくなりました．気持ちもあなたの世界もいいけれどお母さんがいる世界もいろんなことがあって楽しいわよと伝えたいと思うようになりました．ヘレンケラーの「奇跡の人」のあの井戸端の場面ほど劇的なシーンではなかったのですが，ある日バーンと何かが弾けるように二人でコミュニケーションがとれるようになりました．「コレ何？」「名前ハ？」「ワカラナイ」という質問が最近では多く出ます．また「オ父サントBハオチンチンアル．オ姉チャントオ母サンナイ．残念！忘レタ？」なんていう会話もしてくれます．ユーモアたっぷりでこんな楽しい会話ができるとは思ってみませんでした．入園当初先生とはああするのよ，こうするのよと教えてくれる人と思っていました．何にも具体的なことを言ってくれなくて悶々とする日が続きましたが今となってはあれはそういう意味だったのかと思うことが沢山あります．結局私とB児がぶつかっていかなければ何も得られないんだということがわかりました．B児の魅力・私の魅力は簡単にはわかりません．付き合っていくほどにたぶんどんどん惹き込まれていくに違いありません．これから先不安はいっぱいありますがB児のあの何ともいえない魅力にいろんな人を引き摺り込もうと思います．（後略）

....

　前述したようにA児は同学年に仲間がいたことが大きな励ましや精神的な安定に繋がった．B児もA児の仲間から情報を得て入園することになったことから在園中はもとより聾学校に就学後も交流は続いている．その結果内々の情報交換にとどまらず，精力的な活動はやがて県の盲ろう者友の会の設立に発展した．受身に終始せず主体的に行動できる場面や場所の提供を子どもの成長とともに用意することが必要である．

5. おわりに

　視覚・聴覚障害を併せもつ子どもの実態は最近漸く国立特殊教育研究所重複障害教育研究室において調査され報告されるようになってきた．子ども達は盲学校・ろう学校・養護学校といった教育機関，難聴幼児・盲児・知的障害児・肢体不自由児の通園施設，各医療機関と様々な機関で仲間も少なく十分な情報もないまま日々をすごしているという姿が伝わってくる．症例数が少ないということが十分知られない原因だと思われるが今後関係機関の連携によって『盲ろう児（弱視・難聴児）』の早期発見と適切な療育・教育が行われることによって子ども達の可能性が拓かれることを心から願っている．先天性ではなくても後天的に途中から視覚や聴覚の障害が加わることも増えており，感覚障害というのは見た目にわかりにくい障害だけにその発生・発病については注意深い観察や指導が必要と思われる．できれば定期的に視力・聴力のスクリーニングを実施することが望ましい．もし該当児が指導の下にある時は盲ろう児達が孤立を招かないよう下記に示すような関係機関とぜひ密接な連携をとるこ

とを勧めたい．

　障害をもつ子どもとの付き合いは将来社会自立が可能だとしても文字通り『ゆりかごから墓場まで』になることもあり得る．一人一人発達の様相は違うが可能性を信じ，それぞれ持てる力を精いっぱい活かしきれるようなその時々にふさわしい適切な援助・支援ができればと考えている．本人・両親を含む家族・指導者が一体となりそれぞれの存在がそれぞれの成長に寄与できることを信じたい．

■盲ろうに関する関係機関
1. 独立行政法人 国立特殊教育総合研究所重複障害教育研究部
　〒239-0841
　神奈川県横須賀市野比 5 － 1 － 1
　0468 － 48 － 4121
2. 社会福祉法人全国盲ろう者協会
　〒162-0051
　東京都新宿区西早稲田 2 － 2 － 8
　全国心身障害児福祉財団ビル B1F
　03 － 5272 － 1691
3. 国立身体障害者リハビリテーションセンター
　〒359-0042
　埼玉県所沢市並木 4 － 1
　0429 － 95 － 3102

第7章

重複障害児の聴力検査の実際
―― 特定反応行動の形成過程に視点をあてて ――

● 佐藤 紘昭

1. はじめに

　日本聴覚医学会が規定する標準聴力検査法や乳幼児聴覚検査法をふまえながらも，被検児の知的発達の状態や興味・関心，生活経験等に応じた方法を創意・工夫して7名の重複障害児に聴力検査を実施した．本事例研究により，検査音に対する反応行動の形成過程を分析することにより，重複障害児に対する聴力検査法開発の手がかりが得られるものと考えた．
　中心事例A児の聴力検査時における特定反応行動の形成方法と同様の手法を駆使して他の重複障害児6名に対して長期間聴力検査を実施したところ，①検査初期に行う聴性行動反応聴力検査時に，聴覚性信号素材[1]に対して被検児が示す微細な反応を，検査者が賞賛，意味づけすると，その後，検査者に対する反応が明確になる．②検査状況と刺激呈示および応答方法を工夫し，検査音に応答後直ちに子どもみずからが操作できる報酬（子ども自身がスライドを1枚ずつスライドビューアに差し込んで見る，ペンライトのスイッチを入れたり消したりして明りを見る等）を与えることが，被検児が検査に集中し持続することになる．③検査過程で形成された行動様式が，日常生活におけるコミュニケーションに効果をもたらすこと等が明らかになった[2,3]．

2. 研究方法

2.1. 対象事例

1） 中心事例

　A児（男）　検査開始時の年齢5歳4ヵ月．両側感音性高度難聴．中等度知的障害．現症として先天性無水晶体，先天性白内障（生後4ヵ月時手術），眼球振とう症があり，視力0.04

程度と推察される．

2) 関連事例

　B児（男）　かかわり当初の年齢1歳11ヵ月．小頭症．ピエールロバン症候群．聴覚障害に中等度知的障害を併せ有する．歩行はぎこちないが，探索活動が活発で室内の物によく触れた．母親の手を引き，欲しい物の所に連れて行く，甲高い声を発して要求を伝える，拒否する等の発信はみられた．居住地の保健婦から紹介された．

　C児（女）　かかわり当初の年齢3歳5ヵ月．聴覚障害の疑いの他重度知的障害．歩行困難で四つ這い移動が多かった．臥位姿勢で換気扇のファンの回転を見ることや，電話帳，時刻表の数字を見ることを好んだ．これ以外の外界の物に自分からかかわることは少なかった．自分の意にそぐわないことが起こったり，要求が伝わらないとき頭突きをする等の情動的爆発行動もみられた．発信は少なかった．整形外科医から紹介された．

　D児（女）　かかわり当初の年齢4歳5ヵ月．聴覚障害に中等度知的障害を併せ有する．体を回旋したり肩車等の粗大な運動を好み，これを求め父，姉，筆者の手を引いて要求した．これ以外の発信は少なかった．また，物とのかかわりも少なかった．耳鼻科医から紹介された．

　E児（女）　かかわり当初の年齢4歳10ヵ月．聴覚障害と運動障害，中等度知的障害を併せ有する．人とのかかわりを喜んだ．腕を突き出す，手を振る等の手段（自成的発信行動[1]）で自己の要求を伝達し達成しようとした．トランポリン等の粗運動を好んだ．写真や菓子への接近行動が顕著であった．聾学校および耳鼻科医から紹介された．

　F児（女）　かかわり当初の年齢5歳3ヵ月．聴覚障害と中等度知的障害，心臓疾患をともなう．自力歩行が可能となったのは3歳を過ぎてからで，かかわり当初もまだ歩行が不安定であった．祖母が養育の主体であり，よくかかわっていた．父親も同様によくかかわった．人なつこく対人関係は良好で，初対面の人ともやり取りが成立した．本を見たりピクチュア・パズルを好んだ．生後間もなくから医者通いが続いた．耳鼻科医から紹介された．

　G児（女）　かかわり当初の年齢5歳5ヵ月．軽度難聴と軽度知的障害を併せ有する．大きな声で話しかけると応ずることができた．発音は不明瞭であるが単語レベルでの音声発信がみられた．統合保育を受けていた．探索活動は活発で，めずらしい物を見つけると「なに」「なに」を連発した．親の希望で来談した．

2.2. 聴力検査の状況設定，検査方法，検査期間

1) 聴力検査の状況（図1）

1. 防音室内にA，B 2つのコーナーを準備する（□内）
2. Aコーナーにおいては，条件詮索反応聴力検査（COR）を行う．
   Bコーナーにおいては，遊戯聴力検査および気導聴力検査を行う．
3. A，B 2つのコーナーを準備したのは，被検児のその日，その時々の調整の状態に応じ

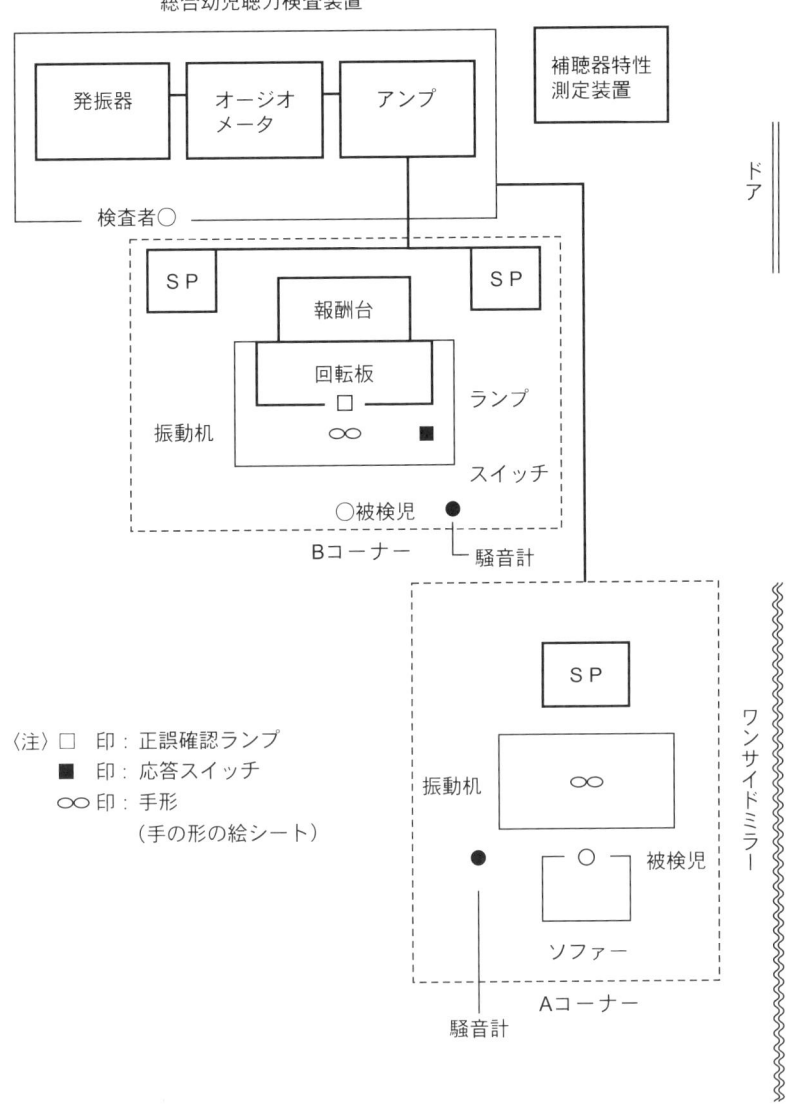

第7章 重複障害児の聴力検査の実際 ── 特定反応行動の形成過程に視点をあてて ── 245

図1 防音室と測定システム

て，あるいは，反応行動様式の習得状況に応じて，AからBへ，BからAへ移動して検査を実施するためである[*1].

2) 検査期間と各期における検査法の工夫

中心事例A児 本児が5歳4ヵ月から，標準聴力検査による閾値測定が可能となった9歳2ヵ月まで，月2ないし3回検査を実施し，この3年10ヵ月間のビデオ，資料について分析を行った．

[*1] 測定システムは，大沼 (1989)[4] を参考にした．

① 初回～3回目：プレイルームに設置された8方向のスピーカから動物の鳴き声や乗物の効果音を流し，その反応を観察し記録した．終了後，騒音計（C特性）を用いて音圧レベルを測定した．

② 4回（5歳10ヵ月）～44回（8歳8ヵ月）：主として，防音室内において，図1の測定システムにより1/3オクターブ・バンドノイズを用いてスピーカ法により実施した．

③ 40回目（8歳6ヵ月）～：応答の仕方を確実にするため，振動刺激を用い，集中的に指導した．

④ 45回目（8歳11ヵ月）～：母親の補助を受けながら，受話器を耳に当てて気導聴力検査を実施した．

⑤ 50回目（9歳）～：標準聴力検査法に準ずるように，検査音を純音とし，上昇法で行うことを原則として，以後の検査を継続した．

なお，すべての検査場面に母親または家族を同席させ，必要に応じて検査の援助を得るとともに，被検児の反応を観察する役をも担ってもらった．

関連事例B児～F児 6名中C児を除く5名は，検査期間と応答様式の形成に要した期間に長短はあるが，図1の測定システムにより検査を実施することができた．

C児に対しては，図1の破線内の状況で，ソファーに座り，持参した弁当を食べている間に，スピーカから検査音を呈示し，これを観察する聴性行動反応聴力検査（BOA）の段階に留まった．

3. 聴力検査の経過と反応行動の変容

中心事例A児は5歳4ヵ月から，標準聴力検査が可能となった9歳2ヵ月までに50回の検査を実施した．この検査期間を反応行動の変容等から6期に分けて整理・分析した．A児に行った検査法と検査実施上の工夫・配慮点および反応行動の変化については表1に示した．

7事例それぞれの聴力検査過程を閾値測定が可能となるまでの期間や聴覚性信号素材を関与信号として取り込み特定の応答様式の形成[*2]が得られるまでの経過等について，表2に示した．

また，A児からG児までの7名の応答様式の形成期間の長短，困難度により2グループに分類して整理した．

[*2] バンドノイズ等の検査音を受信した時，その音に対応して「挙手する」「スイッチを押す」等の特定の応答が高い確率で観察される状態（佐藤，1993[2]）．

第7章 重複障害児の聴力検査の実際 ── 特定反応行動の形成過程に視点をあてて ──

表1 聴力検査法の工夫とA児の反応行動の変容

回数・期間		聴覚検査の種類				A児に対する検査方法と配慮事項	A児の聴覚性信号素材に対する反応行動等
検査回数	年齢期間	BOA	音場裸耳	音場HA装	気導純音		
1回	5:04					○双方的コミュニケーションを多くとり，互いの信頼関係の深まりを図る 身体的接触による遊びを通した係わりを多くもつ． 留意点 興味を持つものを把握し，検査場面への適用を考える 行動の特性を観察する 外界からの感覚刺激に対する反応の仕方を観察する．	○被検児から身振りによる発信行動がいくつか認められる ・ブランコの揺れが止まると，上体を前後に揺らし，「もっと揺らして」と要求する（自成的発信） ・防音室内のソファに，検査者に抱かれて座る．抱かれた姿勢で体を上下動することを好む．揺らすのを中断すると，「もっと」と右手を振り要求する． ・検査者の手を引き，トランポリンに移動する．揺らすのを止めると，両手を合わせるような仕草で「頂戴」と発信する．
	約6カ月	●					
4回	5:10					○音場における聴性行動反応の観察・把握 音場において，自由な活動の場面を設定し，8方向のスピーカーから社会音，楽器音等を流し，それぞれの音に対する反応を観察・記録し，実時間騒音分析計で測定する． 留意点 聴覚信号刺激に対する反応指標づくり 観察法により，おおまかな聴力の把握	○社会音，環境音に対する微細な反応が観察される ・犬の吠える声　　70 dB　「おや」といった表情をする ・消防車のサイレン　66 〃　かなりはっきりとした反応 ・救急車のサイレン　77 〃　音が鳴ると笑いがみられる ・ヘリコプター　　80 〃　音が聴こえると動きを止め表情に変化が見られる．
5回	5:11					○検査のための場（拠点）づくりと 　聴覚性信号刺激に対する意識づけ 防音室内にソファ，玩具，パズル等を準備し，安心して活動できる場とする． 検査音に対する反応行動を起こしやすい状況設定をする（図2参照） 聴覚刺激に対して，何らかの反応が認められたら，即座にこれが音であり，「聴こえた」という感覚を意識づけるために賞賛する．また，音源がどこであるかを伝え，時には音源の振動を感知させる． このことにより，音を媒介とした二者間のやりとりを活発にする．	○検査音に対する，音源探索，笑い，音源に手を伸ばす等明確な反応が見られるようになる． 　　　250 Hz　85 dB　驚いた表情を見せて横を向く． 　　　500 〃　93 〃　ビクッとして顔を上げる． 　　　1000 〃　94 〃　音を探すように周囲を見回す． 　　　　　　　77 〃　笑い 　　　2000 〃　83 〃　手をスピーカの方に突き出す． 　　　4000 〃　84 〃　眼球の動きが顕著である． 　　　　　　　79 〃　振り向く． 　　　（いずれも音圧レベル＝ SPLである） ○アババ，バババ，マーマーといった発声が多くなった．
	約7カ月						
22回	6:06						
23回	6:09					○外界からの聴覚・振動刺激に対する反応行動様式の形成 　音（振動）を受信したら特定の型の反応行動をとる ①机上の手形（痕跡型象徴信号）*1 の上に両手を乗せる． ②瞬間消失型形態質的信号素材*2 としての検査音および（または）振動を受信したら ③これに対応して，箱の蓋に取り付けたスイッチを押す． ④スイッチを押すと，カラー電球が点灯する． ⑤点灯した時のみ，箱の蓋を開けて，中にある報酬（揺らして楽しむ耳型，ペンライトレンズ等）が得られる ○応答時の操作を単純にし，集中的に練習する（25回） この一連の流れを理解して，滞りなく進展するようにガイドした．	○応答の仕方を理解するために，操作を単純にし集中的に行った（25回目）ことにより， 検査者を見て笑う．検査者を見ながらスピーカー方向に腕を突き出すなど，検査者を意識した反応行動が見られる． ○CORが成立　　　　　　　　　　　　　　（26回目） ○生活場面で，音に対する反応が多く観察される． 〈例〉歌番組のテレビがかかっていた時に補聴器の入ったカバンを持ってきて，着けてと要求する．
	約13カ月						
26回				COR成立			
34回	7:10						

表 1 続き

回数	年齢	期間	検査内容	反応・行動
35回	7:11	約12カ月	○音場におけるスピーカ法による聴覚検査 ①机上の手形の上に手を乗せる. ②検査音に同期して，または遅れて手掌に振動が伝わる. 順次，音を先に出し振動を控える. 反応が得られない時には振動を与える. ③音または微弱な振動を感じたら，スイッチを押す. 正しければ，回転板下の正誤確認ランプが点灯する. ④ランプが点灯した時のみ，報酬としての玩具等が与えられる. ⑤検査音を呈示する回数分だけマグネットを回転板に貼付けておく. 検査音を一回提示し，何等かの反応が終わる度にマグネットを一個ずつ取り除いていく. ⑥報酬のスライド・ビュアーを手にし操作して楽しむ.	○音，音源（スピーカ）と検査者の三項の関係を意識した行動を起こす. 〈例〉音が聴こえると，スピーカ方向を見，引き続き検査者の方へ視線を向ける. ○音が聴こえた時に「スイッチを押す」という行動により結果として報酬が得られることを予測した行動をとる. 〈例〉スイッチを押すと同時に確認ランプにも目をやり，点灯していることを確かめる. ○検査の一連の流れを理解し，自発的かつ速やかに「スイッチを押す」ことができる.
44回	8:10			
45回	8:11	約3カ月	○標準気導聴力検査実施 （V）と同様の検査手続，手順により，受話器を耳に当て純音での検査を行い反応の確実化を図った. 検査音に対応して，スイッチを押す. 挙手する等の反応が明確に引き出されるように，検査試行回数は多くせず母親の補助を徐々に控えるようにした.	○音 on で，検査者を見て，明確なスイッチ押しをする. 　　　　　　　　　　　（9歳2か月） 検査終了後は回転板に貼付してあったプレイルームの写真を手にし，退室するようになった. ○聴こえたと思われるとき,検査者をしっかり見るようになる. ＊母親は，「聴こえているようですね」と確信するようになる. 聴こえに強い関心を抱いている.
50回	9:02			

*1 発信された信号が，受信者によって繰り返し立ち戻って受信できるもの（痕跡型）で，構成物（ここでは「手形」）が対応を要請される行動（手形の上に両手を乗せる）の特徴をかたどってつくられるもの（図2参照）．

*2 発信された信号が一過性で消失してしまうもの（瞬間消失）で，「ピー」「ブー」等の検査音が対応する行動（「挙手する」，「スイッチを押す」等）に制約されないで，受信者の弁別可能なように作られて，信号となりうる可能性を持つ素材．

3.1. 中心事例A児について

A児の各種検査に対する反応や応答の仕方，および検査時のねらいにより，次の6期（I～VI）に分けて分析した．

　I期. 被検児と検査者の親和関係，コミュニケーション関係形成の時期
　　　聴覚性信号素材等外界の信号刺激に対する反応指標づくりの時期
　II期. プレイルームでの聴性行動反応聴力検査（BOA）実施の時期
　III期. 防音室における聴覚性信号素材に対する意識づけの時期
　IV期. 聴覚性信号素材（検査音）に対する特定反応行動の形成の時期
　V期. スピーカ法による検査実施の時期
　VI期. 標準気導聴力検査への導入，実施の時期

第7章 重複障害児の聴力検査の実際 —— 特定反応行動の形成過程に視点をあてて —— 249

表2 対象児の障害・行動特性と聴力検査過程における応答様式の形成

事例	筆者が初回に検査した時の被検者の年齢	域値測定可能年齢・期間 他覚的検査	域値測定可能年齢・期間 自覚的検査	応答様式形成までの期間・形成時の年齢	聴覚性信号素材に対する反応行動・応答の仕方等	障害等の状態 聴覚の程度	障害等の状態 知的機能面	障害等の状態 歩行・運動等	外界探索の状態	対人関係	その他
A 比較的短期間（1年以内）で，応答様式の形式が図られ，域値測定が可能となった事例											
B男	1歳10カ月	1カ月間 (1歳11カ月)	13カ月間 (2歳11カ月)	11カ月間 (2歳9カ月)	＊2歳2カ月時から6カ月間，母親出産のため，検査中断．自作スイッチを好む．	高度難聴 平均90dB	中等度知的障害 小頭症	歩行不安定ながら運動をたいへん好む．	極めて活発．室内外のものに触れて，操作してみる．防音室の機器に強い関心．	人なつっこい 初めて係わる人とも遊ぶ．人を動かす．	父親も必ず付き添ってきた ベビータイプの補聴器装用
E女	4歳10カ月	5カ月間 (5歳3カ月)	13カ月間 (5歳11カ月)	8カ月間 (5歳6カ月)	防音室入室までに日数を要する．右耳の反応が顕著．写真を好む．	高度難聴 平均100dB	中等度知的障害	運動障害，歩行訓練受けている．運動は好む．	身振り，手振りで関心のある物をとってくれと要求．写真，菓子への接近行動顕著である．	母親とのやり取りを好む．初対面の人とも好んで交わる．	親の強い希望により難聴治療を目的に継続的に鍼治療
F女	5歳3カ月	2カ月間 (5歳5カ月)	11カ月間 (6歳2カ月)	6カ月間 (5歳9カ月)	眼球の動き，振り向き 聞こえた時耳に指を当てる．パズルを好む．	高度難聴 平均95dB	中等度知的障害 心臓疾患，術後の運動規制あり．	歩行不安定	慎重に触れながら手による探索活動は活発 人形，ピクチュア・パズル等を好む．	祖母が養育の主体．祖母，父からの係わり多く対人関係良好．	1歳時から小児科，耳鼻科に通院．耳鼻科医と連携．
G女	5歳5カ月	初回検査時 (5歳5カ月)	4カ月 (5歳9カ月)	4カ月 (5歳9カ月)	「聞こえた」「お耳ピー」と訴える．瞬き，笑いが顕著．	中等度難聴 平均60dB	軽度知的障害	歩行やや不安定．斜視あり 運動的活動を好む．	極めて活発 初めての場にあるものを「ナーニ」としきりに問いかける．	保育園での友人関係良好．温厚な性格のため他児からの接触多．	絵本，ままごとを好む．
B 応答様式の形成が困難であったり，1年以上の長期に及んだ事例											
C女	3歳5カ月		18カ月間 (5歳1カ月)	65カ月経過したが形成困難な状態．	防音室で食事をとりながら検査．音onで振り向き，行動停止が見られる．	高度難聴 補聴器装用後，音への反応認める．	重度知的障害	四つ這いによる移動．臥位姿勢でいることが多い．	換気扇の回転，電話帳，時刻表の数字に強い関心を示す．他のものへの係わり少ない．	自ら人を求めて係わりを持とうとすることは少ない．	食べ物に対する接近行動は顕著に見られる．
D女	4歳5カ月	10カ月間 (5歳3カ月)	25カ月間 (6歳6カ月)	13カ月間 (5歳6カ月)	机に向かうことを嫌う 報酬として用いる有効なものを見つけだせない．	高度難聴 ブースター使用して測定可能．	中等度知的障害	歩行問題なし 粗大運動を好む．高い所に登るのを好む．	初めての場では大人の手を求める 探索は少ない．	遊んでくれる父姉との係わりを求める．他の人との係わり少．	
A男	5歳4カ月	6カ月 (5歳11カ月)	46カ月間 (9歳2カ月)	44カ月間 (9歳0カ月)	図2参照	高度難聴	中等度の知的障害も併せもつか．	視覚障害もあるので，歩行は可能だが移動は少ない．	特定の材質，光沢のものへの係わり多いが，探索活動は少ない．	特定の人の補助により排泄，食事が成立．人との係わり少ない	中心事例

3.2. 期ごとの検査のねらいと被検児の反応行動

1) Ⅰ期（親和関係成立）・Ⅱ期（聴性行動反応聴力検査実施の時期）について

①検査者との親和関係およびコミュニケーション関係の成立を図るために6ヵ月間を要した．試験的に防音室に入らせても，A児が室外に出たがる，いらいらする等情緒面の不安定さを呈した．さらに検査（初めての場での新しい経験）による影響と推察される排尿，食事の乱れ等生活全般にわたって心身の調整状態の低下が観察された．

②検査に入る前に，十分にA児と身体接触をともなったかかわり（ギッタンバッタン，トランポリン等）をすることにより，A児からの身体全体を使った発信がみられるようになり，本児の伝達意図の読み取りがしやすくなり，検査時に大変参考になった．

③聴覚性の信号素材を含め，外界の諸刺激に対するA児の反応の仕方が観察できた．これにより，検査時の行動の読み取りと検査音に対する反応の有無を判断するうえで有効な情報となった．

④聴覚性の信号素材に対する反応は，全般的に微弱であり，相当丁寧に観察しなければ見落とすことがあった．そのためにも，検査者のほかに観察・記録する者を配置する．またはビデオ記録をし，複数の目による分析，判定が必要であると思われた．この期に要した期間は6ヵ月に及ぶが，重複障害児の検査測定の成否はこの期にあると考えられる．

2) Ⅲ期（聴覚性信号素材に対する意識づけの時期）について

検査5，6回目頃から，検査音に対して，「ビクとする」「音を探す」「笑う」「スピーカ方向に手を突き出す」等の反射的，詮索的反応がはっきりと観察できるようになってきた．また，聴覚的情報が入るようになってきたことによるのか，この期には発声行動が活発になってきた．しかし，「聴こえたら，それに対応して何らかの反応行動を起こす」という条件づけが相当困難で，これに7ヵ月間を要した．そのため，この期の多くは，前述の反射的，詮索的反応を指標として，検査者の経験的判断により反応値を記録したにとどまった．

3) Ⅳ期（反応行動様式形成の時期）について

この期に入る前3ヵ月間，自家中毒症状により入院し，検査を中断した．Ⅲ期において，検査音に対する反射的，詮索的反応が観察されてはいたが，音に対応した行動（スイッチを押すとか挙手する等）をとることができなかったので，図2に示した検査状況で聴覚刺激と振動刺激を併用し，条件づけの学習を行った．

しかし，A児は，机上の手形から感ずる振動刺激と，スピーカからの聴覚刺激とを同時に受けて，この両刺激を一義的に関連づけて行動を起こすことが困難であった．そこで，以下の順序で条件づけを行った．

① 音源のスピーカに手掌を触れる．

第7章 重複障害児の聴力検査の実際 ── 特定反応行動の形成過程に視点をあてて ── 251

① スピーカ
② スイッチ
③ 応答ランプ
④ 振動板
　（机の表面が振動する）
⑤ 手形（手を置く）
⑥ 試行数を示すマグネット
⑦ 検査終了後の
　活動を示す写真
⑧ 回転板
　（回転させると褒美がでる）

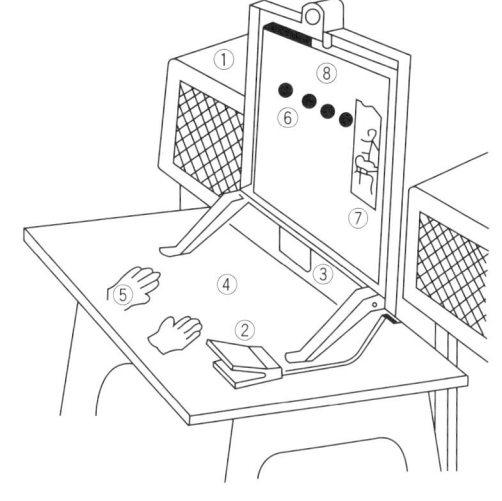

図2　スピーカ法による聴覚検査の状況

② スピーカから聴覚刺激と同時に触振動刺激を受ける．
③ 受信したら，スイッチを押す．
④ 正しくスイッチを押したら報酬が得られる．

　なお，①については，手掌を直接スピーカに当てて振動を感知する段階，手掌を少しスピーカから離し，弱い空気振動を感知する段階，そして，最終的には，聴覚刺激のみを受信して，これに対応した特定行動を生起させる段階へと順次進めた．

　検査26回目頃から，検査音を受信したら音源方向に体を向ける．その後，検査者から賞賛されたり，なんらかの働きかけがあるのではと期待するような行動がみられた．上記の①～④の指導を集中的に行ったことと，触振動刺激を用いたことによると推察されるが，検査の一連の流れを理解して対応した行動が確率高くとれるようになった．また，家庭や学校寄宿舎においても，テレビで歌番組が入っていると，補聴器の入ったかばんを持ってきて，補聴器を着けてほしいというような動作発信することがみられるなど，実生活場面において，聴覚的情報を取り入れて，生活に組み込んでいる様子が観察された．

4）Ⅴ期（スピーカ法による検査実施の時期）について

　スピーカ法の検査場面（図2）で，
① 音が聴こえると
② 音源（スピーカ）に視線を向ける．手を差し出す等の行動を起こす．
③ 引き続いて，検査者に視線を向ける．検査者から「聴こえたね」の象徴的身振りサインと，笑顔でうなずかれ，ほめられるという自成信号を受信して，次の報酬を期待しながら
④ スイッチを押す．
⑤ A児の視線，表情，スイッチ押し等の反応行動を見ながら検査者は，回転板（図2参

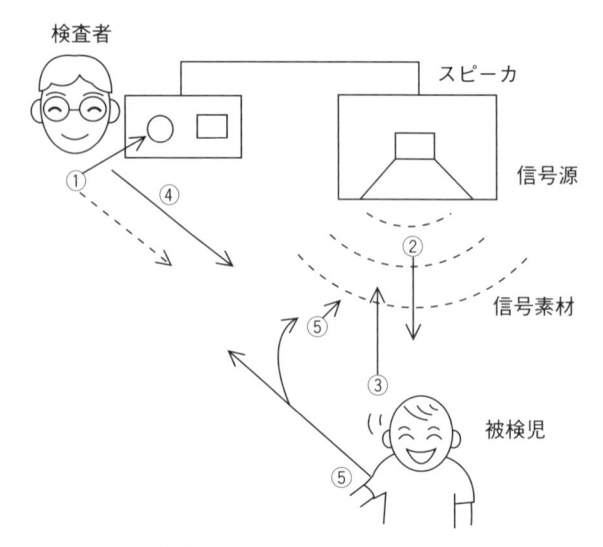

図 3　特定の反応行動形成のための状況工作

　　照）を回し，スライドビューア等の報酬を与える．

　この一連の過程は①〜⑤の通りであり，これを図3に示した．

　① 検査者が，A児の様子を観察しながら，検査音を呈示する．
　② 音源のスピーカから検査音が流れる．
　③ A児が，音源を見る，手を伸ばす等何等かの反応を示す．
　④ 検査者は，この微細な反応を評価し，賞賛，強化する．
　⑤ A児は検査者を見る，笑いかける，報酬を期待するように検査者と回転台両方を見る．

　つまり，聴覚刺激——音源——検査者（報酬への期待）といった，三項の関係で，反応行動を生起させている．

　なお，この特定行動の形成において，報酬としてのスライドビューアやペンライトのような，被検児みずからがその物を操作して楽しむことができるものを用意したことが，検査の継続と検査に対する集中力を保持するうえで有効であったと思われる．

　このことから，重複障害児の検査において，①聴力検査とりわけスピーカ法による検査の場合には，被検児と親和関係が成立している者が検査にあたる．②なにを報酬とするかを吟味することと被検児の反応行動に対する正誤の確認，賞賛に配慮する必要がある．③スピーカ法による検査へ導入する際，振動刺激も併用することの有効性等が明らかとなった．

5）VI期（標準気導聴力検査への導入・実施の時期）について

　IV期のスピーカ法による検査において，A児は検査に対する十分な構えと応答様式を習得した．スピーカ法による検査に対する応答様式を習得していくことにより比較的容易に，しかも短期間に標準聴力検査の実施と閾値測定が可能となった．

　特筆すべきことは，重複障害児の場合には，"検査者を見てから，スイッチを押す""聴こ

えたと思われる時に検査者をしっかり見る"というように，検査者との関係のなかで特定反応行動を起こすようになった．また，試行回数（検査音呈示の回数），応答に対する報酬，検査後の活動が予測できる状況であったことから，集中して検査に取り組めるようになった．

このことから，相当知的に重度であっても，また障害を併せ有する被検児であっても，その子に適した検査の状況工作と段階を追った継続的な検査の実施により閾値測定が可能になるものと推察された．

4. 検査全体を通しての考察

4.1. 教育的検査の意義

重複障害児の正確な閾値測定とこれに基づく補聴器の選択および聴覚活用の重要性が叫ばれ，電気生理学的検査や耳鼻科医，オージオロジストによる検査が行われている．

7事例に対しても，教育サイドの者による検査と平行して耳鼻科医による検査も定期的に行われていたが，いくつかの制約により，検査を教育サイドに委ねてきた．

重複障害児の場合には，①親和関係のとれた検査者，②慣れ親しんだ場と状況設定の細やかさ，③被検児の興味・関心に即した報酬，④検査時間の長さ，⑤頻回かつ継続的，段階的検査の必要性，⑥親，家族の協力の必要性等，さまざまな条件を備えて初めて閾値測定が可能になるといえる．

上記の条件を整備し取り組むことが可能な機関において検査を実施することの意義を感ずる．

4.2. コミュニケーションを促進させる場としての聴力検査

長期にわたる検査によって，閾値測定が可能となり，また，これに基づく適正補聴器の選択と聴覚学習の方向性を見いだすことができた．さらに，この検査を通して，検査条件を制限・整備して，図3に示したように，検査者と被検児とが音を媒介としたコミュニケーションの関係を成立させ深めていったことにより，生活場面におけるコミュニケーション行動の促進にもつながったと推察される．

4.3. 重複障害児に対する聴力検査の意味

重複障害児7名に聴力検査を実施してきたが，条件詮索反応聴力検査の段階で被検児の微細な反応に対して，かかわり手の検査者は「この音にどのような意味があるのか」意味づけして被検児の反応行動を強化する必要があると思われる．なぜなら，それ以後の検査場面

において，検査者を見て笑う，音源方向を指さす，耳をトントン叩き「聞こえた」と検査者に訴える等，しだいに身体的反応を明確にし，検査者や親を意識した反応を発現させたことからも明らかである．

　この期を経た被検児は，遊戯聴力検査を導入しても，スイッチを押すとか挙手するなどの反応様式を比較的早くに形成することができた．

　A児の場合には，検査導入年齢が5歳4ヵ月と比較的遅く，しかも，途中数回におよぶ入院による中断があり，標準聴力検査での閾値測定が可能となるまでに3年8ヵ月を要した．

　他の事例についても，ほぼ同一方法，同一条件下で検査を実施したが，早い子で4ヵ月，数回の検査により一連の行動形成が可能となった．ただし，検査音に対する特定行動を生起させるまでに至らなかった者が1事例（C児）あった．

　表2に示したように，反応行動様式を形成するまでの順序，方法はほぼ同様の過程を経ている．このことから，他の重複障害事例にも有効に適用できる方法であると思われた．

1) 聴覚検査のための環境設定

　検査室：防音室にソファーを常備し，ここが被検者にとって楽しいところ，意味ある活動が展開する安全な所であり，行動上の拠点としての意味をもたせるよう努めた．検査室が及ぼす心理的親近感の度合は，検査そのものへも大きな影響を及ぼした．

　E児の場合，ここを安全地帯と理解できてからの応答様式の形成はスムーズであった．C児は，防音室での活動を嫌ったために，大好きな物を食べる場が検査室と納得させ，ここでBOA検査を実施した．

　検査を受ける構え：手形を行動調整に関与する象徴的信号素材として机上に用意し，着席と同時に被検児の手を置くようにガイドした．C児を除く6事例には，両手をシートの上に置いて待つという行動体制づくりに効果があった．

　触振動刺激の併用：検査音だけでは行動発現までに至らない場合，これを補強するものとして触振動刺激を併用し，徐々に軽減・消去していった．このことが，聴覚刺激に対する反応行動の形成に促進効果をもたらしたと考えられる（事例A児，B児，D児，F児）．

　とくに，A児には，スピーカに直接手を触れさせて，検査音とともに振動刺激を受信したら直ちにスイッチを押すようにガイドした．このような検査を導入してから気導聴力検査が可能になるまでの期間が，わずか1ヵ月半であったことからもその有効性は明らかである．

　また，B児も振動板としての机に手掌を置き待つことが顕著に観察された．検査11回目からは振動刺激がなくとも検査音が聞こえたらスイッチを押す行動が成立しはじめ，検査13回目で，音が聞こえたら即座に，また確実にスイッチを押すことができるようになった．

　しかし，E児の場合には，振動刺激に影響を受け過ぎ，振動がないと，スイッチを押すという特定行動発現までには至らない状態が続いた．

　反応様式：①聴覚（および振動）刺激を受信したら，スイッチを押す．②正しい時には，回転板下の正誤確認ランプが点灯する．③ランプが点灯した時にのみ，回転板が回り，報酬が

出てくる．④試行回数を示すマグネットを試行毎にひとつずつ取り除く．⑤マグネットがすべてなくなると検査が終了し，本人にとって楽しい結果に至る．以上のことを何回となく経験させたことにより，被検児は，検査とその後の活動に見通しがもてるようになり，持続して取り組めるようになった．

ちなみに，A児を始め7名の被検児に供した報酬の種類は20種を越えた．その特性を整理すると，①嗜好性の高いもの，②光等の感覚刺激を楽しむもの，③被検児みずから操作してかかわれるもの，④課題解決感のともなうもの，⑤系統的学習の基礎・基盤になるもの，に分類できた．

このうち，多くの被検児が共通して興味を持続し，検査に集中できたのはスライド・ビューアーである．これは，①被検児みずからが機器を簡単に操作できること．②1コマ1コマ，見たいだけ自分で時間を調整できる．見たい場面を選択でき，また入れ換えることも可能である．③スライドの絵は，被検児の興味・関心や経験に即して作成でき，身近な印象を与える．といったいくつかの条件が備わっていたことによると推察された．

検査に向かう態勢をつくり，また集中・継続して取り組ませるためには，被検児みずからが，手に触れ操作しながらかかわることのできる玩具等を報酬として準備することが有効であると思われた．

検査間隔・検査者：重複障害児の聴力検査を実施するにあたっては，日常の学習活動と切り離された形で間隔をおいて実施することは好ましくないと考察される．少なくとも，検査音に対する反応様式が形成されるまでは，継続的，集中的に行うことが肝要である．

また，検査者も，被検児と日常接する機会が多く，関係が成立している者が望ましい．これは，被験児の反応の読み取りがしやすいということのみならず，身体的，心理的調整の状態を速やかに読み取り，その状態に応じて検査方法等を選択，変更してできるという利点があるからである．

4.4. 応答様式の形成過程

応答様式を形成するのに要した期間に差のみられた2グループについて検討・分析した．対象事例が少ないので断定的なことはいえないが，比較的短期間に応答様式を形成できたグループは，概して，身体活動が活発であり，外界に対しても積極的に働きかけていく，いわゆる探索意欲が旺盛な子どもの群であるといえよう．反面，長期に及んだり，いまだ形成されていない対象児は，外界へ働きかけることが少なかったり，特定の物へのこだわりが強い等の傾向がみられた．

このことから，重複障害児の聴力検査はもとより，聴覚性の信号素材を行動の調整に組み込み，何らかの行動形成を図っていくためには，その基盤として，外界へ積極的にかかわり，外界からの視覚的，触覚的刺激の取り込み方と整理の仕方を学習しておくことが重要であろうと推察された．

1) 補助者としての母親（家族）にとっての聴力検査の意味

すべての対象児の検査において，母親（または家族）に検査のガイド役，補助者として付き添ってもらった．その日，その時の被検児の心理的，身体的調整の状態についての情報が得られるとともに，検査音に対する反応の有無，反応様式を観察してもらい聴力評価の参考とした．このことが，検査を円滑に進めることにつながった．また，被検児でもある我が子に対して，母親がガイドの仕方やかかわり方，行動の読み取り方等を自然に経験し学ぶことになり，ひいては母子間コミュニケーションの促進，深化をもたらしたと推察される．

さらに，家庭における音刺激に対する反応を自然に観察する目が養われ，注意深く，かつ配慮して音刺激を呈示するようにもなった．

5. まとめ

1. 重複障害児に聴覚検査を実施する際，菅原（1993）[5]も述べているように被検児の心理的，生理的諸条件によって検査への導入が困難であったり，検査の信憑性が乏し結果がもたらされる場合がある．検査導入前に，①被検児の外界の諸刺激に対するかかわり方，反応の仕方を観察しておく．②身体接触をともなう活動により被検児との親和関係を作っておくことが検査によい影響を及ぼす．
2. 検査音に対する微細な反応を観察し，観察した直後に賞賛する，「聴こえたね」の身振りサインを投げかける等適切に評価し強化すると，検査音に対する詮索的反応が顕著になる．また，検査者に聴こえたことを訴えたり，検査者を意識しながら行動を起こすようになる．このことが，検査音に対する特定反応行動を形成する際にきわめて重要な手がかりとなる．
3. 重複障害児にとってスピーカ法による検査は，検査音と音源（スピーカ）と検査者，三項を一義的連繫状況として把握するうえで有効な検査法である．そのためにも，この検査を行う際の状況工作を工夫しなければならない．ことに，触振動刺激の併用は重複障害児の検査において有効であった．
4. 重複障害児に対する聴力検査は，教育的かかわり合いの場，検査音を媒介としたコミュニケーションの場でもありきわめて意義深い教育的営みであるとの認識にたって，積極的に行うべきものと考えられる．

引用文献

[1] 梅津八三: 各種障害事例における自成信号系活動の促進と構成信号系活動の形成に関する研究 —— とくに盲ろう二重障害事例について. 教育心理学年報, 1978.

[2] 佐藤紘昭: 重複障害児の聴覚検査法に関する試行的考察 —— 長期間観察事例を中心として ——. 国立特殊教育総合研究所研究紀要第 21 巻, 1993.
[3] 佐藤紘昭: 重複障害児の聴覚検査法における特定行動の形成過程 —— 聴覚障害幼児との比較 ——. 国立特殊教育総合研究所研究紀要第 22 巻, 1994.
[4] 大沼直紀: 補聴器フィッティングの方法と手順. 聴覚活用ハンドブック. 心身障害児教育財団, 1989.
[5] 菅原廣一: 重複障害児の聴覚検査法に関する提言聴覚検査結果の教育への提言. 国立特殊教育総合研究所研究紀要第 21 巻, 1993.

第8章

若年聴覚障害者へのコミュニケーション支援

● 筒井優子

1. はじめに

　この章で取り扱う成人聴覚障害者は，乳幼児期あるいは言語習得前に聴覚障害になった者で「若年聴覚障害者」と呼び，ろう学校や統合教育（インテグレーション）を卒業した青年期から成人期までの聴覚障害者を対象とする．

　学校や職場において，情報が十分に入手できないことから集団生活への適応が困難で，結果として人間関係や職場問題を理由に退学，転職，退職をする者，また，コミュニケーションの不足感から，心因反応による不登校や出社拒否，神経症状を呈する者も多く，さまざまな形のカウンセリングを含めたコミュニケーション支援が必要である．コミュニケーション問題を解決するためには，幼少期からのコミュニケーション環境と教育的背景，交流体験，現在の障害状況やコミュニケーション行動，障害の理解と認識等について評価し，適切に問題を把握し，コミュニケーション目標を設定して支援を行う必要がある．

　ここでは現在当センターが行っているコミュニケーション支援について，具体的な事例検討を加えながら記述する．

2. コミュニケーション問題の背景

2.1. 若年聴覚障害者の教育状況

　相談に来所する若年聴覚障害者の教育状況は近年めざましく変化し，高学歴で欧米等の留学経験者も増えている．1987年には，日本で初めての聴覚障害者のための大学「筑波技術短期大学聴覚部」が設立され，有能な数多くの卒業生を送り出している．また，一般の大学や大学院で学び，高度専門技術をもち活躍する者も増え，職業の幅も非常に広範になっている．

また，ろう学校で幼稚部から専攻科まで教育を受けている若年聴覚障害者もおり，コミュニケーションに問題を有している場合も少なくない．教育的背景は，以下の3つに大きく分けられる．

① 幼，小，中，高等部，あるいは専攻科まで一貫してろう教育
② 幼，小，中，高，専門学校，短大，大学と一貫して統合教育（難聴学級含む）
③ 小，中学校は統合教育（難聴学級含む），高等部，あるいは専攻科はろう教育

を受けた者である．コミュニケーション問題として相談にあたる時，この3つのなかでは，ろう教育と統合教育という教育環境の違いによって，若干異質の障害特性が認められる．そこで，次にそのふたつの障害特性についてふれる．

2.2. 若年聴覚障害者の障害特性

コミュニケーションの問題を主訴として来所する若年聴覚障害者には，言語力，読解力の習得が不十分なために問題を起こしやすいろう学校卒業生と，障害の自己理解が不十分なために問題が起きている統合教育卒業生に大きく分けられる．それぞれに共通の障害特性が見られ，表1のとおりである．とくに学校や職場での人間関係，職場定着を困難とする要因についてみていくと，ろう学校卒業生では，入社時，口話と筆談でコミュニケーションが十分にできると答えている．しかし，実際には仕事の手順を丁寧に書いて説明しても「わかりました」と言いながら，何度も同じ間違いを繰り返す．また欠勤や遅刻のFAXをもらっても，文章の解釈に努力を要するなど，言語力，読解力に問題を持ったろう学校卒業生に共通する特性がみられる．一方，聴覚障害であることを開示することにより，「いじめられる」，ある

表1 コミュニケーション相談に来所する人の障害特性

ろう学校卒業生の特性	統合教育卒業生の特性
・幼少期から「きこえない」環境で成育しているため，障害へのこだわりが少ない． ・コミュニケーション手段は，手話中心の者が多い ・発語明瞭度は，初対面の人が弁別困難な「ろう音声」が多い． ・言語力，読解力の低い者の場合は，学校や職場での不適応や人間関係のこじれの原因となり，コミュニケーション問題となっている． ・補聴器装用は，音のon, offや口話の際の音の手がかりに用いている場合が多く，語音聴取に活用していることは少ない． ・ろう学校出身者は，集団に対する帰属意識があり，何らかの集団（ろうあ協会等）に所属している．	・健聴者の中で長い期間「十分な情報保障のない厳しい」環境で成育しているため，どちらかというと障害は隠しておきたい等「障害」へのこだわりが強いタイプが多い． ・コミュニケーション手段は口話が多く，次に筆談で，在学中に同障者に出会ったり，手話に接することが少ない． ・一般に統合教育の方が，いろいろの人と交流する機会が多いと思われるが，実際は交流経験が少ないままでいた人も目立つ．コミュニケーション上の援助をもらうことが不器用で，職場問題や心因反応を起こしやすい． ・補聴器については，音やことばの聴取に積極的に装用しており，場面に合わせて活用している． ・健聴者集団や難聴者集団のどちらにも帰属意識を持てないタイプが多い．

表2 言語力，読解力に起因する問題

1) 漢字の読みの困難：字体による意味
　　熟語としての読みが混乱し，漢字の字体で意味を解釈する傾向がある
　　　例：血眼（ちめ，けつがん）⇒ 目に血がついている，充血している
　　　　　面長（めんちょう，めんなが）⇒ 面が長い
　　　　　曲者（きょくしゃ，きょくもの）⇒ 作曲する人，心の曲がっている人

2) 文章表記困難例
　　①人事担当者との筆談例
　　　（「おじいさんのお通夜と告別式で何日休みますか？」という質問に対して）「法事があります．京都は大丈夫，おじいさんが永眠です．来週の仕事はありますよ」
　　　⇒ 文章の意味は，「おじいさんが亡くなってお通夜と告別式で京都に帰ります．来週は出勤します」
　　②運転免許証書き換え時の聴力検査のため，高出力の補聴器を貸出ししたことに対するお礼の FAX（原文のまま）
　　　「先は新宿センターへ行って時とうぜんすみませんけど予約してと必要があるけど，急に本当はありがとうございます．主人は免許証を合検しましたから本当はよかつたね」
　　　⇒ 文章の意味は，「先日は新宿の障害者センターへ突然行って済みません．予約をする必要があったのに，急に行って相談にのっていただいて本当に有難うございました．主人は運転免許証の書き換えの試験に合格しました．本当に良かった」

いは「不利になる」と考え，「障害を隠す」，「まわりからコミュニケーション上の援助は受けたくない」と，障害の理解が不十分なために問題を起こしやすい統合教育卒業生の特性がみられる．

　コミュニケーション行動上の問題については，障害特性を熟慮し，「伝えたい内容が把握されているかどうか」を確認する，または「実際にやってもらう」ことを習慣化することによって双方の誤解やミスを最小限にくい止めることが可能となる場合がある[1,3]．

3. コミュニケーション問題の把握

3.1. 主訴と評価の流れ

1) 主訴の確認

コミュニケーションの問題を把握するために，まず具体的に「どんなことに困っているのか」，「何をして欲しいのか」，「どんなことを求めているのか」の主訴の確認をする．

2) 評価

初回時の面接場面における評価の流れを図1に示す．相談には本人が来所せず，会社の人事担当者や母親であったりすることも多い．当事者が来所しても自分の問題として自覚していない場合もある．コミュニケーション問題が何に起因しているかをさぐるために，以下の

```
評価の流れ

[主訴の確認]

┌─ 評価 ─────────────────────┐
│ ○コミュニケーション環境          │
│   養育環境(家庭) 教育環境 職場環境 │
│ ○コミュニケーション行動          │
│   コミュニケーション方法, 態度    │
│ ○障害状況                    │
│   聴力程度, 聴力型, 語音明瞭度,  │
│   補聴器の装用状態, 発話状態     │
│   言語力, 読解力              │
│ ○障害の理解と認識              │
│ ○同障者との交流状況            │
└─────────────────────────┘

[ニーズの確定]

┌─ 援助内容 ─────────────────┐
│ ・コミュニケーション成就体験      │
│    個別指導, グループ指導       │
│ ・コミュニケーション行動へのカウンセリング │
│ ・コミュニケーション手段への援助   │
│    読話, 手話等の習得          │
│ ・障害の理解と認識             │
│    検査結果の説明 同障者の紹介   │
│    同障者集団(ピア・カウンセリング) │
│ ・障害軽減のための対策          │
│    補聴器適合 日常生活用具の活用 │
│ ・福祉サービスの情報提供         │
│    手話通訳, 要約筆記の利用     │
│ ・環境調整                   │
│    設備改善 人的資源の配置(手話通訳士等) │
└─────────────────────────┘

[目標設定]
```

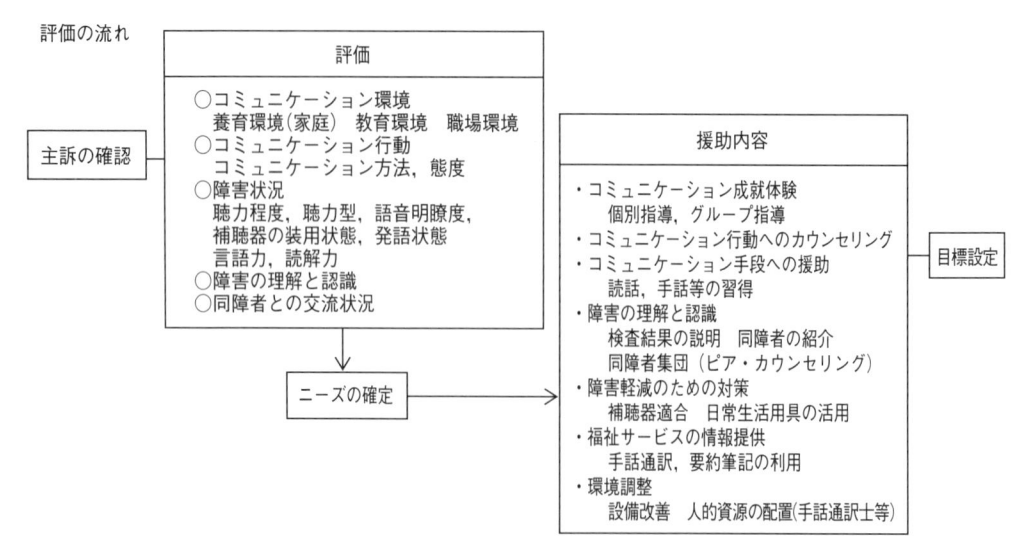

図1 コミュニケーション問題の把握 —— 主訴と評価の流れ ——

項目について評価しながら真のニーズをつめる.

コミュニケーション環境と交流状況

コミュニケーションに問題があると把握した場合は, コミュニケーション環境と交流状況について, 以下の項目についてできるだけ詳細に聴取する.

- コミュニケーション環境としては, 幼少期の主たる養育者と家庭環境
- 幼少期から思春期までの教育過程
- 家庭, 学校における交流体験と友人関係 —— 小, 中, 高校における交流経験
  最近の友人との交流状態 —— ファックス, Eメール, 手紙のやりとり等
- 幼児期から現在まで, 身近な人から褒められたり, 認められた体験
  楽しかった遊びの体験, 友人との遊びの状態, クラスでの役割やクラブ活動等に積極的に参加した経験の有無
- 友人や職場でコミュニケーション上の援助を受けた体験 —— ノートを貸してもらった, または大事なことはメモにして要点を教えてもらった等
- 困った時の対策 —— 相談できる人(友人, 先輩, 先生等)がいたり, 相談機関の利用の有無, 帰属集団の有無等

コミュニケーション行動

ここでいうコミュニケーション行動とは, 人と人とのかかわりにおいて最も基本とするコミュニケーション手段, コミュニケーション態度, 障害の理解と認識の3つの観点からとらえたものである. 面接場面を中心に観察, 評価する. 初回の面接でコミュニケーション問題が認められた時, 全員にコミュニケーション行動評価表(表3), さらに具体的なコミュニケーションについての評価表2(表4)に記述してもらい初期評価を行っている. この評価表は, 職場定着している若年聴覚障害者の, 基本的なコミュニケーション行動を指標にして作成し

表3　コミュニケーション行動評価表

	項目	評価 1　2　3
1	自分は相手とわかりあえるコミュニケーション手段をよく知っている	
2	わかったふりをしないようにしている	
3	仕事中はわかるように話してもらったり，紙に書いてもらうように頼める	
4	内容がよくわからない時は，わかるまで聞き返すことができる	
5	自分の言いたいことを一方的に言わないで，相手の話を聞くことができる	
6	わからない時は，遠慮しないで相手に助けを求められる	
7	会話をする時は相手の口元や表情に注目し，コミュニケーションの手がかり（ヒント）にしている	
8	自分のきこえの状態を正しく理解し，初めての人にもわかるように自分の障害を説明できる	
9	きこえないことで不自由さがあった時，まわりの人に援助を求めることができる	
10	健聴者とやりとりをする時，筆談で十分に伝え合うことができると思っている	
11	コミュニケーション手段（口話，手話，指文字，筆談，読話，身振り等）には，それぞれ長所，短所のあることを知っている	
12	自分にとって補聴器や視聴覚機器（例 ファックス，合図くん等）が職業生活を行う上で，どの位役立つか効用と限界を知っている	

1　はい　2　できたりできなかったりする　3　いいえに○をつける

たものである．本人と面接者が同じ評価表で三段階評価し，二者間の評価結果にズレができた時，そのズレが何故できたかについて話合う過程でその問題に気づき，自覚を促すことを目的としている．また，コミュニケーションの疎通性については，以下の5段階評価を行う．

　レベル5：　一対一会話場面で，81〜100％理解できる
　レベル4：　一対一会話場面で，61〜80％理解できる
　レベル3：　一対一会話場面で，41〜60％理解できる
　レベル2：　一対一会話場面で，21〜40％理解できる
　レベル1：　一対一会話場面で，0〜20％理解できる

表 4　コミュニケーションについて
評価表 2（自由記述）

---
1. 初対面の人とやりとりをする時，相手が手話をわからない場合は，どんなコミュニケーション方法でやりとりをしますか．
2. 新しく会社に入った時，あなたは自分の障害状態（程度，型等）を「まわりの人にわかるように説明して下さい」と言われたらどのように説明しますか．具体的に書いてみて下さい．
3. きこえないことで困ることはどんなことですか．
4. 困った時には「どんな援助（お手伝い）をしたらいいですか」と聞かれたら，どんな援助を頼みますか．具体的に書いて下さい．

言語力，読解力については，（株）写研の漢字読み書き大会の出題問題で評価している．内容は，漢字の読みと書き取り，熟語，文章作成から構成され，中学までに習得する基本的な言語力について評価する．

障害の理解と認識

障害の理解と認識については，障害状況と今取られている対策について5段階評価で行う．

レベル5：　自分の障害を初対面の人にもわかるように説明し，TPOで場面に合わせた対策を取ることができる

レベル4：　自分の障害を職場や身近な人には説明ができる．場合によっては対策を取ることができる

レベル3：　自分の障害を説明ができたりできなかったりする．また対策も取ったり取らなかったりする

レベル2：　自分の障害をわかるように説明ができない．対策にも消極的である

レベル1：　対策もほとんど取らない

4. 具体的なコミュニケーション支援例

4.1. コミュニケーション行動に問題のみられた事例

A（女）　25歳　小，中学校は普通校，高等部のみろう学校を卒業

障害状況——手帳2級，両耳110dB，左耳に耳掛け補聴器を装用，コミュニケーション手段は主として口話

交流状況——普通中学に在学中は友人がなく，ろう学校でも交流には消極的

就労状況——ろう学校卒業後，大手企業の総務部人事課に一般事務職として就労5年目

1) 訴え

 月曜日，出社しようとすると嘔吐，発熱，下痢が始まる．「欠勤」届のFAXを出すと症状が治まる．社内には友人もなく，同期に入社した人は仕事が増えていくのに，自分だけが雑用をさせられている．同僚と同様に扱って欲しい．

2) 問題の整理と評価

 何が問題で出社拒否の心因反応が出ているか，その要因を把握するためコミュニケーションに関する以下の評価を行い，以下の結果を得た．

- コミュニケーション環境は，幼稚園時代はお客さん的ではあったが喜んで通園した．地域の小，中学校でも「きこえないから友達ができなかった」と本人も母親も思っている．中学までは友人との交流体験が非常に稀薄であった．ろう学校を選んだ理由は，「同障者集団で友達ができるのでは？」という期待と，学力不足からであった．ろう学校に入学後は多少友達はできたが，相談できるまでにはいたらなかった．
- 小学校の頃は聴力程度が70dB〜80dB位で，口話中心のコミュニケーションでやりとりが可能であった．その後聴力が悪化し，現在の聴力となる．ろう学校在学中は，口話ができると信じ簡単なもの以外手話は拒否的であった．
- コミュニケーションの疎通性は，レベル3で話が半分しか理解できていない．
- 口話で十分通じていると思ったのに通じないことが多く，何回も聞き返すのは恥ずかしいので，職場では分かったふりをしている．
- 入社した時に，同僚に自分のきこえの状態を正しく説明できなかった．どんな風に説明するのか経験がなかった．
- 困った時にどうやって仕事のことを聞いたらよいのか分からず，時々書いてもらう位で，相談したり援助が求められなかった．
- 障害の自己理解については，レベル3であった．

 このような評価から，幼少期からの交流体験と障害の自己理解の不十分さに起因するコミュニケーション問題と解釈され，次のような支援を行った．

3) 支援内容

1. 配慮されたコミュニケーション環境下で，コミュニケーションが楽にできるという成就体験
   a) はじめはすべて筆談で面接を行い，一対一会話場面で伝え合い，わかり合うことを狙いとする．
   b) 次にコミュニケーション手段には，口話，手話，指文字，筆談，身振り等それぞれ長所，短所があることを面接場面で実践し，具体的に理解できるようにする．
   c) 配慮されたコミュニケーション環境下では，100％理解できるという体験をさせる．

口話＋筆談＋手話というトータルな方法で「十分に理解できた」という体験と，口話だけでなく身振りや手話などをともなうともっと「楽に伝え合いができる」こと，またコミュニケーションが楽しいということを繰り返し体験させる．

2. コミュニケーション行動へのカウンセリング

a) 個別指導を中心に，仕事への不満，不安を一つ一つ丁寧に聞く．聞いてもらえた，受けとめてもらえたというかかわりを大事にする．

b) かかわりのなかで，仕事に対し自分が「できること，できないこと」の整理を一緒に行う．

c) 「できない，わからない」ことが続くと下痢や発熱症状等が出るが，これは真の病気ではなく，心因反応であることを本人がわかるように，精神科医の受診を勧めた．そこで服薬治療を受け助言をもらった．

d) 困った時に聞いてもらえる人，相談できる友人を持つことの必要性や自分からかかわりを求める大切さを体験的にわからせるために，同障者の手話サークルを紹介する．

3. 障害の自己理解

a) 自分の障害状況を熟知する．まず，補聴器は装用しても読話をする際の手がかりになる程度で，言葉の聴取はできていないこと，また早口や下を向いて話されたり，顔の表情が見えにくい等，視覚的手がかりが少なければ少ない程，情報の入手が困難になること等，高度難聴の不自由場面を理解する．

b) 話す時は合図をしてもらい，目が合ってから「ゆっくりと，ことばを区切って話していただけますか」，あるいは「もう一度言っていただけますか」と依頼する態度が大切であること．

c) 大切なことはメモにしてもらうか，言われたことを復唱する，または一緒に作業をして間違っていないこと確認してもらう等，障害の自己理解への支援を中心に職場での実行可能な対策を以下のように立てる．

- わかったふりをしないで，常に確認をする
- 口話と筆談を組み合わせて，わからない時には身振りも含めてコミュニケーションしてもらうことを身近な人に依頼する
- 常にメモ用紙をもち歩くであった．

4) 結果

指導開始6ヵ月目には，コミュニケーション方法は口話だけでなく身振りや筆談，実物も取り入れてトータルに行えるようになった．また大事な要点を紙に書いてもらう等を依頼するまでは改善できた．しかし，手話に対しては目立つからと依然拒否的で，同障者とも接触することを避ける．面接場面で「楽にできるコミュニケーションの体験」を積み重ねても，先生とだからできる．職場では雑談ができない，相談できる友達もいない，パソコンをやらせて欲しいのにまかせてもらえないと仕事への不満も減少せず，出社拒否と心因反応は繰り返

され，精神的にも不安定で自分で退職を決断する．その後も相談に来所し，転・退職を繰り返しているが，幼少期からのコミュニケーション行動や障害の自己理解を短期間で改善することはかなり困難である．今後もその都度「どうしてコミュニケーションがうまくできなかったか」，「なぜ退職せざるを得なかったか」等の問題の整理を支援し，「自分のできること，できないこと」，「これからどうしたら職場でのより良いコミュニケーションにつながるか」についてカウンセリングとコミュニケーションの専門援助が必要な事例である．

4.2. 障害の理解不足が聴力型に起因している例

若年聴覚障害者のなかには，幼少期に受障していても「自分の障害に気づいていない」，あるいは障害が分かっていても「軽いから」「困らないから」と青年期まで「健聴者と同等の生活をしてきた」と思い込んでいる例がある．障害理解の不十分さが聴力型に起因している事例である．その典型的な聴力型として，1）高音急墜型難聴，2）軽度，中等度難聴があげられる．

高音急墜型難聴については，低周波数が正常閾値か20〜30dB程度の難聴のため在学中は「きこえの障害」が自覚されず，就労場面で周囲から指摘されて初めて発見された例もある．また軽度，中等度難聴についても，本人は障害が軽いことから問題を深刻に受けとめず，配慮された環境にいることが当たり前として成育している場合が多い．両者とも本人は全く困らないという受けとめであるが，しかし就労場面では周りが困難を感じ，仕事に支障を来たすことから，結果として人間関係のこじれの原因となっている．この高音急墜型難聴と軽度，中等度難聴の聴力型による障害特性は，自分の障害理解が不十分な点である[4]．コミュニケーション問題を起こし，自分の行動に原因があることに気づいている例は稀少で，結果として転職や退職を繰り返している．

両聴力型に共通してみられるコミュニケーション行動は，
- 背後や横からの呼び掛けに対する反応の悪さ
- 一対一会話時の聞き誤り
- 常に聞き返しをしていることに気づいていない
- 騒音下でのことばのききとりの悪さである．

これらの指摘を受けても「障害」が認められず，「職場でのいじめ」と解釈している．障害がわかった後でも，①対面の会話ができる，②電話ができる，③裸耳で困らないという思い込みから，障害の受けとめに時間を要することが多い．ここでは高音急墜型難聴者の援助例について見ていく．

1）高音急墜型難聴

B（女），20歳，普通高校卒，一般事務で就労2年目

障害状況 —— オージオグラムは図2，就労後初めて難聴を指摘され手帳4級を取得，コミュ

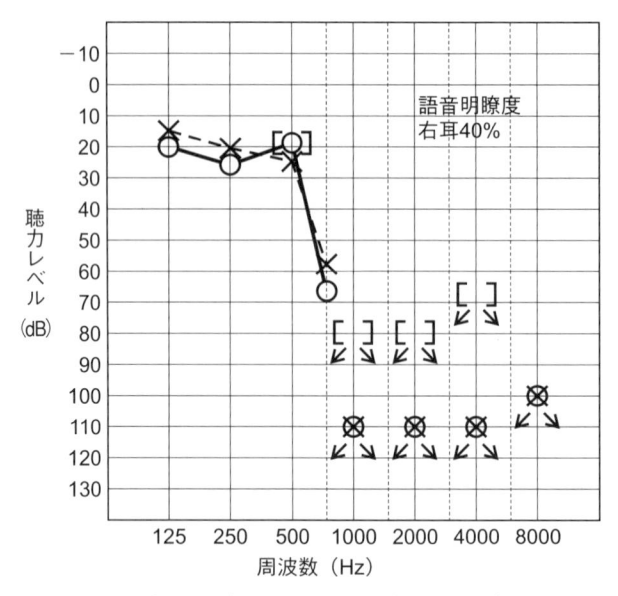

図2　事例B（高音急墜型難聴）のオージオグラム

ニケーション手段は口話，補聴器装用経験なし

2）訴え

職場の上司から「耳が遠いのでは？一度検査をするように」，そして「何回注意しても電話のメモに名前や数字の聞き誤りが多い」と厳しく言われた．自分では正確に聞いてメモをとっているのに，また同僚からも「数字の発音が1か7かわからない，もっとはっきり言って」とか，「注意して聞きなさいよ」そして「もっと早く電話をとりなさい」等最近は口もきかないでメモにして注意する．仕事中も無視されたり，昼休みには自分を避けているようで，イライラして不眠症になった．皆の苛めで，辞めたいと思っている．

3）評価

- 高校まで普通校で，友達もいるがどちらかというと読書が好き．家族と同居していたが，障害には気づかなかった．家族や友達とは現在も電話でやりとりをしている．
- コミュニケーション行動も自然に読話をしているが，聞き返しや聞き誤りと早合点が目立ち，常に聞き返しをしている習慣に気づいていない．
- 障害状況は500Hzまでの低周波数が正常値で，語音明瞭度が40％で配慮された環境下で半分位しか理解できない状態で，コミュニケーションの疎通性はレベル3である．
- サ行がタ行に置換する等の構音障害が認められるが，その自覚はない．
- 障害理解はレベル1で，職場の同僚に不全感を持ち，指摘しているのに本人は障害の自覚が薄い．
- 電話でのやりとりも，相手の話し方に問題があると他罰的に問題を把握する面がみられた．

- 漢字テストの音訓読みの混乱と，文章読解に問題がみられた．

4）支援内容

評価の結果，コミュニケーション問題の要因に関しては，就労後初めて難聴を指摘されたため，本人の障害の自己理解に問題があることがわかり次のような支援を行った．

- 障害状況の理解－聴力検査と語音明瞭度検査結果から，自分の障害状況を十分理解できるよう距離，騒音下，視覚的手がかりの有無，話の速度，声質の違いによる聞き取りの違い，異聴傾向，構音障害について説明する．
- 問題の整理－会話時の聞き誤り，聞き返しに対する事実の確認，どういう場面でどのようなことが起きているか，何が問題かについて話し合う．
- そして職場で起きている問題の1つ1つについて，障害によって起きている問題と被害的に捕らえている問題について話合いを重ね，自分で問題を整理できるように仕向けた．
- 次に一対一会話場面でのコミュニケーションの保障を行う．本人に障害の自覚が薄いことから，あせらず時間をかけてコミュニケーションが楽にできるということの体験と障害の理解に時間をかける．
- また，職場で会話や電話ができるという意味は，配慮された環境ではなく複数場面でも会話ができ，電話も初対面，不特定の誰とでも電話ができることであることを説明する．
- 障害に対する自覚ができた頃を見計い，難聴者協会の例会と手話や読話等新しいコミュニケーション手段に対する講習会の紹介を行う．
- 日常生活用具の活用では，障害軽減を図るために，呼び掛けに対しては合図くん，難聴者用電話器，FAX・Eメール等場面に合わせて機器による改善と，席の配置等環境調整を図る．
- 身体障害者手帳の取得を契機に，同僚や上司に障害の説明をすることを勧め，職場での困難場面でどんな援助をもらいたいかについても，即実行できる対策について話し合う．

5）結果

上司に指摘され来所した当初は，自分のきこえに問題があることが分かりショックを隠せなかった．しかし先を急がず問題をひとつずつ整理することと，同時にコミュニケーションの成就体験に時間をかけた．そのなかで中学，高校時代のエピソード――交換日記で友達に文章がおかしいとか，漢字の間違いを注意された等，以前から障害があったことが話せるようになる．手帳の取得を契機に，同僚や上司にも障害の説明ができるようになり，従前みられた他罰的であった行動も，自分の障害で周囲も不自由をすることがあると理解できるまでに改善した．支援開始1年目には落ち着いて現実を吟味できるようになり，電話業務の軽減，周囲も合図をしてから話し掛けてくれる等配慮のある職場環境になり，現職維持が可能となった．

5. おわりに

　若年聴覚障害者の場合は，幼少期からのコミュニケーション環境で習慣化された行動があり，専門技術を駆使してもコミュニケーション行動の改善や障害認識の指導には限界があることを感じている．個々に対する言語聴覚士としての専門援助に限界がみられた時は，制度や福祉サービスの積極的な活用，関連機関の紹介やスタッフとの連携等，評価が出た時点でその事例に合った支援内容を選択することが，コミュニケーション問題の早期解決に結びつくと考えられる．

引用文献

[1] 野沢克哉, 筒井優子: 職業相談に来所するろう学校卒業生にみられる問題　その1 —— 言語力に関する問題 ——. 聴覚障害 52（3）: 31–38, 1997.
[2] 筒井優子, 野沢克哉: 職業相談に来所するろう学校卒業生にみられる問題　その2 —— コミュニケーション行動に関する問題 ——, 聴覚障害 52（4）: 26–32, 1997.
[3] 野沢克哉, 筒井優子: 福祉の現場から進路指導への提言. 聴覚障害 53（3）: 4–9, 1998.
[4] 関根茂奈美: 高音急墜型難聴者の職場適応について. *Audiology Japan* 31（5）: 331–332, 1988.

第9章

中途失聴者・難聴者と高齢難聴者へのコミュニケーション支援

● 濵田豊彦

　本章では，言語獲得期には聴覚障害がなかったがその後何らかの原因で障害を負った中途失聴者・難聴者へのリハビリテーションを取り上げる．また，そのなかでも大半の数を占める加齢によって聴力低下を起こした高齢難聴者[1]について別項を設けて記述した．

1. 中途失聴者・難聴者のリハビリテーションに求められるもの

　中途失聴者・難聴者（以下，中途難聴者）へのリハビリテーションにおいて，聴力検査や補聴器の選択適合といったオージオロジーの専門性は必須であるが，それだけでは十分とはいえない．というのは，中途難聴者の聴力低下によってひきおこされてくる障害は，しばしば聞こえていた頃の人間関係（職業生活，趣味活動，家庭生活など）の歪み・崩壊という形で現れるからである．

　たとえば，些細な場面で，挨拶をされたのが聞こえず通り過ぎてしまったとする．この場合ほとんどの人が難聴には気がつかず，中途難聴者は「最近，愛想が悪くなった」とか「ぼんやりしている」という誤った評価を受けることになってしまう．すなわち聴覚障害の問題が人格の問題へとすり替わってしまうのである．また，職場で同僚が当然了解しているうわさ話を，自分だけは知らないということも少なくない．そのため，疎外感に悩んだり，人間関係がこじれてしまい時には職業の継続の危機が訪れる場合もあるのである．

　これらの問題は，補聴器の適合状態の改善や狭義のコミュニケーション技術の獲得だけでは決して解決はしない．そこで，中途難聴者に対するリハビリテーションに求められる技術や専門性として以下の3つがあると考える．すなわち，（1）障害受容に対するカウンセリング技術，（2）生活そのものの建て直しをも含めたケースワーク技術，（3）オージオロジーや手話などのコミュニケーションに関する専門性の3つである．

　コミュニケーションを通して，あるときはカウンセラーある時はケースワーカとしての役

割をも担うことを念頭において担当者（言語聴覚士など）は研鑽する必要があり，また，これら他の分野の専門職員との連携も重要な課題となるのである．

1.1. 評価の観点

　聴覚障害は音声言語によるコミュニケーションに困難をもたらす障害であり，その原因を聴力の低下だけに求めたのでは十分な支援はできない．コミュニケーションの本質は発信者と受信者の双方向性にあることから，聞こえないことによる困難は難聴者本人と環境（コミュニケートしようとする周囲の人々など）との間に存在すると捉える必要がある[2]．

　そのため評価の観点は，単なる聴覚の評価にとどまらず，生活者を支えるという観点から多岐にわたることが多い．以下に主な評価の観点を列挙した．

1) 聴覚の評価

　中途難聴者のリハビリテーションの場合，補聴器の選択適合を含む形での相談は非常に多い．聴覚機能の評価はその基本であり，重要である．

- 医学所見：
  治療の可能性の検討は，伝音系の障害や急性期の障害の場合にはとくに重要である．また，中耳炎や外耳炎のために，イヤモールドや補聴器の装用そのものに制限がある場合もあるので注意が必要である．
- 聴力レベル：
  気導，骨導とも測定することが望ましい．
- 不快閾値，快適レベル：
  補聴器適合には重要である．
- 語音弁別能：
  装用耳の決定や，補聴器による改善の可能性または限界を知る指標になる．

2) 音環境の評価

- コミュニケーション困難場面の音環境の評価：
  暗騒音の周波数帯域や音圧を知ることは，コミュニケーション上の困難度の評価をしたり補聴器の出力制限の調整に有効である．
- 会話の相手：
  困難場面での話し手との親密度や人数は疎通性に影響する．

3) 所持補聴器の評価

- 補聴器の機能評価：
  補聴器特性の測定など音響学的評価は適合に重要な情報を提供する．

- 補聴器の活用状況の評価：
装用者自身による操作や状況による使い分けなど．
- 補聴器への期待と現状とのギャップについての評価

4) 現在行っている対処方法の評価

- 聞き取れなかった時の確認方法
- 機器の活用
- コミュニケーション方法：
読話や筆談，手話などの活用は障害受容の評価とも関連する．
- 現在行っている対処方法のために生じている新たな問題の有無

5) 障害の受けとめ方についての評価

　障害の受容は，中途難聴者自身が行う側面（自己受容）と周囲が障害者をいかに受け入れることができるかという社会的受容（他者受容）の側面があり[3]，その両側面から評価することが重要である．

- 本人が難聴をどの程度自覚しているか：
正しく困難場面を認識できることが適した対応の第一歩となる．
- 聴覚障害のあることを他人にオープンにできるか：
聴覚障害は見た目にわかりにくい障害である．障害をオープンにすることは適切な配慮を求めるためにも重要なことであるが，障害の受容が進むまではオープンにできない場合が少なくない．
- 家族（友人）の理解や対応方法：
「補聴器をしているのだから」といって，完全に聞こえるものとして話されるとほとんどの難聴者は困難を覚える．コミュニケーションは相手の話し方で疎通性が影響されるものである．どのような話し方が適しているのか．また確認方法としてはどのようなものがよいのかは，周囲の人が理解し対応できることで改善がはかれるものである．
- 同障者との交流の有無：
中途難聴者は，聴者のなかで孤立していることが少なくない．同障者の交流は，聴覚障害者にとって有効な情報収集の場と言うだけでなく精神的安定にもつながる．

6) 不定愁訴の有無

- 耳鳴り，めまい：
内耳をはじめとする感音系の疾患に耳鳴りやめまいをともなうことがある．これらの不定愁訴は，ときには「聞こえない」ことよりも強い訴えとなって相談に来る場合もある．このような場合は専門医療機関と連携を取りつつ，カウンセリング的かかわりを長期に持つ必要が少なからずある．

1.2. 補聴器適合と障害受容

　語音弁別能の低下は補聴器の音質特性や出力制限の調整によってある程度は補われる．しかしその改善には必ず限界が存在する．したがって，中途難聴者に対する補聴器適合において，補聴器装用によって可能になることと補聴器では改善が望めないことを十分に理解できるようなかかわりを持つことは非常に重要である．

　聴力が低下して，耳鼻科医から補聴器をすすめられることは「現在の医学ではこの難聴を治すことは困難である」という宣告を受けたことを意味する．なかにはこの現実が受け入れられず，補聴器をせずにいわゆる病院行脚をし，治療の可能性を求め続ける人もいる．しかし，その多くは徒労に終わり，やがて「補聴器を装用するしかない」という現実を受け入れることになるのである．

　そのため，はじめて補聴器を装用する難聴者はメガネをかければ見えるように補聴器をすれば聞こえるようになると過大な期待をもってしまうことも少なくない．このような思いをもった難聴者に対して，補聴器による改善の限界を口先だけで説明しても十分に理解されることは少ないのである．

　したがって，補聴器の適合相談では，補聴器に関して最新の技術と情報を提供しながら，「補聴器をつけても聞き取れないことがある」ということを装用者自身の体験として納得させるかかわりが必要がある．ここの部分のかかわりが希薄だと，「自分に合う補聴器はない」といくつもの補聴器店でたくさんの補聴器を次々と購入して歩くことになる．

　補聴器だけでは聞き取れないことがあると認めることは，漠然とではあるが聞こえの限界を受け入れるレベルを意味し，障害受容のための重要なステップとなる．このステップを乗り越えることにより，具体的な状況に応じてどのようにすれば聞き取れて，どのような時は難しいのかが自分自身で整理できてくるのである．この整理ができてはじめて，筆談や手話をはじめとする他のコミュニケーション手段の導入も可能となる．

　障害の受容は社会的受容の側面も大きく，そのため中途難聴者自身の多大な努力にもかかわらず問題が解決しないことは少なからずある．したがって，人的環境に目を向けることは臨床上大切である．

　障害受容を段階を分けて捉えること（ステージ理論）は，その順序性に個人差が大きいことや，環境の変化によって受容の段階が行きつ戻りつ進むことから，研究のレベルでは現在あまり用いられていない．しかし，臨床ではプロセスの中に障害者を捉えることは，それにともなう困難を知るなど有効なことが多い．そこで，東京都心身障害者福祉センターで整理された中途難聴者の障害受容の段階[4,5]を表1に示す．

表1 障害受容と対人行動の関係

交流レベル	心理的回復過程	対人行動	相談内容のレベル
ショック期	医療による回復を強く期待している時期．耳鳴り，めまい，頭痛等に悩まされている時期	混乱，拒否，依存的	コミュニケーション指導以前の時期．医療，心理療法の段階
あきらめ期	回復への期待は断念しながらも，悲嘆，不安，抑うつ，攻撃等心理的葛藤に悩まされている時期	逃避的（引きこもり），消極的．本人のレベルに合わせて可能な手段を用いれば受動的に応じる	専門家が総力をあげてつきあって，指導者との間で交流を積み重ねていく段階
再適応への萌芽	苦悩の末，障害を持ったまま生きる決断をし，徐々に将来の生活にも関心を向け始める時期	専門家との1対1の交流から他の人にも汎化しはじめる．わからない時は自分から聞き返す等積極性を持つ．新しいコミュニケーション手段の獲得に関心を持つ	交流が深まるにつれ，自分から積極的に語りかけてくるのに専門家はつきあう．新しいコミュニケーション手段の導入を行う
再適応への努力期	社会復帰へ積極的に努力をする時期．同障者に親近感を感じ，同障の先輩を対象に観察学習を行う時期	グループの場に積極的に参加する．相手によってコミュニケーション手段を変えることができる	グループにうまくとけ込んで交流できるよう援助する．新しいコミュニケーション手段に習熟するように援助する
再適応期	必要に応じて，聞こえる人・難聴者の区別なくつき合う．家庭や職場で新しい役割，仕事を得て，社会の中で活動し始める	相手との関係で使える手段を充分使ってコミュニケーションをする	地域における中途難聴者グループを紹介したり，社会生活に必要な情報を提供する

東京都心身障害者福祉センター研究報告集（1981）に一部加筆

1.3. 事例A（急激な聴力低下を経験した55歳営業マン）

1） 来所までの経緯と主訴

印刷会社で社用ハガキやチラシの注文を取る営業を30年ほど続けてきた．家族なく一人暮らしであった．

48歳の時，めまいと耳鳴りを覚え右耳が徐々に聞こえにくくなる．耳鼻科医からメニエル氏病と診断される．しばらくめまいが頻発したが，その後約2年間は安定した状態が続いていた．ところが53歳の時に聞こえていた左耳の聴力が突然低下し，入院加療したが現在のレベルで固定した．

挿耳形の集音器を購入して営業活動を続けてきたが聞き間違え等が多く，会社に損害を出している．このままでは仕事を続けることができないので商談を円滑に進めるため補聴器を選んでほしいと相談に来所した．

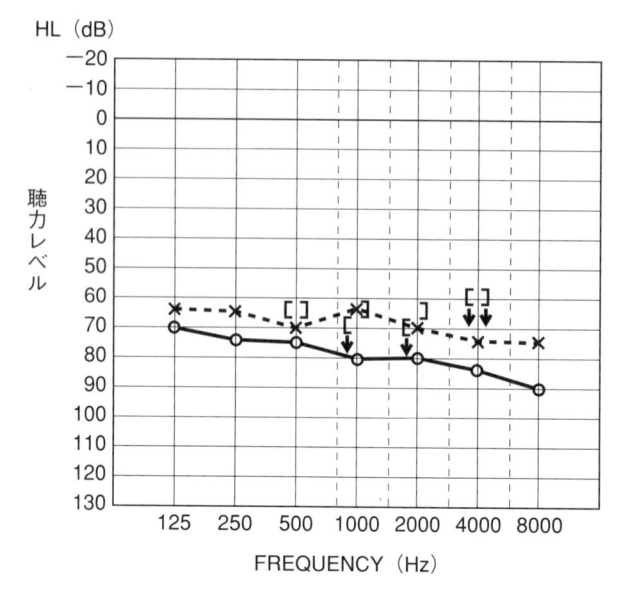

図1　事例Aのオージオグラム

2）聴力

　平均聴力レベルは右耳79dB，左耳68dBで，語音弁別能（57S語表による）は右耳34%（115dB），左耳46%（110dB）であった（図1）．耳鳴りが両耳にあり右耳の聞こえのダイナミックレンジは狭かった．

3）対策のポイントと結果

　事例Aへのリハビリテーションは（1）補聴器の選択・適合，（2）確認方法などコミュニケーション技術の改善，（3）テレコミュニケーション（電話やFaxでのコミュニケーション），（4）同障者との交流のきっかけづくりの4つの柱で行われた．以下，「補聴器の選択・適合」と「同障者との交流のきっかけづくり」について詳述する．

補聴器の選択・適合

　事例Aは左耳が60dBHL台だったので，すでに所持していた挿耳形の集音器でも話し手の声はそれなりに（装用時の閾値は約45dBSPL）耳に届いていた．しかしながら，語音弁別能力が低いために，聞き返しや聞き誤りが多かった．集音器は耳元に手をかざすとハウリングが起き，出力的には不足気味であった．そこで，耳掛形補聴器を閾値30～35dBSPLになるように調整して両耳装用を試みた．

　実生活の中で約1週間試聴させたところ「以前より，はるかにしっかり聞こえるが，右耳は長く使うと疲れる」とのことで，その週の後半は左片耳だけで装用していた．事例Aの右耳は，自記オージオメトリーを行うと，2,000Hz以上でJerger II型を示し，リクルートメント現象が見られた．そのため，出力制限は最大限抑えてあったが「一日使っていると疲れる」

とのことであったので長期に使用するには負担が大きいと判断し，右耳の耳掛形補聴器は必要な場面での補いとして活用することとした．

その後，週に1度のペースで補聴器の試聴と再適合を繰り返した．事例Aが最も補聴器を活用したい場面は商談の時であり，そこでの不満感がとくに強かった．商談は応接室等の静かな場所で行うことは少なく，工場の一角の事務室などむしろ暗騒音が大きいところで行うことが多いとのことであった．幸いにも，商談相手は昔からのなじみ客が多く，事例A自身も自らの難聴のことをオープンに伝えることができていた．そこで，商談時には左耳に箱形補聴器を試すこととした．左耳に箱形補聴器を装用し，右耳には補助として耳掛形補聴器を装用して，実際の商談場面で試聴を行った．

その結果，相手にも事例Aの難聴を意識させることができ「聞き返すにも，気分が楽になった」とのことであった．また，暗騒音が大きな場所では箱形補聴器の本体を手にとってマイクロホンを相手の口元に向けて使用することを勧めた．これにより，「今までで，いちばん聞きやすいし，楽です」という評価を得た．

事例Aは閾値の上昇に比べ語音弁別能力の低下が著しかったので，補聴器の選択・適合だけで，商談場面の全てが解決するわけではなかった．そこで，口頭での聴取弁別検査等を通して，補聴器を装用してもなお聞き誤りが生じることを確認した．そして，そのことに対する対策として，読話を併用した際の効果を体験したり，数字や固有名詞に関しては（文脈情報を手がかりにすることが難しいので），必ずこちらから（聞き取った内容を）復唱して確認するなど，さまざまなコミュニケーション上の工夫を行うきっかけづくりを行った．

同障者との交流のきっかけづくり

事例Aは，補聴器の選択・適合や読話などの他のコミュニケーション手段の導入を通して，自らの障害を正確に知り，また，障害をオープンにすることによってその状況にあった対応がとれるようになった．そして，社内での信用も回復しつつあった．しかしちょうどそのころから，商談などのフォーマルな部分のコミュニケーションはともかく，雑談などインフォーマルな部分でのコミュニケーションの成就感がなかなか得られないと訴えるようになった．

そこで，地域自治体が主催する聴覚障害者用手話講習会を紹介した．週1回2時間程度であったが，そこには難聴の程度や経過こそ違え，人生の途中で聴覚に障害を持った人が集まっている．手話を使う仲間とのコミュニケーションや講演会など話者との距離があるような場面では手話を読みとれるようになることはそれだけでも意義はある．しかし，事例Aにとって講習会に参加することは，新たなコミュニケーション手段を学習するということ以上に同じ障害の仲間との交流がスタートしたということに意味があった．

仲間のなかには，聞こえないながらも社会で活躍している人生のモデルとなる人がいたり，聴覚障害者にとって便利な機器や制度の情報があったりする．そしてなによりも，事例Aは聞こえない者同士ということからなのか「ほっとできる場所」というようになった．

新たな人間関係とそのグループへの帰属意識を持てたことを確認して，事例Aの相談を終了した．

2. 高齢難聴者のリハビリテーション

2.1. 高齢時代は難聴時代だ

わが国の老年人口（65歳以上人口）割合は，1995年の14.5%から急速に上昇し，推計では2025年には27.4%，2050年には32.3%になり3人に1人が高齢者となる社会が到来すると見込まれている[6]．高齢社会の問題は介護保険の導入はじめさまざまに論議されているが，加齢による聴力低下への対策も重要な課題である．

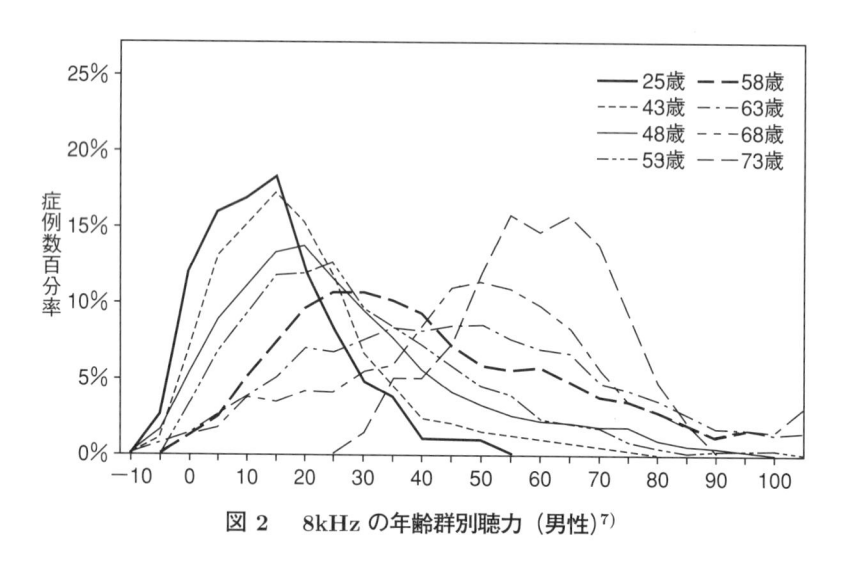

図2　8kHzの年齢群別聴力（男性）[7]

図2は，とくに耳に疾患のない人の8000Hzの聴力分布[7]であるが，加齢とともに閾値が上昇し，70歳代になると50～70dBにピークがくることがわかる．また，図3は身体障害者更生相談所に難聴相談で来所した感音難聴者1978名を対象に，語音弁別能の加齢変化を調べたものであるが，加齢とともに弁別能が低下し，とくに80歳代以降その傾向が顕著になることが示された[8]．これらのことから，年を重ねるにつれ聴力が低下することは，誰もが受け入れていかねばならない事実であることがわかる．高齢時代とはまさに高齢難聴者の時代であり，言語聴覚士の専門領域のなかでも高齢難聴者へのリハビリテーションサービスは，今後最も求められる領域のひとつである．

2.2. 高齢難聴者の特徴

若年層と比較して，高齢難聴者には特徴的に異なる点がある[9]．その代表的なものを以下に5つあげる．

図3　語音弁別能の加齢変化[7]

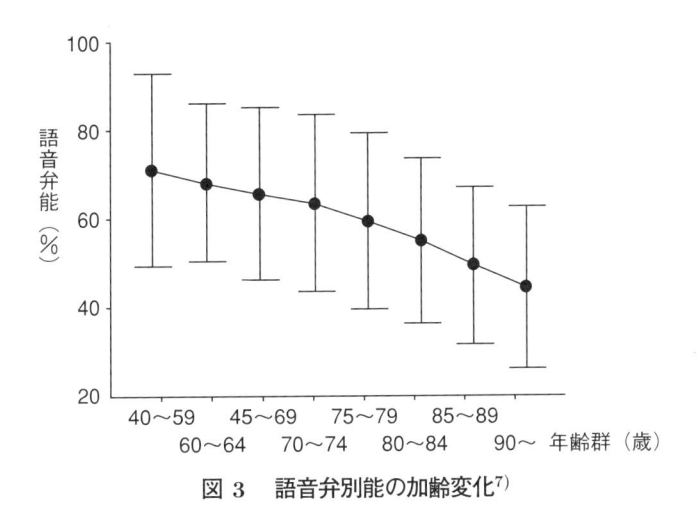

1. 本人からの訴えよりも家族などの周囲の人からの訴えが強い傾向がある．その理由としては，加齢による難聴は徐々に進行するために，本人に「難聴」に対する自覚が育ちにくいことが考えられる．また，コミュニケーションの相手が家族や近隣の友人など限定されがちなため，それなりにやり取りが成立してしまい，不自由感や問題意識が喚起されにくいことも，原因になると考えられる．
2. 年をとれば耳が遠くなるのは当たり前といった社会通念が「難聴」の自覚をあいまいにしたり，困難場面にあっても（自分が我慢して）問題を表面化させないことがある．このために，真の主訴が把握しにくい傾向がある．
3. 高齢難聴者の聞こえの特徴として，聴力レベルに比べ，多くの場合語音弁別能力の低下が著しい．すなわち，声は聞こえるが聞き取れないことが生じるということである．この場合，話者の話し方によって疎通性が影響されるので家族などへの指導も重要になってくる．
4. 健康状態や視力，手先の精緻な運動能力などの聴力以外の身体的問題をもっていることが多い．視力や手の精緻な動きは補聴器の装用管理の支障となり，電池交換や耳への装着だけでも繰り返し練習を要する場合が多く，家族がフォローできる体制作りも重要である．
5. 複雑な機器の使用や手話の活用など，これまでに経験をしていないことに対する適応力は若年層に比べ困難度が大きい．たとえば，1台の補聴器で複数のチャンネル（増幅パタン）を選択するよりは，普段の会話用の補聴器（たとえば，耳掛形），テレビを見るときの補聴器（たとえば，箱形）というように使用状況に応じて機器を区分した方がよい場合が少なくない．

2.3. 事例B（本人は難聴では困っていないという女性，76歳）

1） 来所までの経緯

息子夫婦と小学校に通う孫2人との5人家族．地方で夫と2人暮らしであったが，4年前に夫が亡くなり，その後息子家族と同居することになった．2年ほど前から左耳が少し聞こえにくいと自覚しだしたが，補聴器の装用経験はない．

最近，留守番をしているときにかかってきた電話で聞き誤ることが頻発し，補聴器など良い対策はないかと家族が心配して来所した．本人は「とくに，困っていない」とのことであったが，家族からは「一度で返事が返ってこない」「テレビの音がうるさい」「大きな声で繰り返し話さないといけないのでくたびれる」などの訴えがあった．

2） 聴力

来所時の平均聴力レベルは，右が36dBで左が53dB（図4），語音弁別能は右耳が60%で左耳が54%であった．

3） 主訴の把握

リハビリテーションをすすめるにあたって，改善策を自らが納得して選択決定（自己決定）していくことは重要なことである．この自己決定のためには，自らの障害の状態を正確につかみ，何がどのように困難なのか（真のニーズ）を明確にすることは不可欠である．それが

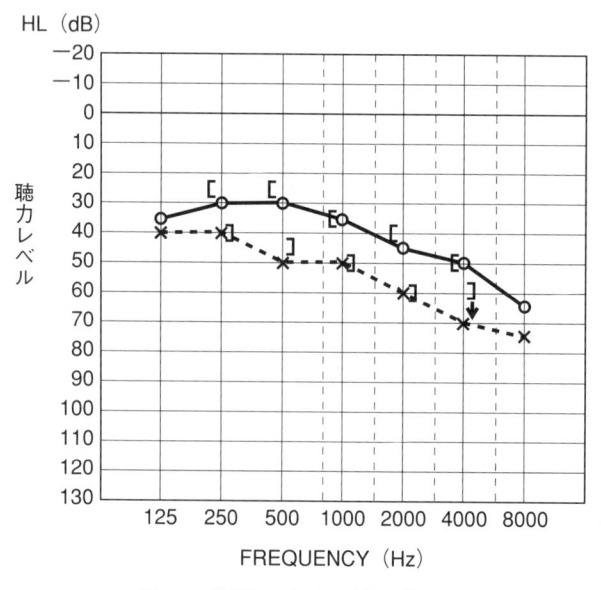

図4　事例Bのオージオグラム

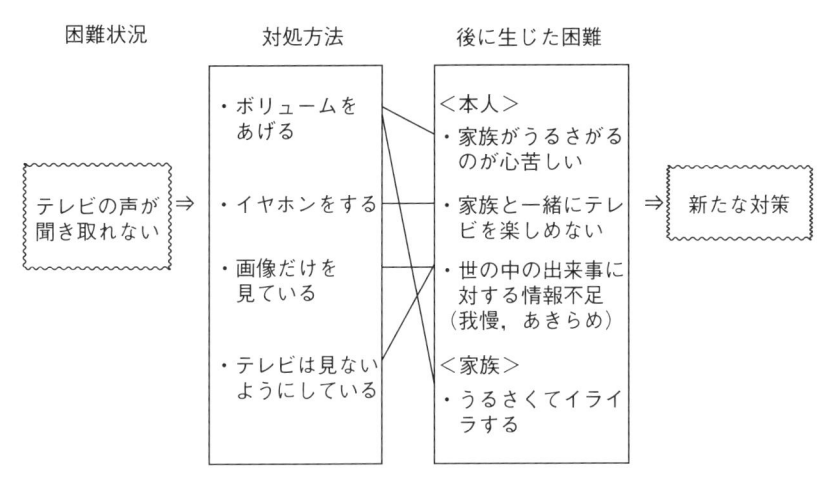

```
困難状況          対処方法              後に生じた困難
                ・ボリュームを          ＜本人＞
                 あげる              ・家族がうるさがる
┌──────┐                              のが心苦しい          ┌──────┐
│テレビの声が│ ⇒  ・イヤホンをする       ・家族と一緒にテレ    ⇒ │ 新たな対策 │
│聞き取れない│                        ビを楽しめない        └──────┘
└──────┘      ・画像だけを           ・世の中の出来事に
                 見ている              対する情報不足
                                      （我慢，あきらめ）
                ・テレビは見ない       ＜家族＞
                 ようにしている        ・うるさくてイライ
                                      ラする
```

図5　対処後に生じている困難をも見据えた評価（宮北，1994[10]）を一部引用）

あいまいなままだと，解決方法を専門家に押し付けられたり，真のニーズの解決が不十分になってしまう．とくに事例Bの場合は「困っていない」と述べており，本人からの主訴が見えにくい．

事例B自身には本当にニーズはなかったのだろうか．筆者の場合，このような時はその人の一日の行動を尋ねその場面ごとに，不都合が発生していないのか，どのような方法で各々の困難を解決しているのか，また，その解決策のために新たな不都合は生じていないかを具体的に検討していく（図5）．そしてそこで述べられた生活が本人の望んでいるものなのか．難聴さえなければより広がりをもった生活を望んでいるのかなどを確認することが重要である．

事例Bの場面は下記のような困難場面が浮き上がってきた．

- 血圧の関係で2週に1度通院しているが，自分の名前を呼ばれたことに気が付かないことがあった．
- 病院のロビーのテレビは聞き取れないことが多い．
- 電話に出たときに，相手の名前を聞き間違えてしまう．
- 孫の話し方（早口で声質が高い）は聞き取れないことが多い．
- 健康教室（参加者約30人）に参加したが，講師のことばが聞き取れなかった．
- 事例Bは歴史に興味を持っており，地域センターで実施されている「郷土史講座」に参加したいという希望があった．

4）対策のポイントと結果

コミュニケーションの成立の可否は，話し手などの外的要因によって左右されやすい．高齢難聴者の場合，新しい環境（コミュニケーション方法，人間関係，機器等）に適応しにくいことが多いので，可能な限り家族や周囲の人への支援も含めながらリハビリテーションを進めることが重要である．また，本人への支援においても「この方法ならできそうだ」とい

うイメージを作りながらリハビリテーションを展開していく必要がある．

そこで，事例Bには「コミュニケーション技術の向上（復唱による確認の徹底など）」「補聴器の適合（装着や管理の練習含む）」「家族への支援（事例Bへの話し方，筆談の導入，補聴器の取り扱い方法や効用と限界など）」を柱に，息子夫婦（とくに妻）にも同席してもらってリハビリ相談を実施した．週1度の相談を約3ヵ月つづけて終了とした．

2.4. 事例C（妻が緊急入院して困難場面が顕在化した男性, 73歳）

1) 来所までの経緯

妻との二人暮らしであったが，1ヵ月前に妻が脳梗塞で倒れ緊急入院した．それまで難聴を自覚したことがなかったが，病院で妻の介護をする際の看護婦や医師とのやり取りに自信が持てなくなった（聞き取ったつもりでも，聞き誤りや聞き落としが多いことを指摘される）．娘が一人いるが遠方に嫁いでおり，妻の入院後週に1度実家に戻ってきていた．

補聴器をした方がよいと自ら判断して，その選択適合の相談に来所．

2) 聴力

両側感音難聴．聴力レベルは右43dB，左40dB，語音弁別能60％であった（図6）．

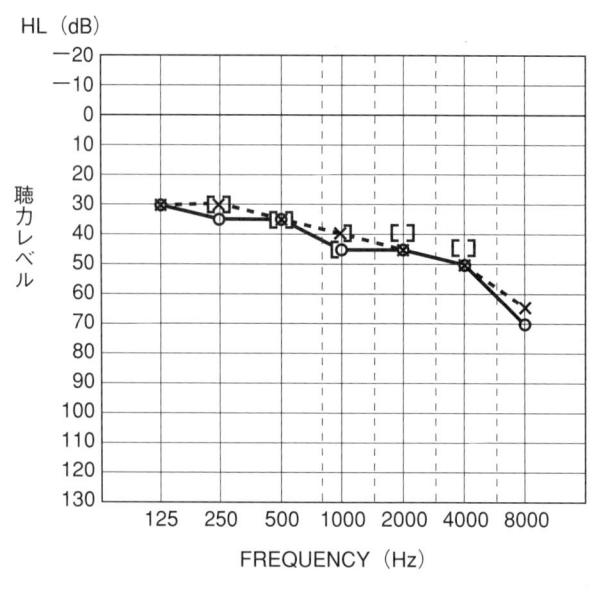

図6　事例Cのオージオグラム

3）主訴の把握

より具体的に，コミュニケーションに不安や困難を覚えている場面を確認したところ，妻の退院に向けての病院のワーカーとの詰めや市役所の福祉課（ホームヘルパー派遣）とのやり取りであった．また，一家の長としての役割が果たせなくなったとの意識が強かった．

4）対策のポイントと結果

ワーカーや福祉課での手続きを成功させることが，一家の長としての自信回復につながると考え，そこでの場面を想定しながら相談を進めた．補聴器は当初箱形も検討したが，妻を介護する際にコードがじゃまになるとの理由から耳掛形を選択した．

また，あいまいなコミュニケーションを避けるためにメモを取りながら会話を進め，不明な点を確認しながらコミュニケーションをとることを練習した．実際，病院や市役所ではメモを使ってやり取りを行った．

ヘルパー派遣の手続きを自分一人で福祉課で行い，2ヵ月後，妻を無事退院させることができた．

2.5. 年をとれば耳が遠くなるのは仕方がないか？

図3では，加齢とともに語音弁別能が低下することが示された．しかし，標準偏差（図中，縦線）に着目してみると，同じ80～84歳の群でも比較的弁別能力の高い人から低い人までおり個人差が大きいことがわかる．この個人差を生じさせる要因を検討するために，65歳以上の対象を65～79歳までの群と80歳以上の群に分け，生活条件（「同居者がいるか」「補聴器装用を開始しているか」「現在も職業を持っているか」）ごとに語音弁別能の加齢変化を検討した（図7）．すると，単身者が15.1％も弁別能力が低下しているのに対して，同居者がある群では5.2％しか低下していないことがわかった．また，「補聴器を装用しているか」でみてみると，補聴器をしていない群が12％も弁別能力が低下しているのに対して，装用を開始している群では5.8％の低下であった．「職業を持っているか」でも，職業を持っている方が低下が少ないということがわかる．80歳を過ぎて現役というのは，稼業を家族と一緒にしている等の場合がほとんどであるが，社会的な活動の量に関する指標になると思われる．

これらの結果は，日常のコミュニケーションが豊かな環境にある者の方が加齢による低下が小さいことを示している．「家庭のなかにコミュニケーションがあるか？」「補聴器など難聴に対しての対策を自らとっているか？」「年をとっても社会的な活動をしているか？」などの生活のあり方が高齢者の難聴問題を考えるときに欠かせない要素になっているのである．

高齢難聴者のリハビリテーションを考える際には，単に補聴器をどのように調整するかということだけではなく，どのようなコミュニケーション環境を家庭や社会のなかに構築して行くのかということを併せて考えて行く必要があり，言語聴覚士にも，その実現に向けての

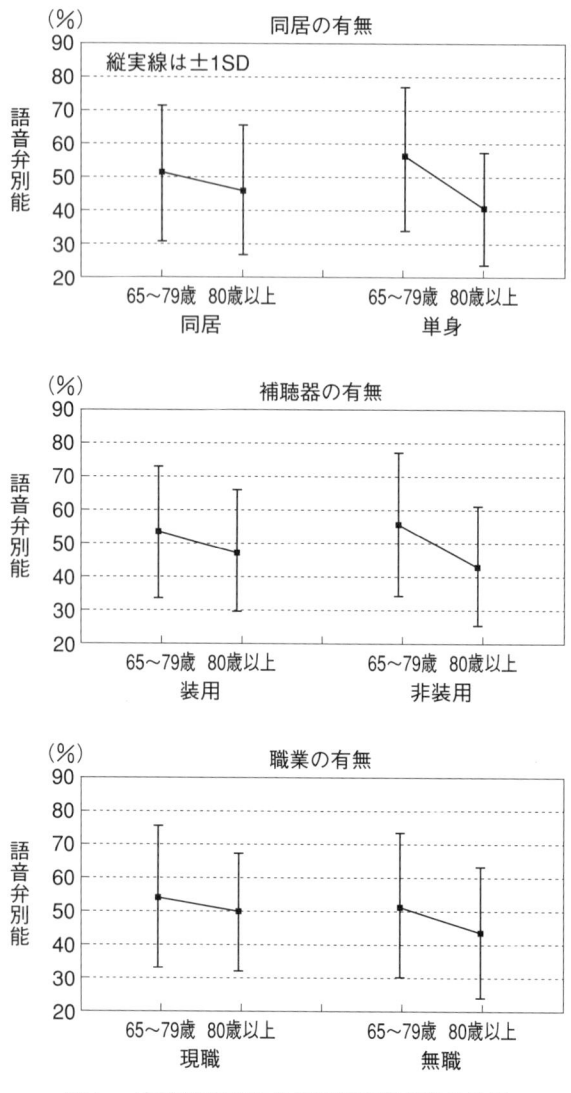

図 7 高齢難聴者の条件別語音弁別能の差異

役割が期待されている．

引用文献

[1] 濱田豊彦, 三輪レイ子, 塚田賢信: はじめて対策援助を求める難聴者―― 東京都心身障害者福祉センター来所者の実態から ――. 日本音響学会聴覚研究委員会資料 H-95-2, 1–8, 1995.
[2] 濱田豊彦: 障害受容しているとされる中途聴覚障害者に関する調査研究. 東京学芸大学紀要 第1部門 51: 171–178, 2000.
[3] 南雲直二: 障害受容――意味論からの問い――. 荘道社, 1998.
[4] 聴覚言語障害課: 中途失聴者に対する対するコミュニケーション指導. 東京都心身障害者福祉センター研究報告集 12: 55–74, 1981.

[5] 濱田豊彦: 成人難聴者（中途失聴・難聴者）のリハビリテーション―真の障害受容を目指して―. 補聴援助システムとリハビリテーション―難聴を克服するために―, pp.85–92, 1998
[6] 厚生白書. p.195, 1997.
[7] 岡本牧人: 聴力像と年齢別平均値. 耳鼻咽喉科・頭頸部外科MOOK. 野村恭也編, 金原出版, 11–18, 1989.
[8] 濱田豊彦, 塚田賢信, 内藤百合子: 更生相談所に来所する高齢難聴者の語音弁別能. *Audiology Japan* 38: 697–698, 1995.
[9] 難聴高齢者のサポートを考える研究会編著: 介護実力アップシリーズ1 難聴高齢者サポートハンドブック. 日本医療企画.
[10] 宮北隆志: 高齢者のコミュニケーション障害に関する社会心理学的研究. 日本火災ジェントロジー研究報告, 1994.

編集責任者

代表　福田　登美子（元・広島県立保健福祉大学保健福祉学部コミュニケーション障害学科）

　　　高須賀　直人（自治医科大学附属病院リハビリテーションセンター）

　　　斉藤　佐和子（旭出学園教育研究所）

　　　鷲尾　純一（財団法人心耕会 前川保育園）

アドバンスシリーズ／コミュニケーション障害の臨床　7

聴覚障害

定価はカバーに表示

2002年2月10日　第1刷発行
2012年3月 1日　第5刷発行

編　集　日本聴能言語士協会講習会実行委員会

発行者　木下　攝

発行所　株式会社　協同医書出版社

〒113-0033 東京都文京区本郷 3-21-10
郵便振替口座 00160-1-148631
電話 03（3818）2361　FAX 03（3818）2368

印刷・製本　横山印刷
装丁　戸田ツトム＋岡孝治

ISBN4-7639-3027-3　　　　　　　　　　　　　Ⓒ　Printed in Japan

JCOPY 〈（社）出版者著作権管理機構 委託出版物〉
本書の無断複写は著作権法上での例外を除き禁じられています．複写される場合は，そのつど事前に，（社）出版者著作権管理機構（電話 03-3513-6969，FAX 03-3513-6979，e-mail: info@jcopy.or.jp）の許諾を得てください．
本書を無断で複製する行為（コピー，スキャン，デジタルデータ化など）は，「私的使用のための複製」など著作権法上の限られた例外を除き禁じられています．大学，病院，企業などにおいて，業務上使用する目的（診療，研究活動を含む）で上記の行為を行うことは，その使用範囲が内部的であっても，私的使用には該当せず，違法です．また私的使用に該当する場合であっても，代行業者等の第三者に依頼して上記の行為を行うことは違法となります．